全国医药中等职业技术学校教材

中药制剂技术

全国医药职业技术教育研究会　组织编写

张　杰　主编　　陈　祥　主审

化学工业出版社
生物·医药出版分社
·北京·

图书在版编目(CIP)数据

中药制剂技术/张杰主编.—北京：化学工业出版社，
2005.12
全国医药中等职业技术学校教材
ISBN 978-7-5025-8001-8

Ⅰ.中… Ⅱ.张… Ⅲ.中药制剂学-专业学校-教材
Ⅳ.R283

中国版本图书馆 CIP 数据核字（2005）第 148741 号

责任编辑：李少华　余晓捷　孙小芳　　　　　　　文字编辑：谢蓉蓉
责任校对：陶燕华　　　　　　　　　　　　　　　装帧设计：关　飞

出版发行：化学工业出版社　生物·医药出版分社（北京市东城区青年湖南街 13 号　邮政编码 100011）
印　　刷：北京云浩印刷有限责任公司
装　　订：三河市前程装订厂
787mm×1092mm　1/16　印张 12　字数 277 千字　2013 年 8 月北京第 1 版第 7 次印刷

购书咨询：010-64518888（传真：010-64519686）　售后服务：010-64518899
网　　址：http://www.cip.com.cn
凡购买本书，如有缺损质量问题，本社销售中心负责调换。

定　　价：21.00 元　　　　　　　　　　　　　　　　　　　　　　　　版权所有　违者必究

《中药制剂技术》编审人员

主　　编　张　杰　（天津市药科中等专业学校）
主　　审　陈　祥　（天津力生制药股份有限公司）
副 主 编　郜凤香　（河南省医药学校）
编写人员　（按姓氏笔画排序）
　　　　　　车庆珍　（江苏省徐州医药中等专业学校）
　　　　　　孙彤伟　（上海市医药学校）
　　　　　　张　杰　（天津市药科中等专业学校）
　　　　　　胡向荣　（广州市医药中等专业学校）
　　　　　　郜凤香　（河南省医药学校）
　　　　　　翟树林　（山东中医药高级技工学校）

全国医药职业技术教育研究会委员名单

会　长　苏怀德　国家食品药品监督管理局

副会长　（按姓氏笔画排序）
　　　　王书林　成都中医药大学峨眉学院
　　　　严　振　广东化工制药职业技术学院
　　　　陆国民　上海市医药学校
　　　　周晓明　山西生物应用职业技术学院
　　　　缪立德　湖北省医药学校

委　员　（按姓氏笔画排序）
　　　　马孔琛　沈阳药科大学高等职业技术学院
　　　　王吉东　江苏省徐州医药高等职业学校
　　　　王自勇　浙江医药高等专科学校
　　　　左淑芬　河南中医学院药学高职部
　　　　白　钢　苏州市医药职工中等专业学校
　　　　刘效昌　广州市医药中等专业学校
　　　　闫丽霞　天津生物工程职业技术学院
　　　　阳　欢　江西中医学院大专部
　　　　李元富　山东中医药高级技工学校
　　　　张希斌　黑龙江省医药职工中等专业学校
　　　　林锦兴　山东省医药学校
　　　　罗以密　上海医药职工大学
　　　　钱家骏　北京市中医药学校
　　　　黄跃进　江苏省连云港中医药高等职业技术学校
　　　　黄庶亮　福建食品药品职业技术学院
　　　　黄新启　江西中医学院高等职业技术学院
　　　　彭　敏　重庆市医药技工学校
　　　　彭　毅　长沙市医药中等专业学校
　　　　谭骁彧　湖南生物机电职业技术学院药学部

秘书长　（按姓氏笔画排序）
　　　　刘　佳　成都中医药大学峨眉学院
　　　　谢淑俊　北京市高新职业技术学院

全国医药中等职业技术教育教材
建设委员会委员名单

主 任 委 员 苏怀德 国家食品药品监督管理局
常务副主任委员 王书林 成都中医药大学峨眉学院
副 主 任 委 员 （按姓氏笔画排序）
　　　　　　　　　李松涛 山东中医药高级技工学校
　　　　　　　　　陆国民 上海市医药学校
　　　　　　　　　林锦兴 山东省医药学校
　　　　　　　　　缪立德 湖北省医药学校
顾 问 （按姓氏笔画排序）
　　　　　　　　　齐宗韶 广州市医药中等专业学校
　　　　　　　　　路振山 天津市药科中等专业学校
委 员 （按姓氏笔画排序）
　　　　　　　　　王质明 江苏省徐州医药中等专业学校
　　　　　　　　　王建新 河南省医药学校
　　　　　　　　　石 磊 江西省医药学校
　　　　　　　　　冯维希 江苏省连云港中药学校
　　　　　　　　　刘 佳 四川省医药学校
　　　　　　　　　刘效昌 广州市医药中等专业学校
　　　　　　　　　闫丽霞 天津市药科中等专业学校
　　　　　　　　　李光锋 湖南省医药中等专业学校
　　　　　　　　　彭 敏 重庆市医药技工学校
　　　　　　　　　董建慧 杭州市高级技工学校
　　　　　　　　　潘 雪 北京市医药器械学校
秘 书 （按姓氏笔画排序）
　　　　　　　　　王建萍 上海市医药学校
　　　　　　　　　冯志平 四川省医药学校
　　　　　　　　　张 莉 北京市医药器械学校

前　言

半个世纪以来，我国中等医药职业技术教育一直按中等专业教育（简称为中专）和中等技术教育（简称为中技）分别进行。自20世纪90年代起，国家教育部倡导同一层次的同类教育求同存异。因此，全国医药中等职业技术教育教材建设委员会在原各自教材建设委员会的基础上合并组建，并在全国医药职业技术教育研究会的组织领导下，专门负责医药中职教材建设工作。

鉴于几十年来全国医药中等职业技术教育一直未形成自身的规范化教材，原国家医药管理局科技教育司应各医药院校的要求，履行其指导全国药学教育、为全国药学教育服务的职责，于20世纪80年代中期开始出面组织各校联合编写中职教材。先后组织出版了全国医药中等职业技术教育系列教材60余种，基本上满足了各校对医药中职教材的需求。

为进一步推动全国教育管理体制和教学改革，使人才培养更加适应社会主义建设之需，自20世纪90年代末，中央提倡大力发展职业技术教育，包括中等职业技术教育。据此，自2000年起，全国医药职业技术教育研究会组织开展了教学改革交流研讨活动。教材建设更是其中的重要活动内容之一。

几年来，在全国医药职业技术教育研究会的组织协调下，各医药职业技术院校认真学习有关方针政策，齐心协力，已取得丰硕成果。各校一致认为，中等职业技术教育应定位于培养拥护党的基本路线，适应生产、管理、服务第一线需要的德、智、体、美各方面全面发展的技术应用型人才。专业设置必须紧密结合地方经济和社会发展需要，根据市场对各类人才的需求和学校的办学条件，有针对性地调整和设置专业。在课程体系和教学内容方面则要突出职业技术特点，注意实践技能的培养，加强针对性和实用性，基础知识和基本理论以必需够用为度，以讲清概念，强化应用为教学重点。各校先后学习了《中华人民共和国职业分类大典》及医药行业工人技术等级标准等有关职业分类、岗位群及岗位要求的具体规定，并且组织师生深入实际，广泛调研市场的需求和有关职业岗位群对各类从业人员素质、技能、知识等方面的基本要求，针对特定的职业岗位群，设立专业，确定人才培养规格和素质、技能、知识结构，建立技术考核标准、课程标准和课程体系，最后具体编制为专业教学计划以开展教学活动。教材是教学活动中必须使用的基本材料，也是各校办学的必需材料。因此研究会首先组织各学校按国家专业设置要求制订专业教学计划、技术考核标准和课程标准。在完成专业教学计划、技术考核标准和课程标准的制订后，以此作为依据，及时开展了医药中职教材建设的研讨和有组织的编写活动。由于专业教学计划、技术考核标准和课程标准都是从现实职业岗位群的实际需要中归纳出来的，因而研究会组织的教材编写活动就形成了以下特点：

1. 教材内容的范围和深度与相应职业岗位群的要求紧密挂钩，以收录现行适用、成熟规范的现代技术和管理知识为主。因此其实践性、应用性较强，突破了传统教材以理论知识为主的局限,突出了职业技能特点。

2. 教材编写人员尽量以产学结合的方式选聘,使其各展所长、互相学习,从而有效地克服了内容脱离实际工作的弊端。

3. 实行主审制,每种教材均邀请精通该专业业务的专家担任主审,以确保业务内容正确无误。

4. 按模块化组织教材体系,各教材之间相互衔接较好,且具有一定的可裁减性和可拼接性。一个专业的全套教材既可以圆满地完成专业教学任务,又可以根据不同的培养目标和地区特点,或市场需求变化供相近专业选用,甚至适应不同层次教学之需。

本套教材主要是针对医药中职教育而组织编写的,它既适用于医药中专、医药技校、职工中专等不同类型教学之需,同时因为中等职业教育主要培养技术操作型人才,所以本套教材也适合于同类岗位群的在职员工培训之用。

现已编写出版的各种医药中职教材虽然由于种种主客观因素的限制仍留有诸多遗憾,上述特点在各种教材中体现的程度也参差不齐,但与传统学科型教材相比毕竟前进了一步。紧扣社会职业需求,以实用技术为主,产学结合,这是医药教材编写上的重大转变。今后的任务是在使用中加以检验,听取各方面的意见及时修订并继续开发新教材以促进其与时俱进、臻于完善。

愿使用本系列教材的每位教师、学生、读者收获丰硕!愿全国医药事业不断发展!

全国医药职业技术教育研究会
2005 年 6 月

编 写 说 明

《中药制剂技术》是中药专业的主干专业课程，是在中医药理论指导下，以国家相关政策法规为依据，介绍如何运用现代科学技术将中药材加工制成适宜剂型的一门综合性应用技术学科。

本教材是全国医药中等职业技术学校教材之一，是在全国医药职业技术教育研究会组织下编写的。在编写过程中坚持以培养中等技术工人为目标，强调操作技能的培养，重点围绕中药制剂工业大生产中使用的设备、操作方法、操作技能，配以必需够用的基本知识，安排各章内容。

本书由张杰担任主编，拟订编写大纲，进行全书的修改和统稿，并负责编写第一、二、三章；郜凤香担任副主编，负责编写第十一、十七、十八、十九章；孙彤伟负责编写第四、五、六、八、九章；车庆珍负责编写第七、十五、十六章；翟树林负责编写第十、十四章；胡向荣负责编写第十二、十三章。

本书承蒙天津力生制药股份有限公司的陈祥总工程师细心审阅、认真把关，在此表示感谢。

本书在编写过程中得到了各位编委所在学校领导及同行的大力支持和帮助，在此表示感谢。

由于时间仓促，编者的能力和水平有限，书中疏漏之处在所难免，敬请各位读者在使用过程中及时给予批评指正。

编 者
2005 年 7 月

目 录

第一篇 中药制剂基本知识

第一章 绪论 ……………………………………………………………………… 1
第一节 中药制剂常用的名词术语 …………………………………………… 1
一、药物与药品 …………………………………………………………… 1
二、药剂与剂型 …………………………………………………………… 1
三、中药制剂与中药调剂 ………………………………………………… 1
四、原料药、辅料、半成品、成品 ……………………………………… 1
五、批准文号、注册商标 ………………………………………………… 2
六、批量、批号、批生产记录 …………………………………………… 2
七、毒药、剧药、细料药 ………………………………………………… 2
八、标准操作规程、生产工艺规程 ……………………………………… 2
第二节 中药制剂的工作依据 ………………………………………………… 2
一、药品标准 ……………………………………………………………… 2
二、药品管理法规 ………………………………………………………… 4
思考题 ………………………………………………………………………… 5

第二章 制药生产中的灭菌技术 ………………………………………………… 6
第一节 防止中药制剂染菌的技术 …………………………………………… 6
一、防菌防虫的技术 ……………………………………………………… 6
二、防腐的技术 …………………………………………………………… 7
三、无菌操作 ……………………………………………………………… 7
第二节 灭菌技术 ……………………………………………………………… 8
一、常用的术语 …………………………………………………………… 8
二、物理灭菌技术 ………………………………………………………… 8
三、化学灭菌技术 ………………………………………………………… 12
实训 …………………………………………………………………………… 13
思考题 ………………………………………………………………………… 13

第二篇 中药制剂生产中的制粉技术

第三章 粉碎、过筛、离析、混合技术 ………………………………………… 15
第一节 粉碎技术 ……………………………………………………………… 15
一、基本知识 ……………………………………………………………… 15
二、生产中常用的粉碎技术 ……………………………………………… 15
三、常用的粉碎设备的操作技术 ………………………………………… 17
第二节 过筛与离析技术 ……………………………………………………… 20

一、基本知识 …………………………………………………………………………… 20
　　二、常用的过筛与离析设备的操作技术 ……………………………………………… 21
第三节　混合技术 …………………………………………………………………………… 23
　　一、混合的影响因素 …………………………………………………………………… 23
　　二、混合的操作技术 …………………………………………………………………… 23
实训 ………………………………………………………………………………………… 25
思考题 ……………………………………………………………………………………… 25

第四章　浸提技术 …………………………………………………………………………… 27
第一节　常用浸提技术 ……………………………………………………………………… 27
　　一、浸出过程与影响因素 ……………………………………………………………… 27
　　二、浸出方法 …………………………………………………………………………… 27
第二节　现代浸提技术 ……………………………………………………………………… 29
　　一、超声波提取技术 …………………………………………………………………… 29
　　二、微波提取技术 ……………………………………………………………………… 29
　　三、生物酶解提取技术 ………………………………………………………………… 29
思考题 ……………………………………………………………………………………… 30

第五章　分离纯化技术 ……………………………………………………………………… 31
第一节　固液分离技术 ……………………………………………………………………… 31
　　一、沉降法 ……………………………………………………………………………… 31
　　二、过滤法 ……………………………………………………………………………… 31
　　三、离心分离 …………………………………………………………………………… 33
　　四、超滤 ………………………………………………………………………………… 34
第二节　现代分离纯化技术 ………………………………………………………………… 35
　　一、分子蒸馏技术 ……………………………………………………………………… 35
　　二、澄清剂吸附技术 …………………………………………………………………… 36
思考题 ……………………………………………………………………………………… 36

第六章　浓缩干燥技术 ……………………………………………………………………… 37
第一节　浓缩技术 …………………………………………………………………………… 37
　　一、蒸发 ………………………………………………………………………………… 37
　　二、蒸馏 ………………………………………………………………………………… 38
第二节　干燥技术 …………………………………………………………………………… 39
　　一、空气干燥 …………………………………………………………………………… 39
　　二、减压干燥 …………………………………………………………………………… 39
　　三、沸腾干燥 …………………………………………………………………………… 40
　　四、喷雾干燥 …………………………………………………………………………… 40
　　五、冷冻干燥 …………………………………………………………………………… 41
　　六、微波干燥 …………………………………………………………………………… 42
实训 ………………………………………………………………………………………… 42
思考题 ……………………………………………………………………………………… 43

第三篇　中药制剂成型技术

第七章　散剂制备技术 ... 45
第一节　基本知识 ... 45
一、散剂的特点 ... 45
二、散剂的分类 ... 45
三、散剂的质量要求 ... 46
第二节　散剂的制备技术 ... 46
一、备料 ... 46
二、粉碎、过筛、混合 ... 47
三、分剂量 ... 47
四、包装与贮存 ... 48
实验 ... 48
思考题 ... 49

第八章　浸出制剂制备技术 ... 50
第一节　基本知识 ... 50
一、概述 ... 50
二、浸出制剂的特点 ... 50
三、常见的浸出制剂 ... 50
第二节　浸出制剂的制备技术 ... 52
一、汤剂、合剂的制备 ... 52
二、药酒、酊剂的制备 ... 54
三、流浸膏剂、浸膏剂的制备 ... 55
四、煎膏剂的制备 ... 55
五、糖浆剂的制备 ... 56
实验 ... 58
思考题 ... 59

第九章　液体制剂制备技术 ... 60
第一节　基本知识 ... 60
一、液体制剂的分类 ... 60
二、液体制剂的类型与特点 ... 60
三、表面现象与表面活性剂 ... 60
第二节　药物的分散 ... 62
一、溶解 ... 62
二、胶溶 ... 63
三、混悬 ... 64
四、乳化 ... 67
思考题 ... 69

第十章　注射剂的制备技术（附眼用制剂） ... 70
第一节　基本知识 ... 70

一、中药注射剂的含义与特点 ·· 70
　　二、中药注射剂的分类 ·· 70
　　三、注射剂的附加剂 ·· 70
　第二节　注射剂中热原的控制与除去技术 ·· 71
　　一、注射剂污染热原的途径 ·· 72
　　二、热原的除去方法 ·· 72
　　三、热原的检查方法 ·· 72
　第三节　注射剂溶剂的制备技术 ·· 73
　　一、注射用水 ·· 73
　　二、其他溶剂 ·· 76
　第四节　中药注射剂的制备技术 ·· 76
　　一、制备工艺流程 ·· 76
　　二、注射剂容器的处理 ·· 76
　　三、中药注射用原液的制备 ·· 77
　　四、注射液的配制与滤过 ·· 79
　　五、注射液的灌封 ·· 80
　　六、注射剂的灭菌与检漏 ·· 82
　　七、注射剂的质量检查 ·· 83
　　八、注射剂的印字与包装 ·· 83
　第五节　粉针剂的制备技术 ·· 84
　　一、粉针剂的制备 ·· 84
　　二、举例 ·· 84
　第六节　眼用制剂的制备技术 ·· 85
　　一、眼用制剂的制备 ·· 85
　　二、眼用制剂的质量要求 ·· 85
　实验 ·· 85
　思考题 ·· 86
第十一章　丸剂成型技术 ·· 87
　第一节　基本知识 ·· 87
　　一、丸剂的含义 ·· 87
　　二、丸剂的特点 ·· 87
　　三、丸剂的分类 ·· 87
　　四、各种丸剂的比较 ·· 87
　　五、丸剂的质量要求 ·· 87
　第二节　水丸的制备技术 ·· 89
　　一、水丸的赋形剂 ·· 89
　　二、水丸的制备 ·· 89
　第三节　蜜丸的制备技术 ·· 92
　　一、蜜丸的赋形剂 ·· 92
　　二、蜜丸的制备 ·· 93

第四节　滴丸的制备技术 …………………………………………………………… 96
　　　一、滴丸基质和冷凝液的要求与选用 ……………………………………………… 96
　　　二、滴丸的制备 ……………………………………………………………………… 97
　　第五节　其他丸剂的制备技术 …………………………………………………… 99
　　第六节　丸剂的包衣技术 ………………………………………………………… 99
　　　一、包衣的目的 ……………………………………………………………………… 99
　　　二、包衣的种类 …………………………………………………………………… 100
　　　三、包衣的方法 …………………………………………………………………… 100
　　第七节　丸剂的包装与贮藏技术 ………………………………………………… 101
　　　一、丸剂的包装材料 ……………………………………………………………… 101
　　　二、包装方法 ……………………………………………………………………… 101
　　　三、丸剂的贮藏 …………………………………………………………………… 102
　　实训 ………………………………………………………………………………… 102
　　思考题 ……………………………………………………………………………… 103

第十二章　颗粒剂的制备技术 ……………………………………………………… 104
　　第一节　基本知识 ………………………………………………………………… 104
　　　一、颗粒剂的含义与特点 ………………………………………………………… 104
　　　二、颗粒剂的分类 ………………………………………………………………… 104
　　　三、颗粒剂的质量要求 …………………………………………………………… 104
　　第二节　颗粒剂的制备 …………………………………………………………… 105
　　　一、颗粒剂的辅料 ………………………………………………………………… 105
　　　二、水溶性颗粒剂的制备过程 …………………………………………………… 105
　　实验 ………………………………………………………………………………… 106
　　思考题 ……………………………………………………………………………… 107

第十三章　片剂的制备技术 ………………………………………………………… 108
　　第一节　基本知识 ………………………………………………………………… 108
　　　一、片剂的含义与特点 …………………………………………………………… 108
　　　二、片剂的分类 …………………………………………………………………… 108
　　　三、片剂的质量要求及检查 ……………………………………………………… 109
　　第二节　片剂的辅料 ……………………………………………………………… 110
　　　一、湿法制颗粒压片的辅料 ……………………………………………………… 110
　　　二、粉末直接压片的辅料 ………………………………………………………… 114
　　第三节　片剂的制备 ……………………………………………………………… 114
　　　一、湿法制颗粒压片技术 ………………………………………………………… 115
　　　二、干法制颗粒压片技术 ………………………………………………………… 123
　　　三、粉末直接压片技术 …………………………………………………………… 123
　　第四节　片剂的包衣技术 ………………………………………………………… 123
　　　一、片剂包衣的目的、种类与要求 ……………………………………………… 123
　　　二、片剂包衣的方法与设备 ……………………………………………………… 124
　　　三、包衣的物料与工序 …………………………………………………………… 126

第五节　片剂的包装与贮藏技术 ·· 128
　　一、片剂的包装 ·· 128
　　二、片剂的贮藏 ·· 129
　实训 ··· 129
　思考题 ··· 130

第十四章　胶囊剂的制备技术 ·· 131
　第一节　概述 ·· 131
　　一、胶囊剂的含义与分类 ·· 131
　　二、胶囊剂的质量要求 ··· 131
　第二节　胶囊剂的制备 ·· 131
　　一、硬胶囊的制备 ·· 131
　　二、软胶囊剂的制备 ·· 134
　实训 ··· 136
　思考题 ··· 137

第十五章　外用膏剂的制备技术 ·· 138
　第一节　基本知识 ·· 138
　　一、外用膏剂的含义与特点 ·· 138
　　二、外用膏剂的质量要求 ·· 138
　第二节　软膏剂的制备技术 ··· 139
　　一、软膏剂的常用基质 ··· 139
　　二、软膏剂的制备 ·· 142
　　三、眼用膏剂的制备 ·· 143
　实验 ··· 143
　第三节　硬膏剂的制备技术 ··· 144
　　一、黑膏药的制备 ·· 144
　　二、橡胶膏剂的制备 ·· 147
　思考题 ··· 148

第十六章　栓剂的制备技术 ·· 149
　第一节　基本知识 ·· 149
　　一、栓剂的含义与特点 ··· 149
　　二、栓剂的分类 ··· 149
　　三、栓剂的基质 ··· 150
　　四、置换价（或称置换值）··· 152
　　五、栓剂的质量检查 ·· 152
　第二节　栓剂的制备、包装与贮藏 ··· 153
　　一、栓剂的制备 ··· 153
　　二、栓剂的包装贮藏 ·· 154
　实训 ··· 154
　思考题 ··· 155

第十七章　其他剂型制备技术 ··· 156

 第一节 气雾剂 ……………………………………………………………… 156
  一、概述 …………………………………………………………………… 156
  二、气雾剂的制备 ………………………………………………………… 157
  三、气雾剂的质量要求 …………………………………………………… 159
 第二节 膜剂 …………………………………………………………………… 160
  一、膜剂的含义和特点 …………………………………………………… 160
  二、成膜材料及辅料 ……………………………………………………… 160
  三、膜剂的制备与举例 …………………………………………………… 161
  四、膜剂质量要求 ………………………………………………………… 162
 思考题 ……………………………………………………………………………… 162

第四篇 新型给药制剂制备技术

第十八章 中药缓释、控释制剂制备技术 ……………………………………… 163
 第一节 基本知识 ……………………………………………………………… 163
  一、中药缓释、控释制剂的含义和特点 ………………………………… 163
  二、中药缓释、控释制剂的分类 ………………………………………… 164
  三、中药缓释、控释制剂的常用辅料 …………………………………… 164
 第二节 中药缓释、控释制剂的制备 ……………………………………… 165
  一、固体分散技术 ………………………………………………………… 165
  二、包衣技术 ……………………………………………………………… 166
  三、乳化技术 ……………………………………………………………… 166
  四、缓释微丸成型技术 …………………………………………………… 166
  五、缓释、控释骨架成型技术 …………………………………………… 167
  六、脉冲式释药技术 ……………………………………………………… 167
  七、自调式释药技术 ……………………………………………………… 168
  八、中药缓释、控释微囊和微球成型技术 ……………………………… 169
 思考题 ……………………………………………………………………………… 169

第十九章 中药靶向制剂制备技术 ……………………………………………… 170
 第一节 基本知识 ……………………………………………………………… 170
  一、中药靶向制剂的含义与特点 ………………………………………… 170
  二、中药靶向制剂的分类 ………………………………………………… 170
 第二节 脂质体的制备技术 …………………………………………………… 171
  一、脂质体的组成与特性 ………………………………………………… 171
  二、脂质体的制备 ………………………………………………………… 171
 思考题 ……………………………………………………………………………… 172

参考文献 ………………………………………………………………………………… 173

第一篇　中药制剂基本知识

第一章　绪　论

中药制剂技术是在中医药理论指导下，运用现代科学技术，研究将中药材加工制成适宜剂型的一门综合性应用技术学科。

随着中药现代化的进程，中药制剂的新辅料（如微晶纤维素、羧甲基淀粉钠等）、新技术（如环糊精包合技术、微囊化技术、微波提取、微波干燥、微波清洗技术等）、新剂型（如微丸、微囊、微乳等）、新制剂（如中药缓释制剂、控释制剂、靶向制剂等）不断出现，使药物制剂作到"三小"（剂量小、毒性小、副作用小）、"三效"（高效、速效、长效）、"三定"（定量、定时、定位）和五方便（服用、携带、贮藏、生产、运输），满足人们日益提高的生活水平。

第一节　中药制剂常用的名词术语

一、药物与药品

(1) 药物　用于预防、治疗和诊断疾病的物质称为药物。

(2) 药品　用于预防、治疗和诊断人的疾病，有目的地调节人的生理机能并规定有适应证或者功能主治、用法和用量的物质，包括中药材、中药饮片、中成药、化学原料药及其制剂、抗生素、生化药品、放射性药品、血清、疫苗、血液制品和诊断药品等。

二、药剂与剂型

(1) 药剂　是加工配制好了的可直接用于临床的药。

(2) 剂型　是药物加工制成适合于医疗或预防应用的形式。

三、中药制剂与中药调剂

(1) 中药制剂　是根据《中华人民共和国药典》等药品标准收载的或经药政部门批准的适当处方，将原料药物制成具有一定规格的中药药剂。

(2) 中药调剂　是根据医师处方将中药饮片或中成药调配成供患者使用的药剂的过程。

四、原料药、辅料、半成品、成品

(1) 原料药　指用于生产各类制剂的药物。

(2) 辅料　生产药品和调配处方时所用的赋形剂和附加剂。

(3) 半成品　指各类制剂生产过程中制得的并需进一步加工制造的物料。

(4) 成品　指制造过程全部结束,并检验合格的最终产品。

五、批准文号、注册商标

(1) 批准文号　是国家批准的该药品的生产文号,是药品生产合法性的标志。药品批准文号的格式为:国药准字＋1位字母＋8位数字。试生产药品批准文号格式为:国药试字＋1位字母＋8位数字。化学药品使用字母"H",中药使用字母"Z",通过国家药品监督管理整顿的保健药品使用字母"B",生物制品使用字母"S",体外化学诊断试剂使用字母"T",药用辅料使用字母"F"。

(2) 注册商标　是经国家商标局核准注册的商标。在药品包装和标签上都应有"注册商标"或"R"的明显标记。

六、批量、批号、批生产记录

(1) 批量　指在规定限度内具有同一性质和质量并在同一生产周期中生产出来的一定数量的药品,称为产品的一个批量,简称批。

(2) 批号　用于识别"批"的一组数字或字母加数字。用以追溯和审查该批药品的生产历史。不同剂型药品,根据其生产过程、生产工艺及所经营药品的性质,规定了各剂型药品批号编制方法。

(3) 批生产记录　一个批次的待包装品或成品的所有生产记录。

七、毒药、剧药、细料药

(1) 毒药　指毒性剧烈、治疗剂量与中毒剂量相近,使用不当会致人中毒或死亡的药品。

(2) 剧药　指药理作用强烈,极量与致死量之间差距不大,服用量超过极量时,即有可能危害人体健康甚至引起死亡的药品。

(3) 细料药　指用量小而疗效高或作用特异,价格较高的药品。

八、标准操作规程、生产工艺规程

(1) 标准操作规程　经批准用以指示操作的通用性文件或管理办法。

(2) 生产工艺规程　规定为生产一定数量成品所需起始原料和包装材料的数量,以及工艺、加工说明、注意事项,包括生产过程中控制的一个或一套文件。

第二节　中药制剂的工作依据

一、药品标准

药品标准是国家对药品质量规格和检验方法所做的技术规定,是药品生产、销售、使用和检验单位共同遵守的法定依据。《中华人民共和国药品管理法》中规定,我国的药品标准只有国家标准,没有省、自治区、直辖市药品标准。我国国家药品标准包括《中华人民共和国药典》和国家标准。

(一)《中华人民共和国药典》简称《中国药典》

药典是一个国家收载药品规格、标准的法典。由国家药典委员会编写,政府颁布实行,具有法律约束力。药典收载的药品必须是疗效确切、毒副作用小、质量稳定的药物及其制剂,规定其质量标准、制备要求、鉴别、杂质检查、含量测定、功能主治及用法用量等,作为药物生产、检验、供应与使用的依据。药典在一定程度上反映了一个国家药品生产、医疗和科学技术的水平,对保证人民用药安全、有效以及促进药品研究、生产具有重要意义。

随着医药科学的发展,新药与新的检验方法也不断出现,为使药典适应发展,每隔几年就要修订一次。在每一版药典中均对各种制剂中微生物的限度作出了明确规定。2010版药典各种制剂微生物限度标准见表1-1。

表1-1 2010版药典各种制剂微生物限度标准

剂型	细菌数	霉菌和酵母菌数	大肠埃希菌	大肠菌群	大肠杆菌	金黄色葡萄球菌	铜绿假单胞菌	梭菌	沙门菌
不含药材原粉的口服给药制剂	不得超过1000cfu/g,100cfu/ml	不得超过100cfu/g或ml	不得检出/g或ml						
含药材原粉的口服给药制剂	不得超过10000cfu/g(丸剂30000cfu/g),500cfu/ml	不得超过100cfu/g或ml	不得检出/g或ml	<100个/g,<10个/ml					
含豆豉、神曲等发酵成分的制剂	不得超过100000cfu/g,1000cfu/ml	不得超过500cfu/g,100cfu/ml	不得检出/g或ml	<100个/g,<10个/ml					
用于手术、烧伤或严重烧伤的局部给药制剂	应符合无菌检查法规定								
用于表皮或黏膜不完整的含药材原粉的局部给药制剂	不得超过1000cfu/g或10cm²,100cfu/ml	不得超过100cfu/g或ml或10cm²				不得检出/g或ml或10cm²	不得检出/g或ml或10cm²		
用于表皮或黏膜完整的含药材原粉的局部给药制剂	不得超过10000cfu/g或10cm²,100cfu/ml	不得超过100cfu/g或ml或10cm²				不得检出/g或ml或10cm²	不得检出/g或ml或10cm²		
眼部给药制剂	不得超过10cfu/g或ml	不得检出/g或ml	不得检出/g或ml			不得检出/g或ml	不得检出/g或ml		
耳、鼻或呼吸道吸入给药制剂	不得超过100cfu/g或ml或10cm²	不得超过10cfu/g或ml或10cm²	鼻或呼吸道给药制剂不得检出/g或ml			不得检出/g或ml	不得检出/g或ml		

续表

剂型	细菌数	霉菌和酵母菌数	大肠埃希菌	大肠菌群	大肠杆菌	金黄色葡萄球菌	铜绿假单胞菌	梭菌	沙门菌
阴道、尿道给药制剂	不得超过100cfu/g或ml	<10cfu/g或ml				不得检出/g或ml	不得检出/g或ml	不得检出/g或ml	
直肠给药制剂	不得超过1000cfu/g,100cfu/ml	不得超过100cfu/g或ml			不得检出/g或ml	不得检出/g或ml	不得检出/g或ml		
其他局部给药制剂	不得超过100cfu/g或ml或10cm²	不得超过100cfu/g或ml或10cm²				不得检出/g或ml或10cm²	不得检出/g或ml或10cm²		
含动物组织（包括提取物）及动物类原药材粉（蜂蜜、王浆、动物角、阿胶除外）的口服给药制剂	不得超过100cfu/g或ml或10cm²	不得超过100cfu/g或ml或10cm²				不得检出/g或ml或10cm²	不得检出/g或ml或10cm²		不得检出/10g或10ml

（二）国家药品标准

国家药品标准由国家食品药品监督管理局颁布施行，是药典的补充部分，主要包括国内新药或创新品种，一些仍需修订、改进或统一标准的药品以及其他特殊品种。

（三）新药标准

新药经批准后，其质量标准为试行标准，在试行标准期满后，由国家药典委员会正式转为局颁标准，目前转正的品种已汇编为《新药转正标准》共34册。

二、药品管理法规

国际通行的药品管理规范主要包括《药品生产质量管理规范》、《药品经营质量管理规范》、《药材生产质量管理规范》、《药品非临床研究质量管理规范》、《药品临床试验管理规范》、《医疗机构制剂质量管理规范》、《药品使用质量管理规范》等。

1. 中华人民共和国药品管理法

《中华人民共和国药品管理法》简称《药品管理法》，于1984年9月20日第六届全国人民代表大会常务委员会第七次会议通过，2001年2月28日第九届全国人民代表大会常务委员会第二十次会议修订，并于2001年12月1日起施行。

《药品管理法》是一部与人民群众生活密切相关的重要法律，直接关系到人民群众的身体健康和生活质量，为了切实贯彻实施《药品管理法》，2002年9月15日起又施行了《药品管理法实施条例》。《药品管理法实施条例》对药品生产、经营企业实施《药品生产质量管理规范》、《药品经营质量管理规范》认证工作进行了进一步细化；加强了行政执法机关监督的执法手段，保证了执法的严肃性；为履行我国加入WTO的承诺，增加了对药品申报中未披露实验数据的保护的规定；增加了对已批准上市的药品定期再注册的要求，增加了对某些风险性高的生物制品的批签发等方面的规定。

2. 药品生产质量管理规范

《药品生产质量管理规范》(Good Manufacturing Practice，GMP)是指用科学的、合理的、规范化的条件和方法保证生产优良药品的一整套系统的、科学的管理规范，是药品生产和质量管理的基本准则，是新建和扩建医药企业的依据。

GMP不仅涉及产品的质量，同时关系到药品生产管理各方面的改进。要保障药品的质量，就要求药品生产全过程的各个环节都要符合GMP的要求。任何药品的质量形成都是生产出来的，而不是单纯检验出来的。药品生产要控制生产全过程中所有影响药品质量的因素，用科学的方法保证质量，在保证所生产的药品符合质量要求、不混杂、无污染、均匀一致的条件下进行生产。实践证明GMP是保证药品生产质量和临床治疗效果，提高医疗总体水平的行之有效的，科学化、系统化的管理制度。是在药品的生产全过程中保证生产出优质药品的管理制度，是把差错事故、混药及各类污染的可能性降到最低程度的必要条件和最可靠办法，是药品在生产过程中的质量保证体系。

3. 中药材生产质量管理规范

《中药材生产质量管理规范》(Good Agricultural Practice，GAP)对保证中药材、中药饮片和中成药质量具有十分重要的意义，是中药现代化、国际化、标准化的基础，是促进中药材生产产业化、规范化、规模化的重要措施。

思 考 题

1. 药剂、剂型、中药制剂、毒药、剧药、细料药、特殊药、原料药、半成品、成品、批准文号、注册商标、批量、批号的定义。
2. 中药制剂的工作依据是什么？

第二章 制药生产中的灭菌技术

第一节 防止中药制剂染菌的技术

一、防菌防虫的技术

中药中的某些制剂（如丸剂）是以中药原药材细粉直接制成的。中药原药材含有大量微生物或某些虫类及虫卵，未经特殊处理就制成一定剂型，在某些条件下，成品往往会出现细菌数超限度、霉变和虫蛀等现象，因此，必须针对性地采取相应的措施防菌防虫。

（一）药材的处理

中药材大都带有许多微生物，有的还带有虫或虫卵。尤其是植物性药材和动物性药材，不仅本身带菌，而且在采集和贮藏过程中，当温度、湿度适宜时它们更容易生长繁殖。因此常采用适当的方法进行干燥。通过干燥既能杀死相当数量的微生物、虫与虫卵，还会因药材中水分减少，抑制它们的生长繁殖。原药材在保存过程中还应注意防潮、防虫、防霉，并经常进行熏蒸灭菌和杀虫，以保证原药材质量。

凡是以原生药粉直接入药的制剂，为保证制剂的质量，防止微生物和虫卵带入成品，对处方中所用中药材除了用水清洗干净外，还应根据药物的性质进行必要的灭菌处理，才可应用投料。对于耐热或不含挥发性成分的中药材可用干热灭菌或湿热灭菌；对于不耐热或含挥发性成分的中药材可用乙醇喷洒灭菌或环氧乙烷气体灭菌。

（二）辅料的处理

制备各种中药制剂通常需要不同的辅料，如水、蜂蜜、淀粉等。这些辅料往往带有一定数量的微生物。因此，对辅料要分别采取防菌灭菌处理。如蜜丸制备时的主要辅料蜂蜜，要经过炼制，在炼制过程中可杀死一定数量的微生物。制水丸用的水，要使用新鲜冷开水或无菌的净水。

（三）制剂过程与贮存过程的控制

在制剂生产的整个过程中，对空气和所使用的工具、设备、容器以及包装材料应采用适当的方法消毒或灭菌。对不同制剂的生产厂房应根据《药品生产质量管理规范》所规定的要求，达到相应的洁净级别，尘埃粒数和菌落数应控制在限度范围内。制药设备和用具使用后，也应尽快清洗干净，保持洁净和干燥状态。必要时，临用前还应消毒灭菌。

药品的包装要严密，达到防潮、防菌和防尘的要求。并注意将药品贮藏在阴凉、干燥处。

（四）人员的控制

在制剂生产的过程中，操作人员不可避免地要与制剂接触，而人体体表皮肤、毛发及穿戴的衣、帽、鞋等都带有微生物，为防止污染制剂，操作人员的个人卫生应按制药环境卫生的要求执行。穿戴专用的工作衣物，应定时换洗。同时应按《药品生产质量管理规范》所规定的要求，定期对药品生产的操作人员进行健康检查。

（五）建立菌检制度

在制剂生产过程中，为及时了解产品的污染程度及原因，应对原料、半成品、成品等各环节定期抽样进行微生物限度检查，随时了解产品的卫生质量，分析被污染的原因，并采取适当的措施以排除污染。

二、防腐的技术

（一）防腐剂的要求

(1) 防腐剂本身用量小，无毒性和无刺激性。
(2) 在药剂中的溶解度能达到抑菌的有效浓度。
(3) 性质稳定，贮存时防腐效力不变化，也不与药剂中的其他成分起反应。
(4) 无特殊的气味。
(5) 能对一切微生物有防腐力。

（二）常用的防腐剂

防腐剂是指能抑制微生物生长繁殖的物质。为了防止制剂中微生物的生长繁殖，可加入适当的防腐剂。防腐剂与杀菌剂之间没有严格的界限。一般同一种化学药品在低浓度时呈抑菌作用，高浓度时呈杀菌作用。防腐剂的防腐能力一般与剂型、药剂的 pH 值、药物的性质以及微生物的种类、数量等因素有关。常用的防腐剂见表 2-1。

表 2-1　常用的防腐剂

种　　类		适　用　范　围	用量/%
苯甲酸及其钠盐		内服或外用制剂	0.1～0.25
三氯叔丁醇		微酸性药液	0.25～0.5
山梨酸		含吐温的液体制剂	<0.2
苯甲醇		偏碱性药液	0.5～1
对羟基苯甲酸酯类（尼泊金类）	甲酯	内服药液	0.05～0.25
	乙酯	内服药液	0.05～0.15
	丙酯	内服药液	0.02～0.75
	丁酯	内服药液	0.01
	乙酯：丙酯(1:1)	中药糖浆剂	0.01～0.25
	乙酯：丁酯(4:1)	中药糖浆剂	0.01～0.25

（三）防腐剂使用时的注意事项

(1) 严格控制原、辅料的质量，制药环境卫生，生产用具和操作人员的卫生，减少微生物的污染。
(2) 选择合理的制备工艺，尽量缩短生产周期，减少药品与空气的接触。
(3) 调整好制剂的 pH 值。

三、无菌操作

无菌操作法是指制剂生产的整个过程均控制在无菌条件下进行的一种操作方法。凡加热灭菌后发生变质、变色或含量降低的药品均应采用无菌操作方法进行制备。无菌操作中所用的一切用具、物料及环境均应采用适当的方法进行灭菌。

（一）无菌室的灭菌

无菌操作室的空气常采用甲醛、丙二醇、三甘醇蒸气熏蒸，并结合紫外线灭菌法综合灭菌。

除用上述方法定期进行空气灭菌外,平时还要对室内的空间、用具、地面、墙壁等,每日用3%酚溶液、2%煤酚皂溶液、0.2%新洁尔灭或75%乙醇等喷洒或擦拭,其他用具尽量用热压灭菌或干热灭菌后送入无菌操作室。每天工作前开启紫外灯1h,中途休息时间也要开启0.5~1h,必要时延长照射时间。为了及时发现无菌操作室是否有菌,应定期进行菌落试验。将琼脂培养皿放置室内,平均约10m² 放一只,打开平皿盖暴露20min,37℃培养48h,每只培养皿内以不超过3个菌落为合格。

(二) 无菌操作的技术要求

无菌操作室外应有准备室、更衣室、浴室、缓冲间、传送柜。操作人员进入无菌操作室前必须使用灭菌皂和无菌毛巾淋浴,在更衣室内穿戴已经灭菌的专用工作服和清洁的鞋帽,先进入风淋室经过空气人身净化后,方可进入洁净室。在洁净室内尽量避免讲话和不必要的活动。只有无菌物料才允许放入无菌室内。小量无菌制剂的制备也可在无菌操作柜中进行。无菌操作柜分为小型无菌操作柜和联合无菌操作柜两种,见图2-1。

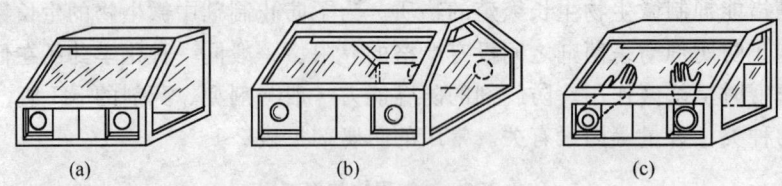

图2-1 无菌操作柜

(a) 单面式无菌操作柜;(b) 双面式无菌操作柜;(c) 装有橡胶手套的无菌操作柜

第二节 灭菌技术

一、常用的术语

(一) 灭菌、消毒

(1) 灭菌 指杀死所有微生物的繁殖体和芽孢,获得无菌状态的过程。

(2) 消毒 指杀灭或去除病原微生物的过程。

(二) 杀菌、抑菌

(1) 杀菌 指杀灭微生物的过程。

(2) 抑菌 指抑制微生物发育繁殖的过程。

二、物理灭菌技术

物理灭菌技术是用物理灭菌因素(如温度、湿度、辐射、声波等)对微生物的化学成分和新陈代谢等的影响,达到灭菌目的的操作技术。

(一) 湿热灭菌技术

湿热灭菌是利用饱和水蒸气或沸水来杀灭微生物的方法,是制剂生产中应用最广泛的一种灭菌方法。在同一温度下,湿热灭菌的效果要比干热灭菌的效果好。

1. **热压灭菌(高压蒸汽灭菌法)**

热压灭菌是指在密闭的热压灭菌器内,以高压饱和水蒸气来杀灭微生物的方法。此法灭菌作用强,一般在115.5℃,即表压在70.91kPa时,加热30min,几乎能杀灭所有微生物的增殖体和芽孢,是公认的最可靠的湿热灭菌法。湿热灭菌法适用于耐热药物及其水溶液、工作服及用具、器皿等物品的灭菌。通常热压灭菌法的温度与相应的压力及时间见表2-2。

表2-2 常用热压灭菌的条件

温度/℃	压力/kPa	时间/min	温度/℃	压力/kPa	时间/min
110	40.52	40	125	141.82	15
115	70.91	30	130	182.34	10
120	101.3	20			

常用的热压灭菌器有手提式、卧式(图2-2)和立式(图2-3)等。卧式热压灭菌柜是一种常用的大型灭菌设备。带有夹套的灭菌柜内备有带轨道的格车,灭菌柜的顶部有两只压力表,一只指示柜内的压力,另一只指示蒸汽夹套的压力。灭菌器的底部有进气口、排气口、排水口等装置。

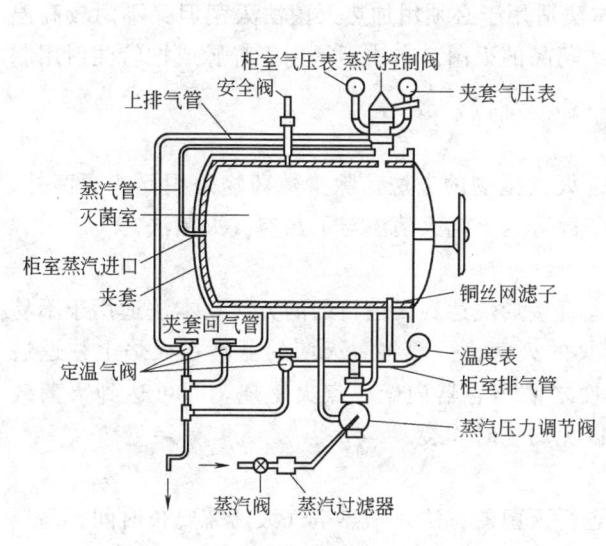

图2-2 卧式热压灭菌器

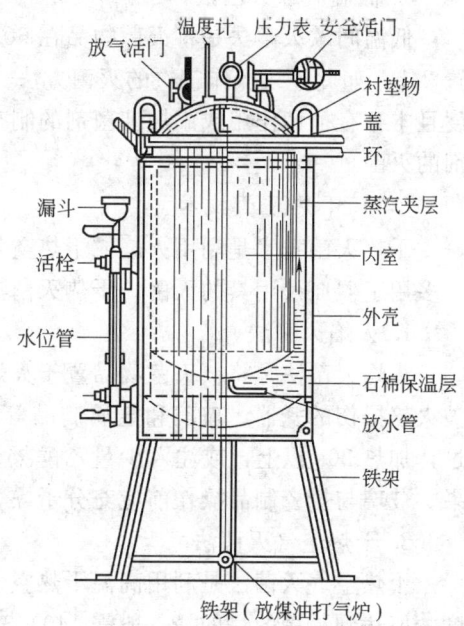

图2-3 立式热压灭菌器

具体操作方法:先开夹套中蒸汽加热10min,当夹套压力上升至所需压力时,将待灭菌物品置于金属编制的篮中,排列在格车上,推入柜室,关闭柜门,并将门闸旋紧。待夹套加热完成后,将加热蒸汽通入柜中,当温度上升到规定的温度时计时。灭菌完毕后,先关闭蒸汽阀,排气至压力表降至零点,开启柜门,灭菌物品冷却后取出。

使用热压灭菌柜时应注意以下几点。

(1) 灭菌前应认真检查灭菌器的主要部件是否正常完好。

(2) 必须使用饱和蒸汽,设备内的水量要充足,加水达到标示线。

(3) 灭菌时间应以全部药液温度真正达到所要求的温度时开始计时,并维持规定的时间。

(4) 灭菌器的物品排列要疏松。

（5）加压之前先排除设备内的冷空气，待设备内有白色蒸汽持续冒出时，再关上放气阀。

（6）灭菌完毕后，停止加热，开始冷却，缓缓放气，待压力表指针逐渐下降为零，放出柜内蒸汽，使柜内压力与大气压相等，稍稍打开灭菌柜门，再逐渐开大。

（7）操作过程中要严密监控，灭菌时操作人员不能离开工作现场。

2. 流通蒸汽灭菌法与煮沸灭菌法

流通蒸汽灭菌法是将待灭菌物品置于蒸锅或蒸笼的蒸屉上，盖好盖，待气体均匀冒出后，持续 15～30min，此法可杀死细菌的营养体，不能杀灭芽孢。本法操作方便，设备简单，适用于不耐高温的品种。

煮沸灭菌法是将灭菌物品全部浸于水中，煮沸 15～30min，可杀死细菌的营养体，如果以杀死芽孢为目的，需煮沸 1～2h。为了保证灭菌效果，可在水中加入其他物质如 1%～2% 碳酸钠、2%～3%煤酚皂溶液、5%苯酚或适量甘油等，以提高水的沸点，提高灭菌效果。本法适用于金属器械及病人食具的消毒。

3. 低温间歇灭菌法

低温间歇灭菌法是将灭菌物品在 60～80℃的水或流通蒸汽中加热 1h 后，在 20～25℃放置 24h，如此连续操作三次的灭菌方法。本法适用于必须用加热灭菌法灭菌但又不耐较高温度且本身有抑菌作用或添加抑菌剂的制剂或药品的灭菌。本法不得用于静脉或椎管注射用制剂的灭菌。

（二）干热灭菌技术

干热灭菌技术是利用火焰或干热空气杀灭微生物的方法。除少数药物采用此法灭菌外，大多用于器皿及用具的灭菌。干热灭菌法一般分为火焰灭菌法与干热空气灭菌法。

1. 火焰灭菌法

火焰灭菌法是将被灭菌物品置于火焰上直接灼烧达到灭菌目的的方法。本法适用于不易被火焰损伤的瓷器、玻璃和金属制品等器具的灭菌。一般将需灭菌的器具在火焰上往返通过，加热 20s 以上，或注入少量乙醇摇动使之沾满容器内壁，点火燃烧，即可达到灭菌效果。玻璃与搪瓷制品操作前应充分干燥，以免灼烧时炸裂。

2. 干热空气灭菌法

干热空气灭菌法是利用高温干热空气进行灭菌的方法。干热空气灭菌需要长时间、高温度才能达到灭菌的目的。一般需 140℃ 3h 以上或 160～170℃ 2h 以上。

（三）紫外线灭菌技术

波长为 200～300nm 的紫外线有杀菌能力，灭菌力最强的波长是 254nm 的紫外线。

紫外线的穿透力较弱，但较易穿透清洁空气及纯净的水，故广泛应用于空气和物体表面的灭菌。一般在 6～15m³ 的空间可装 30W 的紫外灯一只，灯距地面应为 2.5～3m，室内相对湿度保持在 45%～60%，温度在 10～55℃之间，杀菌效果比较理想。

应用紫外线灭菌时应注意：①紫外灯管必须保持无尘、无油垢；②紫外线对人体有害，故一般均在操作前照射 1～2h，操作时关闭；③各种规格的紫外灯管均规定了有效使用期限，一般为 3000h，故每次使用应登记使用时间，并定期进行灭菌效果检查。

（四）微波灭菌技术

微波是波长短、频率高的电磁波。微波灭菌是利用高频电场使物质内部分子极化迅速升温的灭菌方法。

微波灭菌的热是在被加热物的内部产生的，所以加热均匀，升温迅速，设备简单，需用时间短，同时微波穿透物质较深，水可强烈地吸收微波，因此，微波可以用作水性药液、包装好的物品的灭菌。使用微波灭菌要注意微波对人体有害，要防止微波泄漏。

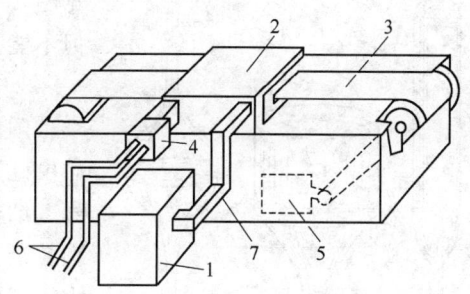

图 2-4 微波灭菌装置示意
1—能源及微波控制器；2—微波照射箱；3—传送带；4—水箱；5—电动机；6—进水口和出水口；7—微波导引器

微波灭菌装置见图 2-4。微波灭菌装置主要有振荡器、微波引导器、微波照射箱、传送带、运输装置等。振荡器产生的微波频率为 2450MHz，以 2000W 的最大输出功率送进。操作时先将微波能源输出调节到预定值，将被灭菌物按一定间距排列至传送带上，以一定速度连续送入微波照射箱内进行灭菌。不同品种的灭菌，通过调节振荡器输出功率、照射时间来控制各品种照射后的温度，以达到完全灭菌。

（五）电离辐射灭菌技术

电离辐射灭菌是指利用 β 射线、γ 射线或其他电离辐射的高速电子流来杀菌的方法。其特点是在灭菌过程中，被灭菌物品温度变化小，特别适用于不耐热药物的灭菌。

γ 射线是由钴（^{60}Co）或铯（^{137}Cs）发出的高能射线，穿透力很强，适用于较厚样品的灭菌。其广泛用于液体、半固体、固体药物，包装密封物品的灭菌，可有效地防止"二次污染"。

（六）滤过除菌技术

滤过除菌是指使药液通过无菌滤器，除去活的或死的微生物而得到无菌药液的方法。这是一种机械除菌方法。本法不需加热，可避免药物遇热分解变质，适用于不耐热药物溶液的除菌。在实际应用时，还必须无菌操作，并加适当的防腐剂，才能确保产品完全无菌。成品必须进行无菌检查，合格后方能应用。

目前常用的滤过除菌滤器主要有微孔薄膜滤器、垂熔玻璃滤器和砂滤棒。

1. 微孔薄膜滤器

微孔薄膜滤器是由纤维素等高分子薄膜为滤材，夹于金属或有机玻璃滤器中而制成的，见图 2-5。微孔薄膜常用的有醋酸纤维膜、硝酸纤维膜、醋酸纤维与硝酸纤维混合酯膜、聚酰胺膜、聚四氟乙烯膜等。膜的孔径一般选用 0.22μm 以下的。

用微孔薄膜滤器可加压，也可减压操作。由于滤膜孔隙度高，质地薄，过滤时液体阻力小，滤速快，滤膜吸附性小，无脱屑现象，滤液澄明度高。

2. 垂熔玻璃滤器

垂熔玻璃滤器是用硬质中性玻璃细粉经高温加热至接近其熔点，熔合而成均匀孔径的滤板，再黏结于不同形状玻璃器内而成的。垂熔玻璃滤器通常有垂熔玻璃漏斗、垂熔玻璃滤球、垂熔玻璃滤棒三种类型，

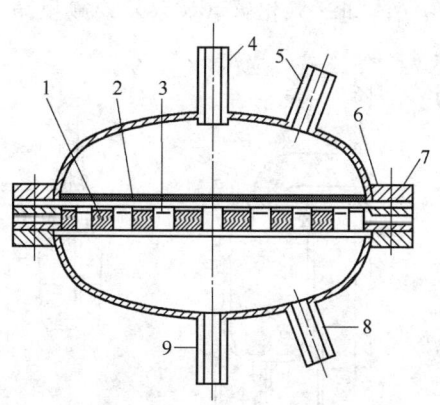

图 2-5 微孔薄膜滤器
1—多孔板；2—微孔滤膜；3—不锈钢丝网（四周用硅橡胶密封）；4—进料管口；5—平衡管；6—圆形环；7—压圈；8—平衡管；9—出料管

见图2-6。按孔径大小可分为1～6号，6号用于滤除细菌，但不能滤除芽孢。

3. 砂滤棒

国内生产的砂滤棒主要有两种，一种是硅藻土滤棒，砂心由硅藻土、石棉、废砂滤棒经高温烧结而成。有粗号、中号、细号三种规格。细号（滤孔3～4μm）可滤除溶液中的颗粒杂质及一部分细菌。另一种是多孔素瓷滤棒，由白陶土、细砂混合烧结而成。按孔径大小分为八级，1.3μm以下可滤除细菌。

滤过除菌操作，药液需要预先滤过，一般先用粗滤装置除较大颗粒杂质，再用硅藻土滤棒或4号、5号垂熔玻璃漏斗滤除微细沉淀物或较大杆菌、酵母菌等，最后在无菌操作室内用微孔薄膜滤器或6号垂熔玻璃滤器，收集滤液及时分装。

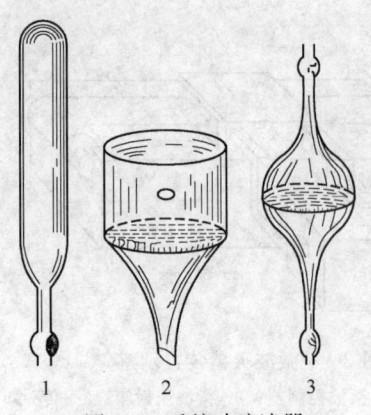

图2-6 垂熔玻璃滤器
1—垂熔玻璃滤棒；2—垂熔玻璃漏斗；3—垂熔玻璃滤球

三、化学灭菌技术

化学灭菌法系指借助某些化学药品的作用来杀灭或抑制微生物，同时不损害制品质量的灭菌方法。化学灭菌法的杀菌效应与使用化学药品的浓度、采用的方法和细菌对该药品的敏感性有关。

（一）气体灭菌技术

气体灭菌技术指使用能形成气体或蒸气的化学药品以达到灭菌目的的方法。

1. 灭菌气体的要求

①在室温时能形成气体或蒸气。②穿透力强，并容易从被灭菌物品上除去。③灭菌作用快，毒性低，在低浓度时就具有杀菌作用。④没有腐蚀性、刺激性及爆炸性。⑤价格低廉，来源广泛。

2. 常用的灭菌气体

（1）环氧乙烷 环氧乙烷沸点为10.9℃，在室温下为气体，在水中溶解度很大。当在空气中的含量达到3%时即可爆炸，故使用时必须用惰性气体如二氧化碳（10%）或氟里昂（12%）稀释。环氧乙烷穿透力较强，适用于对热敏感的固体药物、既不能加热又不能过滤的混悬型注射液与粉针剂以及塑料容器、塑料包装的药物、橡胶制品、工作服、辅料、器械等的灭菌。本法灭菌时间长，费用较高。

环氧乙烷灭菌时的操作程序：一般是将待灭菌物品置于灭菌器内，密闭，抽去气体，通入环氧乙烷混合气体，保持一定浓度、湿度和温度（环氧乙烷的浓度为850～900mg/L时，在45℃维持3h；浓度为450mg/L时，在45℃维持5h，相对湿度40%～60%），经一定时间后，将残余环氧乙烷通入水中使成为乙二醇排放，然后送入无菌空气，排尽环氧乙烷。

（2）甲醛 甲醛溶液加热熏蒸法灭菌时，一般应采

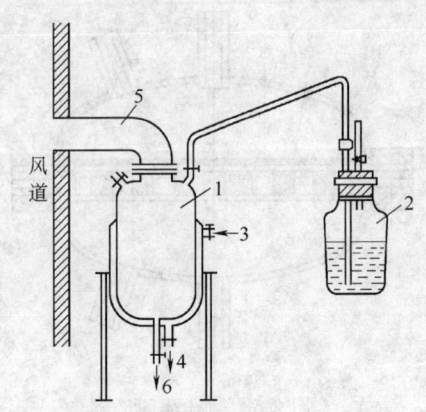

图2-7 甲醛溶液气体发生器
1—蒸汽夹层加热锅；2—甲醛溶液瓶；3—蒸汽入口；4—回气水出口；5—甲醛蒸气出口；6—剩余甲醛蒸气出口

用气体发生装置,见图 2-7。一般用量为 40%甲醛溶液 30ml/m³。操作时将甲醛溶液放入甲醛溶液瓶中,瓶中的甲醛逐渐被吸入蒸汽夹层加热锅中加热成气体,甲醛蒸气经蒸汽出口送入总进风道,由鼓风机吹入无菌操作室,连续 3h 后,即可关闭鼓风机。用甲醛灭菌时要注意室温应保持在 25℃以上,湿度应保持在 60%以上,密闭熏蒸 12~24h,再将 25%的氨水加热(8~10ml/m³),从总风道送入氨气约 15min,然后开启总出风口排风,并通入经处理过的无菌空气,直到室内无臭气为止。

此外还有用丙二醇、乳酸、β-丙内酯等做灭菌气体的。

(二) 表面消毒技术

在制药过程中对环境、器械、操作人员等方面进行表面消毒,可减少微生物的数量。表面消毒是指将消毒剂配成有效浓度的液体,采用喷雾、涂抹或浸泡的方法达到消毒的目的。本法适用于搪瓷、不锈蚀的金属器械、玻璃、家具、用具、墙壁、门窗、地面、衣服、操作人员皮肤等的消毒。常用的表面消毒剂的种类、浓度、适用的范围见表 2-3。

表 2-3 表面消毒剂的种类、浓度、适用的范围

消毒剂的种类	浓度	适用的范围
酚类	3%~5%	地面、器具、桌椅
醇类	70%~80%	皮肤、器具
阳离子型表面活性剂	0.1%~0.2%	器械、手、皮肤
过氧乙酸	0.2%~0.5%	塑料、玻璃、人造纤维

实 训

(一) 实训目的
1. 熟悉各种灭菌设备的使用方法及使用时的注意事项。
2. 掌握热压灭菌器的结构、灭菌操作的技术要求、操作时的注意事项。

(二) 实训地点

实训车间或实习工厂。

(三) 实训内容
1. 学习并掌握热压灭菌器的结构、灭菌操作的技术要求、操作时的注意事项。练习用热压灭菌器进行灭菌。
2. 学习并掌握紫外线灭菌的方法及注意事项。
3. 学会使用各种滤过除菌的仪器。

思 考 题

1. 中药制剂中常用的防腐剂有哪些?
2. 试述热压灭菌的操作过程及操作时的注意事项。
3. 试述紫外线灭菌时的注意事项。
4. 试述常用的滤过除菌的方法。各种滤过除菌仪器的使用方法。
5. 试述环氧乙烷灭菌时的操作方法。

第二篇　中药制剂生产中的制粉技术

第三章　粉碎、过筛、离析、混合技术

第一节　粉碎技术

一、基本知识

粉碎是指借机械力将大块固体物质粉碎成适用程度的碎块、细粉或微粉的操作过程。粉碎是中药制剂生产中的基本单元操作之一。

(一) 粉碎的目的

(1) 增加药物的表面积，促进药物的溶解与吸收，提高药物的生物利用度。

(2) 加速药材中有效成分的浸出或溶出。

(3) 便于调剂和服用。

(4) 为制备各种剂型奠定基础。

(二) 粉碎的原则

(1) 供粉碎的药材要除去异物，并进行必要的灭菌。

(2) 粉碎前要根据药物的特性进行必要的干燥或处理。如含油脂较多的药材，若油脂为无效成分时可脱脂后再进行粉碎。

(3) 根据药物的特性、选用的机械等选择适当的粉碎方法。

(4) 根据应用目的和药物剂型控制适当的粉碎细度。

(5) 粉碎毒、剧药和刺激性较强的药物时，要尽可能密闭进行。

(6) 粉碎过程中应注意及时过筛，以免部分药物过度粉碎，同时提高粉碎效率。

(7) 保持粉碎前、后药物的组成和药理作用不变。药材必须全部粉碎应用，较难粉碎部分，不应随意丢弃。

(8) 注意控制粉碎机械的温度。

二、生产中常用的粉碎技术

(一) 干法粉碎

将药物适当干燥，使药物中的水分降低到一定程度（一般少于5%）再进行粉碎的方法。

1. 单独粉碎（俗称单研）

将一种药物单独进行粉碎的方法。单独粉碎又分为干法粉碎和湿法粉碎两种方法。单独粉碎常用于氧化性与还原性药物（如硫黄、雄黄等）、细料贵重药物（如牛黄、羚羊角、麝香、人参等）、刺激性药物、毒剧药（如红粉、轻粉、马钱子等）、黏性较大的树脂类药物

（如乳香、没药、安息香等）、挥发性药物（如冰片、薄荷冰等）以及作为包衣材料和特殊用途的药物的粉碎。

2. 混合粉碎

将两种以上药物同时进行粉碎的方法。混合粉碎中的药料硬度、密度、粉性等性质应相近。混合粉碎可避免一些黏性药物或热塑性药物单独粉碎时的困难，又可使粉碎与混合操作同时进行。是目前中药制剂生产中常用的粉碎方法。

3. 特殊处理后的粉碎

当处方中含有大量油性、黏性成分的药物，或含有动物药如皮、筋骨、肉等难以粉碎的药物时，常采用串油、串料、蒸罐等方法进行粉碎。

（1）串油 当处方中含有大量含油脂性药材（如桃仁、杏仁、苏子、牛蒡子）时，不易直接粉碎，且易黏附筛网，造成过筛困难。这时应采用"串油"粉碎。即将处方中"油性"大的药材留下，先将其他药材混合粉碎成粗粉，然后再与油性药材混合，粉碎成粉。

（2）串料 当处方中有大量含黏液质、糖类、胶类或树脂等黏性较大的药材（如天冬、麦冬、熟地、牛膝等）时，若直接粉碎常发生黏结，造成过筛困难。这时应采用"串料"粉碎。即将处方中"黏性"大的药材留下，先将其他药材混合粉碎成粗粉，然后与黏性药材混合，在60℃左右使其充分干燥，再粉碎成粉。对于黏性大且易吸潮的药材，有时需反复干燥、粉碎几次才能达到粉碎的要求。

（3）蒸罐 当处方中含有动物类药材（如全鹿、乌鸡等）及滋补药材时，应采用蒸罐法。将处方中不需蒸煮的药材粉碎成粗粉，与蒸后的药材混匀，低温干燥后再粉碎成细粉。

蒸制药材一般用铜罐或夹层不锈钢罐，先将较坚硬的药材放入底层，再将肉性药材放于中层，最后放一些植物性药材，然后将黄酒或其他药汁等液体辅料倒入，通常分两次倒入，第一次倒入总量的2/3，剩余的1/3第二次倒入。其蒸制的时间因药材的性质而定，一般为16~48h，有的品种可蒸96h，以液体辅料基本蒸尽为度。蒸制温度可达100~105℃。

药材蒸制的目的是为了使药材由生变熟，增加药材温补功效。药材在蒸制的同时也进行了灭菌，干燥后便于粉碎。

（二）湿法粉碎

将药料加入适量水或其他液体进行研磨粉碎的方法。选用的液体一般是以药物不溶解、不膨胀、不影响药效为原则。对于某些刺激性较强或有毒药物，用本法粉碎可避免粉尘飞扬。

1. 水飞法

将朱砂、珍珠等药材先打成碎块，除去杂质后与水同置于乳钵、球磨机或电动乳钵中研磨，使药材细粉混悬于水中，将混悬液倾出，余下的药材粗粉继续加水反复研磨，直至全部研完为止。然后将所得的混悬液合并，沉降后倾去上清液，再将湿粉干燥、研散，即得极细的粉末。

2. 加液研磨

将药物（如樟脑、薄荷脑、冰片等）放入乳钵中，加入少量易挥发的液体研磨，使药物粉碎成粉，然后将液体挥发尽，得到细粉。

（三）低温粉碎

在粉碎前或粉碎过程中，将药料进行冷却的粉碎方法。低温粉碎常用于常温下粉碎困难的物料；软化点低、熔点低及热可塑性物料（如树脂、树胶、干浸膏等）；挥发性及热敏性物料的粉碎。

低温粉碎的方式：①物料先行冷却，然后送至粉碎机中粉碎成细粉；②将常温状态的物料，送至内部为低温的粉碎机内进行粉碎；③物料先行冷却，然后送至内部为低温的粉碎机内进行粉碎。

（四）超微粉碎

是指利用机械或流体动力的方法将物料粉碎至微米甚至纳米级微粉的过程。微粉具有一般颗粒不具有的一些特殊理化性质，如良好的流动性、吸附性、分散性及化学反应活性等。

超微粉碎的关键是方法和设备，中药超微粉碎的方法应符合下列要求。①产品极细，且粒径分布较窄。②粉碎工艺简单，自动化程度高。③产品纯度高，污染小。④产率高，能耗和生产成本低。⑤生产安全、可靠。

三、常用的粉碎设备的操作技术

（一）常规粉碎设备的操作技术

1. 锤击式粉碎机（榔头机）

其适用于粉碎干燥、性脆易碎的药物或作粗粉碎用。其主要由钢壳、钢锤、筛板及鼓风机等组成，见图3-1。

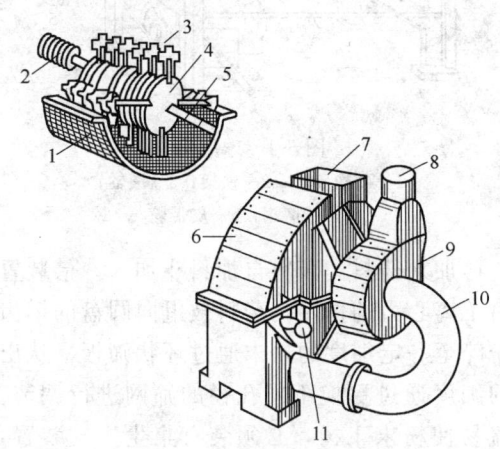

图3-1 锤击式粉碎机
1—筛板；2—皮带轮；3—钢锤；4—回转盘；
5—中心轴；6—铁壳；7—加料斗；8—排风管；9—鼓风机；10—吸入管；11—钢锤

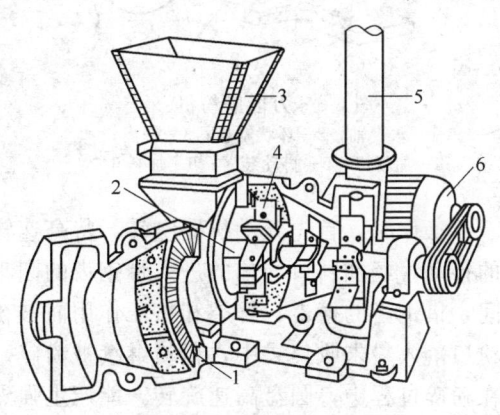

图3-2 柴田式粉碎机
1—机壳内壁钢齿；2—动力轴；3—加料斗；
4—打板；5—出粉风管；6—电动机

药物自加料口进入粉碎室，当回转盘高速旋转时，安装在其上的钢锤借离心力伸直挺立，对药物进行强烈的锤击。药物因受离心抛射经撞击而粉碎。达到一定细度的粉末自筛板分出，经吸入管、鼓风机及排风管进入集粉袋中，不能通过筛板的粗粉继续在粉碎室内粉碎，粉末细度以更换不同孔径的筛板进行调节。常用的转速：小型，1000~2500r/min；大型，500~800r/min。

2. 万能粉碎机（柴田式粉碎机）

在各类粉碎机中本机的粉碎能力最大，是中药厂中普遍应用的粉碎机。其适用于粉碎含黏软、油润、纤维性及坚硬等类的药物。其主要构造由机壳和装在动力轴上的甩盘、挡板及风扇等部件组成，见图3-2。

药料自加料口进入粉碎机，靠甩盘上的打板粉碎，经粉碎的药粉通过挡板，被风扇吹起自出粉口经输粉管吹入药粉沉降器，使粗、细粉分离。细粉由细粉出料器逸出至布袋收集，粗粉经回流管回到加料斗中重新粉碎。使用本机进行粉碎时，应控制温度在60℃以下。

3. 万能磨粉机

万能磨粉机是一种应用较广的粉碎机。其主要由两个带钢齿的圆盘及环状筛网组成。装于水平轴上的圆盘可以转动，另一个不动，盘上装有较多数目的钢齿，当两盘相合时，两盘钢齿交错排列，药料在钢齿间被粉碎，见图3-3。

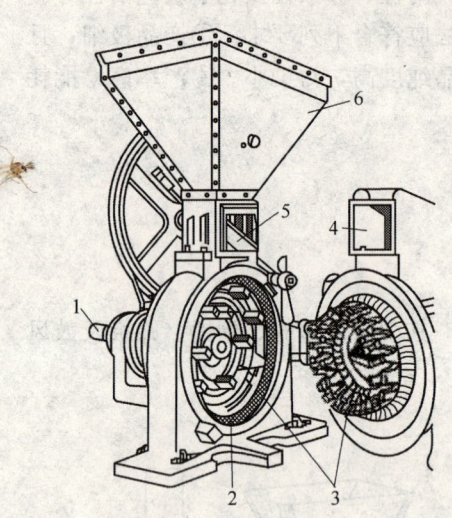

图3-3 万能磨粉机
1—水平轴；2—环状筛板；3—钢齿；
4—加料口；5—抖动装置；6—加料斗

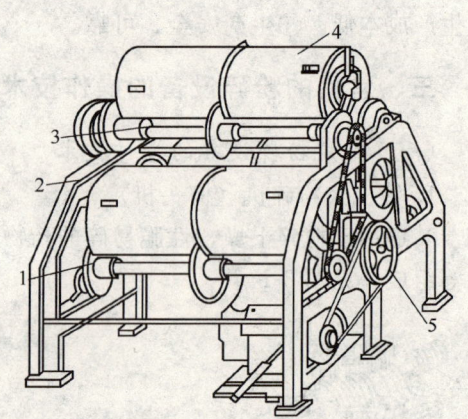

图3-4 球磨机
1—硬橡胶套；2—铁架；3—滚轴；
4—球磨罐；5—皮带轮

操作时，首先开动机器空转，待高速转动时，再加入药料。药料自加料斗加入，借装置的抖动，经加料口均匀的进入带钢齿的圆盘中，由于离心力的作用，药料被甩向圆盘的钢齿间，借钢齿的撞击、劈裂和挤压作用而被粉碎。粉碎至一定细度的粉末通过环状筛板，从出粉口落入粉末收集袋中，粗粉继续被粉碎。粉末的细度通过更换不同孔径的筛网进行调节。在粉碎过程中，圆盘高速旋转，能产生强烈的气流易使粉末飞扬，必须装有集尘排气装置，以保证安全和收集粉末。

4. 球磨机

球磨机适用于粉碎矿物药（如朱砂）、贝壳类药物（如珍珠）、易熔化的树脂类药物（如松香）、树胶类药物（如桃胶）、刺激性药物（如芦荟）、吸湿性较大的药物（如大黄浸膏）、细料药（如鹿茸）以及挥发性药物（如麝香）。其主要由圆形球罐和罐内大小不等的圆球组成。罐和球由钢、瓷或花岗岩石制成。球罐的轴固定在轴承上，见图3-4。

操作时将药物装入罐内密盖后，由电动机带动旋转，药物借圆球落下时的撞击劈裂作用及球与罐壁间、球与球之间的研磨作用而被粉碎。圆形球罐应有适宜的转速，以使罐内圆球沿罐壁运动至最高点而落下，达到最好的粉碎效果。

使圆球从最高位置以最大速度落下的圆形球罐转速的极限值，称为临界转速。可由下式求得：

$$n_{临} = \frac{42.3}{\sqrt{D}}$$

式中 $n_{临}$——临界转速，r/min；
D——圆形球罐的内径，m。

在实际工作中，球磨机的转速一般采用临界转速的70%～75%。

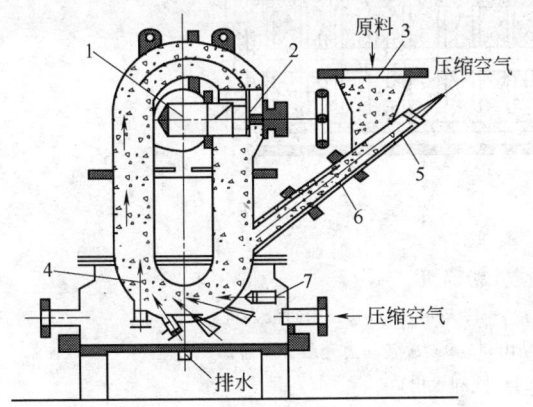

图 3-5 流能磨
1—出口；2—导叶（分级区）；3—加料斗；4—粉碎室；
5—推料喷嘴；6—文丘里喷嘴；7—研磨喷嘴

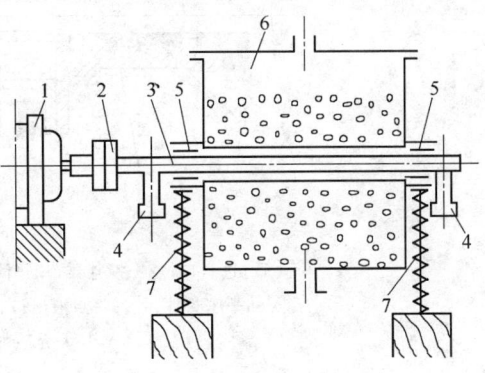

图 3-6 振动磨
1—电动机；2—挠性轴套；3—主轴；4—偏心重块；
5—轴承；6—筒体；7—弹簧

（二）常用超微粉碎设备的操作技术

1. 流能磨（气流粉碎机）

流能磨在粉碎的过程中，被粉碎的物料温度不升高，因此，常用于抗生素、酶、低熔点或其他热敏感的药物的粉碎。而且在粉碎的同时进行了分级，所以可得5μm以下均匀的微粉。见图3-5。

本机无活动部件，似空心轮胎，高压气流以170.6～2073.2kPa的压力自底部喷嘴引入，此时高压气流在下部膨胀变为高速或超音速气流在机内高速循环，待粉碎的药物由加料斗经送料器进入机内高速气流，药物在粉碎室内互相碰撞而被粉碎，并随气流上升到分级器，微粉由气流带入并进入收集袋中。粉碎室顶部的离心力使大而重的颗粒分层向下返回粉碎室。操作时要注意加料速度应一致，以免堵塞喷嘴。

2. 振动磨（振动球磨机）

其主要由筒体、激振器、支撑弹簧、研磨介质、驱动电机等组成。见图3-6。其槽形或管形筒体支撑于弹簧上，筒体中部有主轴，轴的两端有偏心块，主轴的轴承装在筒体上，并同电动机连接。

操作时，将药物和研磨介质装入筒体内，筒体高速旋转时，研磨介质在筒体内作高频振动、自转运动及旋转运动，使研磨介质之间、研磨介质与筒体内壁之间产生强烈的冲击、摩擦、剪切等作用，将药物磨细。

3. 搅拌磨

其是超微粉碎设备中能量利用率最高的一种粉碎设备。其实质是一种内部有动件的球磨机，靠内部动件带动研磨介质运动来对物料进行粉碎。常用的设备有削棒搅拌磨和卧式搅拌粉碎机。见图3-7，图3-8。

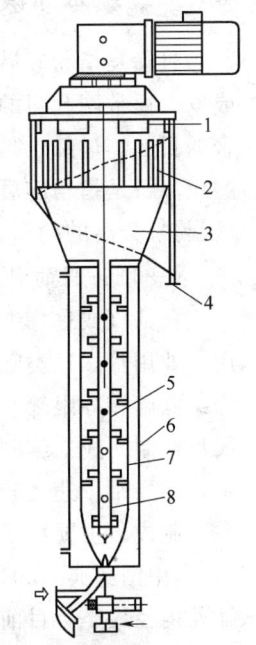

图 3-7 削棒搅拌磨
1—溢流口；2—叶轮；3—介质存放室；4—出料口；5—研磨室；6—夹套；7—研磨筒体；8—搅拌轴

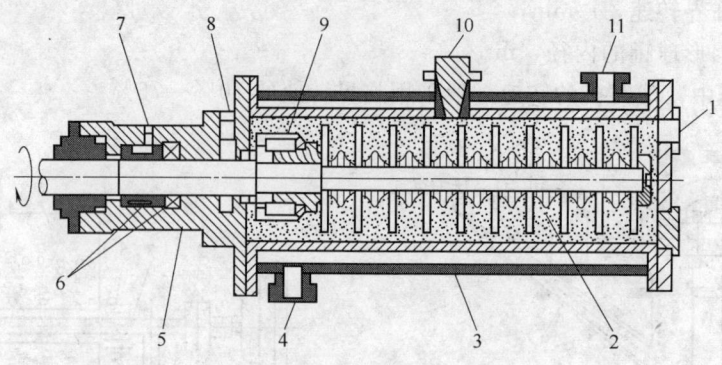

图 3-8 卧式搅拌粉碎机
1—进料口；2—搅拌器；3—筒体夹套；4—冷却水入口；5—密封液入口；
6—密封件；7—密封液出口；8—产品出口；9—旋转动力介质分离器；
10—介质加入孔；11—冷却水出口

操作时一般为湿法粉碎，物料从一端进入研磨筒体，然后在研磨筒体的各截面受到研磨介质的研磨及剪切作用而被粉碎，悬浮状的研磨物料经研磨介质分离装置从另一端排出。

第二节 过筛与离析技术

一、基本知识

过筛是指粉碎后的药料通过网孔性工具，使粗粉与细粉分离的操作。网孔性工具称为筛或罗。通常网孔粗的称为筛，网孔细的称为罗。粉碎后的药料过筛可以达到粉末分等级和混合的目的。过筛也是中药制剂生产中的基本单元操作之一。

离析是指粉碎后的药料借空气或液体（水）流动或旋转的力，使粗粉（重粉）与细粉（轻粉）分离的操作。

（一）药筛的种类与规格

药筛（或称标准筛）是指药典规定的全国统一用于药剂生产的筛。在实际生产中，也使用工业用筛，这类筛的选用，应与药筛标准相近，且不影响药剂质量。药筛按制法不同可分为编制筛和冲眼筛。编制筛的筛网由铜丝、铁丝、不锈钢丝等金属丝或尼龙丝、绢丝等非金属丝编制而成。编制筛在使用时筛线易于移位，故用金属丝编制的筛在其交叉处要压扁固定，主要用于速度较慢及手工操作的机械中。冲眼筛是在金属板上冲压出圆形或多角形的筛孔而制成。主要用于高速运转的粉碎机内的筛板及药丸的筛选。

《中国药典》2010年版规定了9种筛号，一号筛的筛孔内径最大，依次减小，九号筛的筛孔内径最小。目前工业上，习惯常以目数（即每英寸长度有多少孔）来表示筛号及粉末的粗细，筛号与筛目的关系见表3-1。

（二）粉末的分等

为了控制粉末的均匀度，《中国药典》2010年版规定了6种粉末规格。见表3-2。

（三）过筛的原则

（1）振动 振动时速度不宜过快，以使更多的粉末有落于筛孔的机会，但也不宜过慢，

表 3-1 《中国药典》筛号、工业筛目、筛孔内径对照表

筛 号	筛目/(孔/英寸)	筛孔内径/μm	筛 号	筛目/(孔/英寸)	筛孔内径/μm
一号筛	10	2000±70	六号筛	100	150±6.6
二号筛	24	850±29	七号筛	120	125±5.8
三号筛	50	355±13	八号筛	150	90±4.6
四号筛	65	250±9.9	九号筛	200	75±4.1
五号筛	80	180±7.6			

表 3-2 粉末的分等标准

等 级	分 等 标 准
最粗粉	能全部通过一号筛,但混有能通过三号筛不超过20%的粉末
粗粉	能全部通过二号筛,但混有能通过四号筛不超过40%的粉末
中粉	能全部通过四号筛,但混有能通过五号筛不超过60%的粉末
细粉	能全部通过五号筛,并含有能通过六号筛不少于95%的粉末
最细粉	能全部通过六号筛,并含有能通过七号筛不少于95%的粉末
极细粉	能全部通过八号筛,并含有能通过九号筛不少于95%的粉末

以增加过筛的效率。

(2) 粉末应干燥　粉末含水量较高时应充分干燥后再过筛。易吸潮的粉末应及时过筛或在干燥环境中过筛。富含油脂的药粉易结块而难于过筛,除应用串油法进行粉碎使其易于过筛外,也可先进行脱脂后再过筛。若含油脂不多时,先将其冷却再过筛。

(3) 粉层厚度　药筛内放入的粉末不易过多,使粉末有足够的空间移动而便于过筛。但粉层厚度不易太薄,否则会影响过筛效率。

(4) 要根据所需粉末细度,选用适当筛号的药筛。

(5) 细料药、毒剧药过筛时要密闭进行。

(6) 更换品种时,要清洗药筛。

二、常用的过筛与离析设备的操作技术

(一) 常用过筛设备的操作技术

1. 手摇筛

将编制筛网固定在圆形或长方形的金属或木框上制成。按照筛号大小依次叠成套。最粗号在顶上,其上面盖盖,最细号在底下,套在接受器上。其主要用于实验室和少量毒剧药、细料药、质轻的药或刺激性强的药粉的过筛。

2. 振动筛粉机(筛箱)

见图 3-9。操作时将药粉从加料斗加入,落入斜置于木箱中固定在木框上的筛子上,而木框固定在轴上,借电机带动使偏心轮作往复运动,从而使筛子往复振动,对药粉产生过筛作用。该机适用于无黏性的植物药、化学药、毒剧药、刺激性药及易风化或潮解的药物过筛。过筛后应放置一定时间,使细粉下沉后再开箱,防止粉尘飞扬。

3. 悬挂式偏重筛粉机

见图 3-10。将药筛悬挂于弓形铁架上,利用偏重轮转动而产生振动。操作时开启电动机,带动主轴,偏重轮即产生高速的旋转,由于偏重轮一侧有偏重铁,使两侧重量不

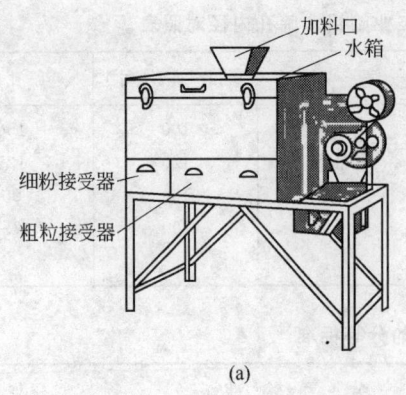
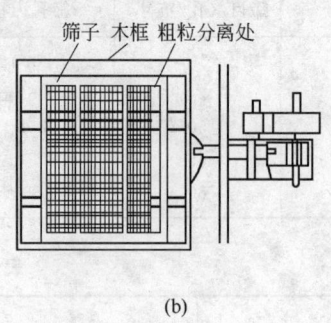

图 3-9 振动筛粉机
（a）振动筛粉机外形；（b）振动筛结构图

平衡而产生振动，故通过筛网的粉末很快落入接受器中。为防止筛孔堵塞，筛内装有毛刷，随时刷过筛网。偏重轮外有保护罩保护。为防止粉末飞扬，除加料口外，可将机器全部用布罩盖。当不能通过药筛的粗粉过多时，需停机取出，再开动机器重新工作。因此是间歇操作。本机适用于矿物药、化学药品或无显著黏性药粉的过筛。

4. 电磁簸动筛粉机

见图 3-11。利用较高频率与较小振幅造成簸动。使药粉在筛网上跳动而分离，易于通过筛网，提高过筛效率。此机适用于黏性较强的药粉过筛。

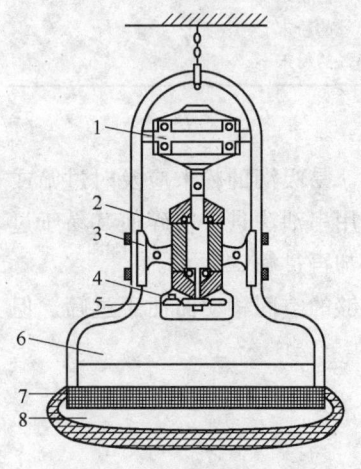

图 3-10 悬挂式偏重筛粉机
1—电动机；2—主轴；3—轴座；4—保护罩；5—偏重轮；6—加粉口；7—筛子；8—接受器

（二）常用离析设备的操作技术

1. 旋风分离器

旋风分离器是利用离心力分离气体中细粉的设备。见图3-12。含细粉气体以很大的速度沿入口管的切线进入旋风分离器中，沿器壁成螺旋形运动。细粉受到的离心力大，被抛向外周，与器壁撞击后，失去动能而沉降下来，由出粉口落入收集袋里。分离干净后的气体从中心的出口管排出，其分离效率大约为 70%～90%。

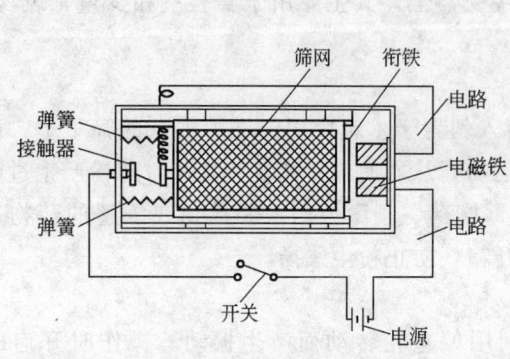
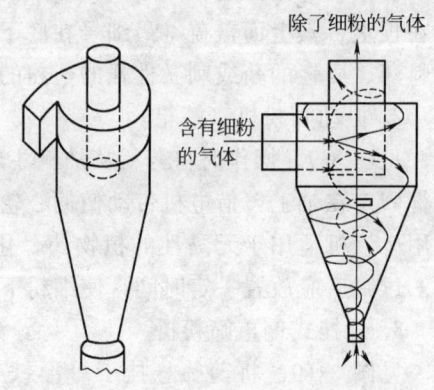

图 3-11 电磁簸动筛粉机　　　　　　　　图 3-12 旋风分离器

2. 袋滤器

袋滤器是进一步分离气体与细粉的装置,见图 3-13。袋滤器在外壳内安装有多个长为 2~3.5m,直径为 0.15~0.2m 用棉或毛织品制成的滤袋。各袋平行排列,其下端紧套在花板的短管上,其上端钩在可以颤动的框架上。

实际生产中常用简易滤袋。其上端紧套在旋风分离器出风管的分管上,下端留口并扎紧。当含有微粒的气体从滤袋一端进入滤袋后,空气可透过滤袋,而微粒被截留在袋内,一定时间后清扫滤袋,收集极细粉。其分离效率可达 94%~97%,甚至高达 99%,并能截留直径小于 $1\mu m$ 的细粉。它的缺点是滤布磨损和被堵塞较快,不适用于高温潮湿的气流。如使用棉织品,气流温度不得超过 65℃;用毛织品,气流温度不宜超过 60℃。

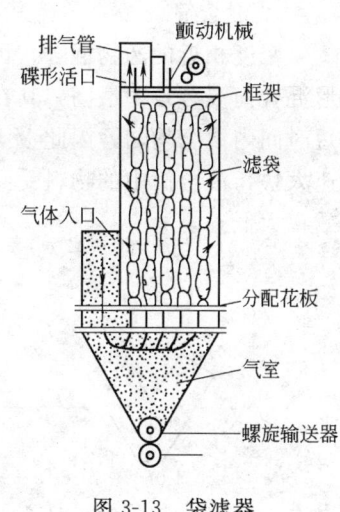

图 3-13 袋滤器

目前,实际生产中常将粉碎机和旋风分离器与袋滤器串联组合起来,成为药物粉碎、分离的整体设备。

第三节 混合技术

一、混合的影响因素

(一) 组成药物的比例量

(1) 处方中药物的比例量相等或相近时,易于混合均匀,采用一般的混合方法即可。

(2) 处方中药物的比例量相差悬殊时,不易混合均匀。可采用"等量递增法"进行混合。其方法是:取处方中量小的药物,加入与其等量的量大的药物混合均匀,再加入与混合物等量的量大的药物混合均匀,如此等量递增至量大的药物全部加完。

(二) 组成药物的色泽差异

处方中药物的色泽相差悬殊时,应采用打底套色法进行混合。其方法是:取处方中少量色浅的药物放入混合器械中饱和器械后,加入有色的药物,再按等量递增法加入色浅的药物,直到全部混合均匀为止。

(三) 组成药物的相对密度

处方中药物的相对密度相差悬殊时,应先加入密度小(轻)的药物,再加入密度大(重)的药物进行混合。

(四) 其他

处方中药物的性质(如含水量、黏附性等),混合的时间都会影响混合的均匀度。

二、混合的操作技术

(一) 搅拌混合

少量药物混合时,可在适当的容器中,反复搅拌使药物混合均匀。大工业生产中可使用混合筒或混合机,经过一定时间的搅拌,使药物混合均匀。

1. 混合筒

密度相近的药物混合，可采用混合筒进行混合。混合筒有各种形状，见图 3-14。其中 V 形混合筒混合效率最高，其在混合过程中不断将药粉一分为二，又不断合二为一，使药粉在短时间内混合均匀，因此 V 形混合筒应用非常广泛。使用混合筒时要注意控制转速，如转速太快，混合筒中的物料受到离心力的作用，紧贴器壁而使混合效果降低；转速太慢，混合效率太低。

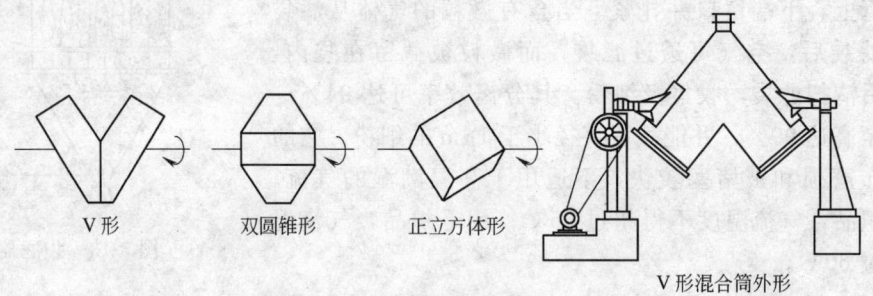

图 3-14 各种形式的混合筒

2. 槽型混合机

槽型混合机主要部位为混合槽，槽上有盖，槽内装有"∽"形与旋转方向成一定角度的搅拌桨，槽可绕水平轴转动，以便卸出槽内药物。见图 3-15。槽型混合机除可用于各种药粉的混合外，还可用于冲剂、片剂、丸剂、软膏等团块的混合和捏合。

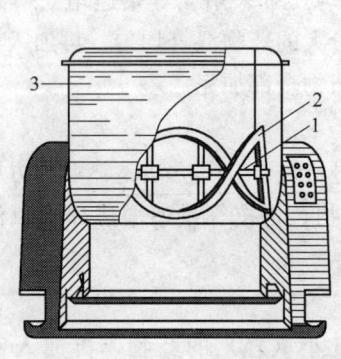

图 3-15 槽形混合机
1—固定轴；2—搅拌桨；
3—混合槽

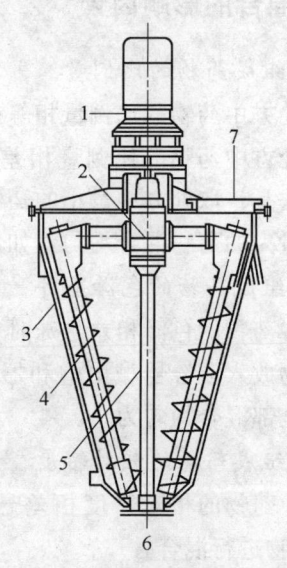

图 3-16 双螺旋锥形混合机
1—减速机；2—转臂传动系统；3—锥形筒体；
4—螺旋杆部件；5—拉杆部件；6—出料口
（底阀）；7—加料口（视窗）

3. 双螺旋锥形混合机

双螺旋锥形混合机由锥形筒体、螺旋桨、摆动臂和传动部件等组成，见图 3-16。螺旋桨在容器内既有自转又有公转。混合时双螺旋桨将物料自下而上提升，又在公转的作用下在全部容器内产生旋涡,并上下循环运动,使物料在较短时间内混合均匀。

4. 回转圆盘形混合机

如图 3-17。被混合的两种固体加到高速旋转的圆盘（3,5）上,由于离心力的作用,粒子被散开,在散开的过程中粒子相互混合。混合后的粒子由出料口（8）排出。回转圆盘的转速为 1500～5400r/min,处理量随回转圆盘的大小而定。此种混合机处理量较大,可连续操作,混合时间短,混合程度与加料是否均匀有关,一般物料的加入可通过加料器以调节流量。

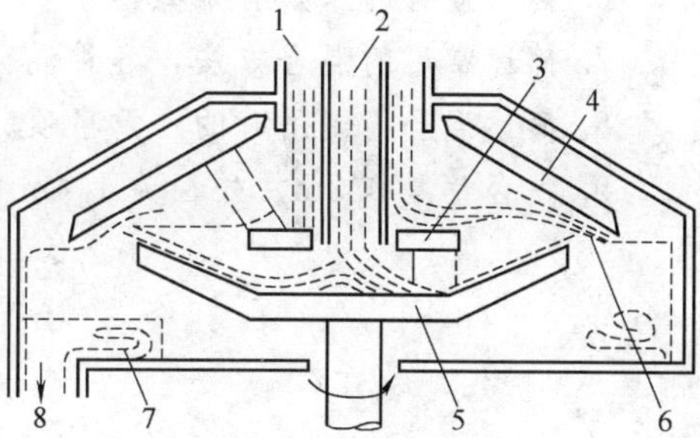

图 3-17　回转圆盘形混合机
1,2—加料口；3—圆盘；4—上锥形板；
5—下部圆盘；6—粒子混合区；
7—出料挡板；8—出料口

（二）研磨混合

将药物的粉末在容器内研磨混合,适用于结晶性药物,不适宜具吸湿性和爆炸性药物的混合。小量药物在乳钵中混合,工业大生产常用电动乳钵、球磨机等研磨粉碎的机械。

（三）过筛混合

将药物初步混合后,根据药粉的细度选择适宜的药筛,通过反复过筛的方法混合均匀。要注意的是对于密度相差悬殊的药粉,过筛后必须加以搅拌才能混合均匀。

实　训

（一）实训目的

1. 掌握药料粉碎、过筛、混合的常用方法,各种方法的适用范围。
2. 掌握药料粉碎、过筛、混合的常用机械,各种机械的主要结构、操作技术、操作时的注意事项。

（二）实训地点

实训车间或实习工厂。

（三）实训内容

1. 学习并掌握锤击式粉碎机、万能粉碎机、万能磨粉机、球磨机、手摇筛、各种混合筒、槽形混合机的构造、操作技术、操作时的注意事项。
2. 学习并掌握上述各种设备的清洗方法。
3. 练习用球磨机粉碎朱砂。

思　考　题

1. 常用的粉碎方法有哪些？
2. 简述常用粉碎设备的操作技术。
3. 粉碎的原则有哪些？
4. 过筛的原则有哪些？
5. 简述常用的过筛与离析设备的操作技术。

6. 药物混合的原则有哪些？
7. 简述常用的混合方法，各种混合器械的操作技术。
8. 简述混合筒使用时的注意事项。
9. 一台壁厚 0.2m、外径为 1.4m 的球磨机，实际生产中应控制其转速为多少？

第四章 浸提技术

第一节 常用浸提技术

一、浸出过程与影响因素

(一)浸出过程

利用溶剂将有效成分自植物药材中浸出是一个复杂的过程。浸提时,当浸出溶剂加入到药材中时,溶剂首先附着于药材表面使之润湿,然后渗入细胞内。溶剂渗入细胞中后可溶性成分逐渐溶解。细胞内外出现较高的浓度差和渗透压差。由于浓度差的关系,细胞内高浓度的溶液扩散到细胞外,细胞外低浓度的溶剂进入细胞内,不断将细胞中的有效成分浸出。

(二)影响浸提的因素

(1) 药材粉末的粒度　粉碎需要适当的限度。

(2) 温度　温度升高,有利浸出过程。但温度升高必须控制在药材有效成分不被破坏的范围内,浸出过程中,要根据药材性质适度控制温度。

(3) 时间　在扩散达到平衡前,浸出时间与浸出量成正比;在扩散达到平衡后,时间不起作用。另外,长时间浸出,无效物质也会大量浸出。

(4) 浓度差　细胞内外溶液的浓度差越大,越有利于提高浸出效率。在浸出过程中不断搅拌或经常更换新鲜溶剂或采取流动溶剂的渗漉法就是为了增大扩散层中有效成分的浓度差,以提高浸提效果的有效措施。

(5) 压力　当药材组织坚实,施加操作压力有利于浸润过程,对组织松软、容易润湿的药材加大压力对浸出的影响则不大。

(6) 新技术的运用　近年来随着新技术的不断推广,加速了浸出过程,且有利于制剂质量提高。如用胶体磨浸取颠茄和曼陀罗以制备酊剂,可使浸出在几分钟内完成;用超声波浸提颠茄叶中的生物碱,使原来由渗漉法48h缩短至3h。其他强化浸取的方法如流化浸取、电磁场下浸取、脉冲浸取等也得到了较好的效果。

二、浸出方法

(一)煎煮法

煎煮法是将药材加水煎煮取汁的方法。

药材:粗粉;煎器:陶瓷或不锈钢;浸泡时间:15～30min;火候:沸前用武火,沸后用文火;浸出时间:第一次为1～2h,第二次为0.5～1h;浸出次数:2～3次。

质地较硬及有效成分难于浸出的药材,煎煮次数可以酌情增加。连续生产同一品种可采取套煎的方法,即把最后一次煎出液作为下一批药材第一次煎煮时用水,以缩短浓缩时间。煎煮容器应不与药材内所含成分起化学反应。目前中药制剂生产中通常使用封闭式煎煮器及多功能中药提取罐。

适用范围:有效成分能溶于水且对热较稳定的药材。

特点：方法简单；对一些有效成分不清楚的中药材或方剂进行剂型改革时，常用本法；浸出液杂质多，纯化麻烦；不适宜含挥发性或对热不稳定的成分。

（二）浸渍法

浸渍法是将药材用适当的溶剂在常温或温热条件下浸泡，浸出有效成分的一种方法。

浸渍法按提取的温度和浸渍次数可分为：冷浸渍法、热浸渍法。

冷浸渍法：是在室温下进行的操作，故又称常温浸渍法。此法可直接制得药酒、酊剂。若将滤液浓缩，可进一步制备流浸膏、浸膏、片剂、冲剂等。

热浸渍法：是将药材饮片或碎块置于特制的罐中，加定量的溶剂（如白酒或稀醇），水浴或蒸汽加热，进行浸渍，以缩短浸提时间的操作方法。制备药酒时可用此法。由于浸渍温度高于室温，故浸出液冷却后有沉淀析出，应分离除去。

浸渍法适用于黏性药物、无组织结构的药材、新鲜及易于膨胀的药材、价格低廉的芳香性药材；不适于贵重药材、毒性药材及高浓度的制剂。因为溶剂的用量大，且呈静止状态，溶剂的利用率较低，有效成分浸出不完全。

另外，浸渍法所需时间较长，不宜用水做溶剂，通常用不同浓度的乙醇或白酒，故浸渍过程应密闭，防止溶剂的挥发损失。

根据药材性质不同，药材浸渍温度和时间及次数也不同。药酒浸渍时间较长，在常温浸渍多在14天以上；热浸渍（40~60℃）时间可缩短，一般为3~7天。药材中有效成分对热不稳定的不能用热浸渍法，且此法制得的浸出液放冷后易析出沉淀，需进一步沉降处理以保证制剂质量。

（三）渗漉法

渗漉法是将药材粗粉置于渗漉器内，将溶剂连续地从渗漉器的上部加入，令渗漉液不断地从下部流出，从而浸出药材中有效成分的一种方法。所得的浸出液叫渗漉液。它的优点是在浸出过程中能始终保持良好的浓度差，使扩散能较好自动连续进行。故浸出效果优于浸渍法，且溶剂用量较少，而且省略了浸出液与药渣分离的操作。

渗漉法属于动态浸出，溶剂的利用率高，有效成分浸出完全。故适用于贵重药材、毒性药材及高浓度制剂；也可用于有效成分含量较低的药材的提取。但对新鲜的易膨胀的药材、无组织结构的药材不宜选用。渗漉法不经滤过处理可直接收集渗漉液。因渗漉过程所需时间较长，不宜用水做溶剂，通常用不同浓度的乙醇或白酒。

加压渗漉法：加压渗漉法可使溶剂及浸出液较快通过粉柱，使渗漉顺利进行，有利于有效成分的浸出，总提取液浓度大，溶剂耗量少，对于浓缩及回收溶剂等更为有利。

逆流渗漉法：逆流渗漉法是药材与溶剂在浸出容器中，沿相反方向运动，连续而充分地进行接触提取的一种方法。

（四）回流提取法

回流提取法是指乙醇等易挥发的有机溶剂提取药材成分，将浸出液加热蒸馏，其中挥发性溶剂馏出后又被冷凝，重复流回浸出器中浸提药材，这样周而复始，直至有效成分回流提取完全的方法。

（五）水蒸气蒸馏法

水蒸气蒸馏法适用于具有挥发性，能随水蒸气蒸馏而不被破坏，与水不发生反应，又难溶或不溶于水的化学成分的提取、分离，如挥发油的提取。

水蒸气蒸馏法分为：共水蒸馏法（即直接加热法）、通水蒸气蒸馏法及水上蒸馏法三种。

为提高馏出液的纯度或浓度，一般需进行重蒸馏，收集重蒸馏液。但蒸馏次数不宜过多，以免挥发油中某些成分氧化或分解。

第二节 现代浸提技术

一、超声波提取技术

超声波指频率高于 20kHz、人的听觉阈以外的声波。超声提取是利用超声波具有的机械效应、空化效应及热效应，通过增大介质分子的运动速度，增大介质的穿透力以提取中药有效成分的方法。超声波提取的特点如下。

（1）超声提取时不需加热，避免了中药常规煎煮法、回流法长时间加热对有效成分的不良影响，适用于对热不稳定物质的提取；同时由于其不需加热，因而也节省了能源。

（2）超声提取提高了药物有效成分的提取率，节省了原料药材，有利于中药资源的充分利用，提高了经济效益。溶剂用量少，节约溶剂。

（3）超声提取是一个物理过程，在整个浸提过程中无化学反应发生，不影响大多数药物有效成分的生理活性。

（4）提取物有效成分含量高，有利于进一步精制。

二、微波提取技术

微波是波长介于 1mm～1m（频率介于 3×10^6～3×10^9 Hz）的电磁波，微波可使药材细胞内部的压力增大。当内部压力超过细胞壁可承受的能力时，细胞壁破裂，于是位于细胞内的有效成分自由流出，进入提取溶剂而被溶解。过滤除去残渣，即可达到萃取的目的。

用溶剂提取天然植物有效成分常用浸渍法、渗漉法、回流提取法及连续回流提取法等，从原理上来讲均可以加入微波进行辅助提取，使之成为高效提取方法。

由于微波提取可对体系中的一种或几种组分进行选择性加热，故可使目标组分直接从基体分离，而周围的环境温度却不受影响。微波提取和其他提取方法比较，微波提取具有以下特点。

（1）微波辅助提取是里外同时加热。没有高温热源，使提取质量大大提高，可有效地保护食品、药品以及其他化工物料中的功能成分。

（2）由于微波可以穿透式加热，故提取的时间大大节省。

（3）提取效率高，同样的原料用常规方法需两三次提净，在微波场下可一次提净，大大简化了工艺流程。

（4）微波提取物纯度高，可水提、醇提，适用性广。

（5）提取温度低，不易糊化，分离容易，后处理方便，节省能源。

（6）溶剂用量少（较常规方法少 50%～90%）。

（7）生产线组成简单，节省投资，适于我国各类大、中、小企业的食品和制药工程。

三、生物酶解提取技术

中药生物酶解提取技术是在传统的溶剂提取方法的基础上，根据植物药材细胞壁的构成，利用酶反应所具有的高度专一性等特点，选择相应的酶，将细胞壁的组成成分水解或降解，破坏细胞壁结构，使有效成分充分暴露出来，溶解、混悬或胶溶于溶剂中，从而达到提取细胞内有效成分的目的的一种新型提取方法。由于植物提取过程中的屏障———细胞壁被破坏，因而酶解法提取有利于提高有效成分的提取率。常见的可用于植物细胞破壁的酶有纤维素酶、半纤维素酶、果胶酶以及多酶复合体等。

此外，许多中药材含有蛋白质，采用常规提取法，在煎煮过程中，药材中的蛋白质遇热凝固，影响了有效成分的煎出。应用能够分解蛋白质的酶，如食用木瓜蛋白酶等，将药材中的蛋白质分解，可提高有效物质的提取率。

中药水提液常含有淀粉、蛋白质、果胶、黏液质等杂质，这些成分的存在往往使提取液呈混悬状态，并影响提取液的滤过速度。常用的除杂方法有离心法、澄清剂法、醇沉法、大孔树脂吸附法、离子交换法、微孔滤膜滤过法及超滤法等。而酶法除杂质是一新型的中药分离精制方法和思路。根据药物提取液中杂质的种类、性质，针对性地采用相应的酶将它们分解或除去，以改善液体制剂的澄清（明）度，提高制剂的稳定性。酶反应所具有的高度专一性，决定了酶解方法除杂的高效性。

思 考 题

1. 影响浸提的因素有哪些？
2. 常用的浸提方法有哪些？简述各种方法的适用范围。
3. 各种浸提方法的操作技术要求。
4. 简述超声波提取技术、微波提取技术及生物酶解提取技术的特点。

第五章 分离纯化技术

第一节 固液分离技术

一、沉降法

此法适用于粗悬浮体系,当物料中含有大量固体物质,且固体物质和液体的相对密度相差悬殊时,可在沉降器中进行,但不适用于分离悬浮在液体中不易沉降的细颗粒及混浊溶液。

二、过滤法

过滤是指将固体和液体的混合物强制通过多孔性介质,使固体沉积或截留在多孔介质上,液体通过过滤介质,从而使固体与液体得到分离的操作。通常,将过滤用多孔材料称过滤介质或滤材;待过滤的液体(混悬液)称滤浆或料浆;截留于过滤介质上的固体称为滤饼或滤渣;通过过滤介质的液体称为滤液。

(一)过滤速度与影响因素

过滤效果主要取决于过滤速度,影响过滤速度的因素有:滤器的面积;滤渣层和滤材的阻力;滤液的黏度;滤器两侧的压力差。

有时在过滤胶状的滤浆时,可在滤布面上铺上助滤剂,防止孔道阻塞。

(二)过滤介质(滤材)

过滤介质又称滤材,是用于支撑滤饼、阻留颗粒的一些材料的总称。理论上对滤材的要求是:①滤材应是一种惰性物质;②最大限度的滤过液体和阻留颗粒;③有一定的机械强度,能耐受过滤时的压力;④不吸附或很少吸附溶质。常用的过滤介质如下。

(1)织物介质 精制棉及帆布、玻璃纤维及玻璃纤维织物(耐强酸,但不耐强碱)、石棉纤维及石棉板滤材(适用于酸、碱及其他有腐蚀性的药液的过滤)、绢绸等丝织物(能耐稀酸,不耐碱)、合成纤维滤材(具有较强的耐酸、耐碱性和机械强度)。

(2)粒状介质 石砾、细沙、玻璃碴、骨炭、木炭、白陶土。

(3)多孔介质 滤纸、垂熔玻璃滤器、微孔滤膜等。

(三)滤器的种类

1. 常压过滤的滤器

常用的是玻璃、搪瓷、金属制的漏斗。金属制漏斗也可制成夹层的保温漏斗,夹层中可充水加热,以适应黏稠的液体。

2. 减压过滤的滤器

常用的是瓷制布氏滤器、拖氏滤器,也可将垂熔玻璃滤器及各种滤柱与带下口的抽气瓶连续进行过滤,常用于注射液、滴眼液的过滤(图5-1)。

(1)小型(盘形)加压过滤器 系由上下两片浅弧形的盖、底构成,可由金属或塑料制成,上盖连有进液管、放气阀连接管,下底中部有药液出口,两滤片中有一网架,供

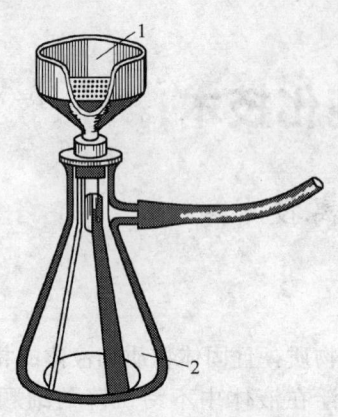
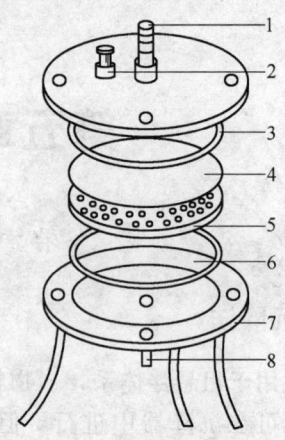

图 5-1 布氏漏斗过滤装置
1—布氏漏斗；2—抽气瓶

图 5-2 盘形膜滤器
1—药液入口；2—放气阀；3—板盖垫圈；
4—微孔滤膜；5—多孔筛板；6—底盘圈；
7—滤器底盘；8—药液出口

支撑滤材用。上下两片滤片借螺丝固定成一完整的滤器，可用石棉板或微孔滤膜作滤材（图5-2）。

（2）板框式压滤机 板框式压滤机（图5-3、图5-4）是一种在加压下间隙操作的过滤设备，适用于过滤黏性大、颗粒较小及滤饼可压缩的各类难过滤的物料，特别适用于含有少量固体的悬浮液。还可用于过滤温度较高（100℃或更高）的液体或接近饱和的溶液。

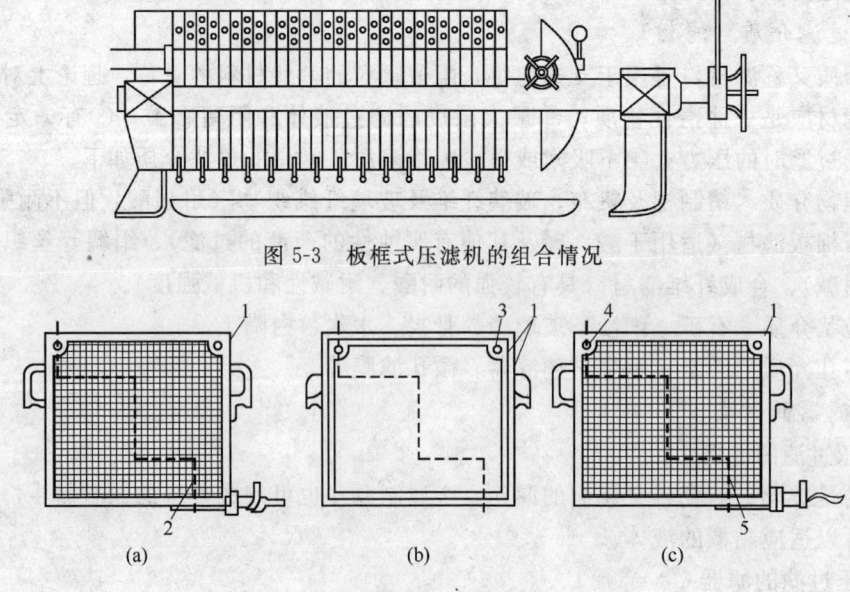

图 5-3 板框式压滤机的组合情况

图 5-4 滤框和滤板的构造与操作情况
1—钮；2—滤液和洗涤液流出处；3—进料孔道；
4—洗涤液孔道；5—滤液流出处

（3）叶滤机 是以多片滤叶组合而成。滤叶的构造是在坚固的金属网上罩以滤布，叶的一端有短管，供滤液流出，同时可作悬挂滤液之用，过滤时将滤液置于密闭壳中，滤浆自周围包裹滤叶，滤液透过滤布金属网，经排出管自滤液汇集管流出，滤渣则积于滤布上成为滤饼。所用滤布，除棉织和毛织的外，现在多用金属丝织成，耐滤液的化学腐蚀（图5-5）。

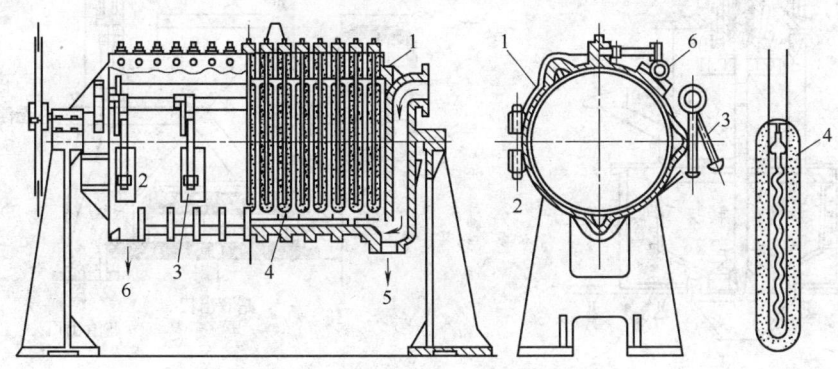

图 5-5　加压叶滤机
1—外壳上半部；2—外壳下半部；3—活节螺钉；4—滤叶；
5—滤液排出管；6—滤液汇集管

三、离心分离

离心分离法是利用混合液中不同物质密度差来分离料液的一种方法。离心分离的力为离心力，沉降分离的力为重力。下面介绍几种常用的离心机。

（1）三足式离心机　适用于悬浮液中固体和液体的分离（图5-6）。借高速旋转产生的离心力，使滤液中固体被截留在滤布上，滤液通过滤布在外壳中收集，使固体与液体得到分离。此机的缺点是：生产效率低，劳动强度大。

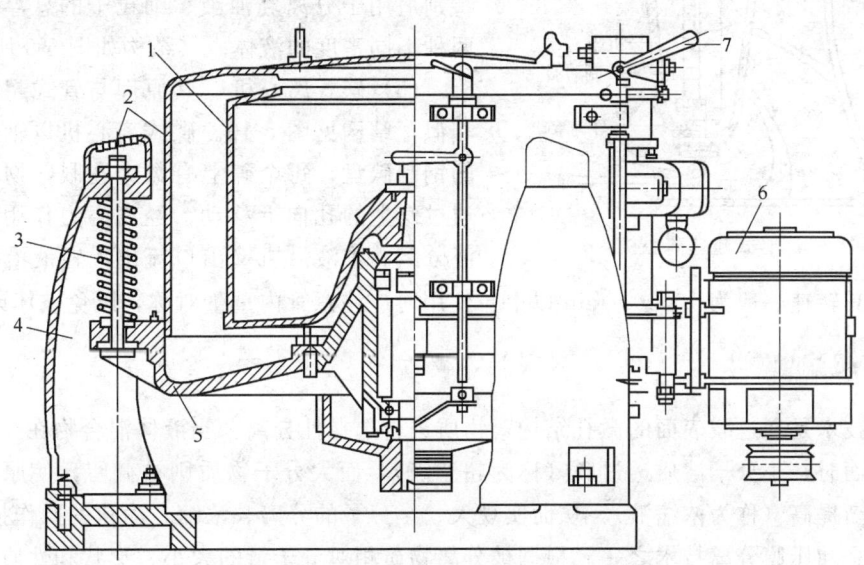

图 5-6　三足式离心机
1—转鼓；2—外壳；3—直立牵引杆；4—支柱；
5—机座；6—电动机；7—制动器

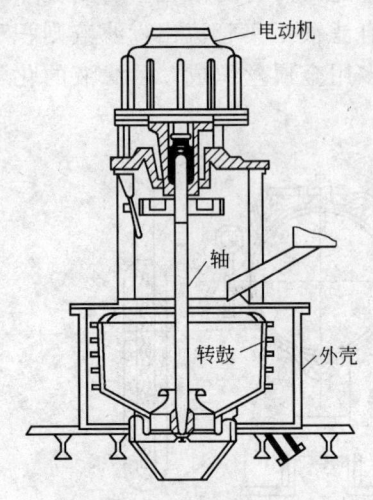

图 5-7 上悬式离心机

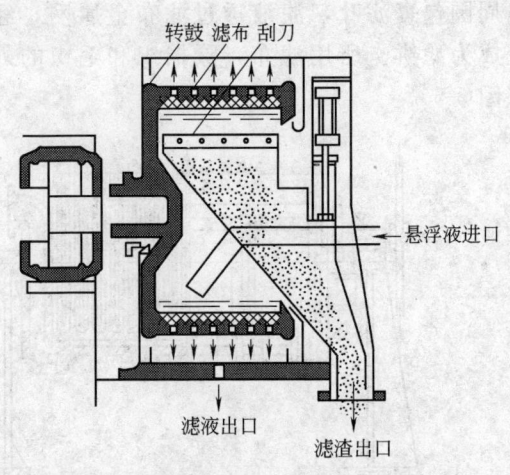

图 5-8 卧式自动离心机

(2) 上悬式离心机 该离心机的原理和适用范围同三足离心机,其转鼓为上置的电动机所带动(图 5-7)。

(3) 卧式自动离心机 卧式离心机的种类较多,性能及外形各异。图 5-8 所示为其中的一种。这种类型的离心机加料和卸料都是自动进行的,无需停车或降低转鼓的转速。

(4) 管式超速离心机 管式超速离心机的转速可达 8000~50000r/min,是具有很高分离效果的离心机,能分离一般离心机难以分离的物料,特别适用于分离乳浊液、细粒子的悬浮液或分离两种不同密度的液体。其结构如图 5-9 所示。

(5) 碟式离心机 其原理与管式超速离心机相似,结构见图 5-10。碟式离心机以轴带动复叠的钢制碟盘,每个碟上有数个孔眼,物料从下面通过碟上的孔向上移动,经离心力作用将轻、重液分离。重液沿机壁出口流出,轻液沿内侧的出

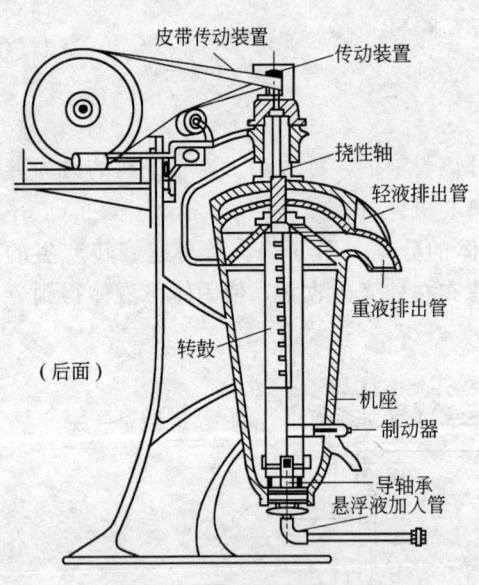

图 5-9 管式超速离心机

口流出。其转速一般为 10000r/min 以上,使用时应注意管内重量对称,以免破坏设备。

四、超滤

超滤技术是通过膜表面的微孔结构对物质进行选择性分离。当液体混合物在一定压力下流经膜表面时,小分子溶质透过膜(称为超滤液),而大分子物质则被截留,使原液中大分子浓度逐渐提高(称为浓缩液),从而实现大、小分子的分离、浓缩、净化的操作技术。

超滤是加压膜分离技术之一。根据被分离物质相对分子量的大小、形状和性质不同,在一定的压力差(外源氮或真空泵压)下,使小分子能够通过具有一定孔径的特制薄膜,限额以上的大分子被膜阻留,使大小不同的物质得以分离。根据所加的操作压和所有膜平均孔径不同,可分为三种。

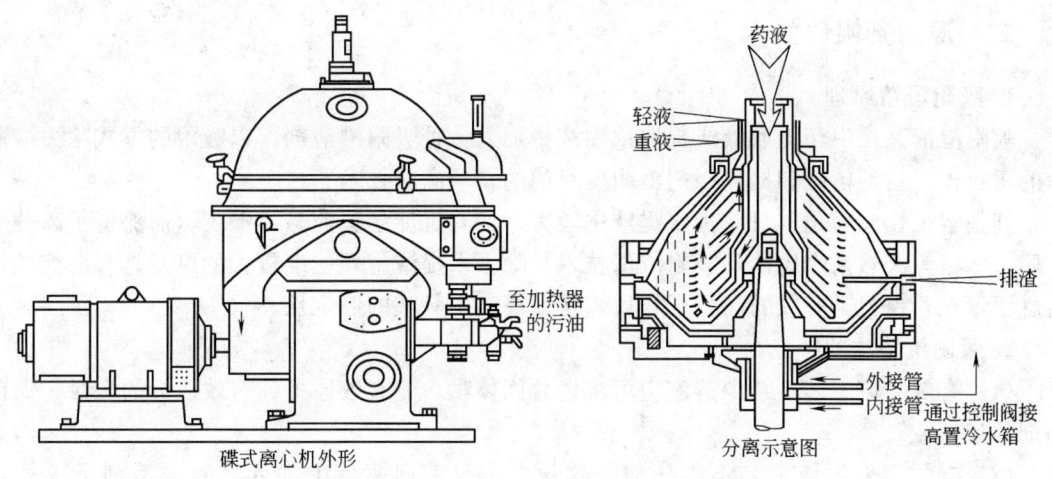

图 5-10　碟式离心机

（1）微孔过滤　操作压在 34.47kPa 以下，膜平均孔径为 50nm～14μm，用于分离大颗粒。

（2）超滤　操作压为 34.47～689.47kPa，膜平均孔径为 5～10nm，用于分离较大分子溶质。

（3）反渗透超滤　操作压为 3.45～13.79MPa，膜平均孔径最小，一般小于 1nm，用于分离小分子溶质。

第二节　现代分离纯化技术

一、分子蒸馏技术

1. 分子蒸馏基本原理

根据分子运动理论，液体混合物的分子受热后运动会加剧，当接受到足够能量时，就会从液面逸出成为气相分子。随着液面上方气相分子的增加，有一部分气体就会返回液体。在外界条件保持恒定情况下，最终会达到分子运动的动态平衡，从宏观上看，达到了平衡。

分子蒸馏的分离技术就是依据液体分子受热会从液面逸出，而不同种类分子逸出后，在气相中其运动平均自由程不同这一性质来实现的。

2. 分子蒸馏技术的特点

（1）操作温度低　分子蒸馏中蒸气分子一旦由液相中逸出（挥发），就可实现分离，而并非达到沸腾状态。因此，分子蒸馏是在远离沸点下进行操作的。分子蒸馏的实际操作温度比常规真空蒸馏低得多，一般可低 50～100℃。

（2）蒸馏压强低　分子蒸馏真空度可达 0.1～100Pa（0.001～1mbar）。

（3）受热时间短。

（4）分离程度及产品收率高。

分子蒸馏常常用来分离常规蒸馏难以分离的物质，然而就此两种方法均能分离的物质而言，分子蒸馏的分离程度更高。

二、澄清剂吸附技术

1. 吸附澄清原理

吸附澄清是在中药提取液或提取浓缩液中加入一种吸附澄清剂，以吸附的方式除去溶液中的粗粒子，达到精制和提高制剂澄明度目的的一项高新技术。

其基本工作原理是：只除去水提液中较大、具有沉淀趋势的悬浮颗粒，而保留了高分子物质、多糖等天然亲水胶体。吸附澄清技术只除去水提液中颗粒度较大的以及具有沉淀趋势的悬浮颗粒，保留了有效的高分子物质，从而提高了药液的稳定性。

2. 吸附澄清法的特点

（1）有效 该工艺不减少溶液中可溶性总固体物，能有效地提高有效成分的含量，保证制剂的疗效。

（2）方便 采用该工艺不需任何特殊设备，只需向药液中加入吸附澄清剂予以处理即可。

（3）成本低 吸附澄清剂成本低廉。

（4）稳定性好 由于保留了高分子物质、多糖等天然亲水胶体，使之对疏水胶体起到保护作用，提高了制剂稳定性。

3. 常用的吸附澄清剂以及应用

（1）壳聚糖 是节肢动物虾蟹壳经稀酸处理后得到的物质，属天然阳离子絮凝剂，为白色或灰白色，不溶于水和碱溶液，可溶于大多数稀酸、醋酸、苯甲酸等，无毒无味，可生物降解，不会造成二次污染。在工业生产中，可用作新辅料，如膜剂材料、口服缓释制剂中可直接粉末压片、湿式颗粒压片及缓释颗粒等，控制药物的释放。

（2）101果汁澄清剂 101果汁澄清剂是一种新型的食用果汁澄清剂（主要成分是变性淀粉），来源于食用级原料，为水溶性胶状物质。其澄清原理是通过吸附与聚凝双重作用，使药液中大分子杂质快速聚凝沉淀，上清液与渣滓分离，从而达到澄清的目的。101果汁澄清剂主要用于去除中草药药液中蛋白质、鞣质、色素及果胶等大分子不稳定性杂质。因其属于水溶性胶状物质，故在水中分散的速度较慢，一般应先配成5%水溶液使用。中药提取液添加量一般为2%~20%。由于其本身可随沉淀物一同沉降而被弃去，故不会在药液中引入新的物质。

（3）ZTC1+1天然澄清剂 ZTC1+1天然澄清剂是一种新型的食品添加剂，由A、B两组分组成。其澄清原理是第一组分加入后，在不同的可溶性大分子之间"架桥"连接，使分子迅速增大。第二组分在第一组分所形成的复合物的基础上再"架桥"，使絮状物尽快形成沉淀以便除去。通常第二组分的加入量为第一组分的一半，才可以保证第二组分的作用完全，并在溶液中不残留。

思 考 题

1. 试述过滤种类及常用设备，滤材与助滤剂、滤器、离心分离及超滤的基本原理及设备，过滤的原理及影响过滤的因素。

2. 简述分子蒸馏技术的原理及特点。

第六章 浓缩干燥技术

第一节 浓缩技术

一、蒸发

蒸发是溶液浓缩的基本单元操作。它采用加热的方法，使溶有不挥发性溶质的溶液沸腾，其中的部分溶剂被气化除去，溶液得到浓缩。

蒸发操作可分为沸腾蒸发与自然蒸发两种。沸腾蒸发时，溶液中的溶剂是在沸腾条件下气化。自然蒸发时，溶剂在低于沸点的情况下气化。由于沸腾蒸发的速率远比自然蒸发速度快，因此生产中多采用沸腾蒸发。常用的蒸发方法与器械如下。

（一）减压蒸发与器械

减压蒸发是使蒸发器内形成一定的真空度，将溶液的沸点降低，进行沸腾蒸发操作。减压蒸发能防止或减少热敏性物质的分解，强化蒸发操作，并能不断地排除溶剂蒸气，有利于蒸发的顺利进行。因此，减压蒸发在药剂生产中应用比较广泛。在实际生产中，减压蒸发与减压蒸馏所用设备往往是通用的（图6-1）。料液需回收时多采用此种减压蒸馏装置。

对于以水为溶剂提取的药液，目前许多药厂使用真空浓缩罐进行浓缩（图6-2）。

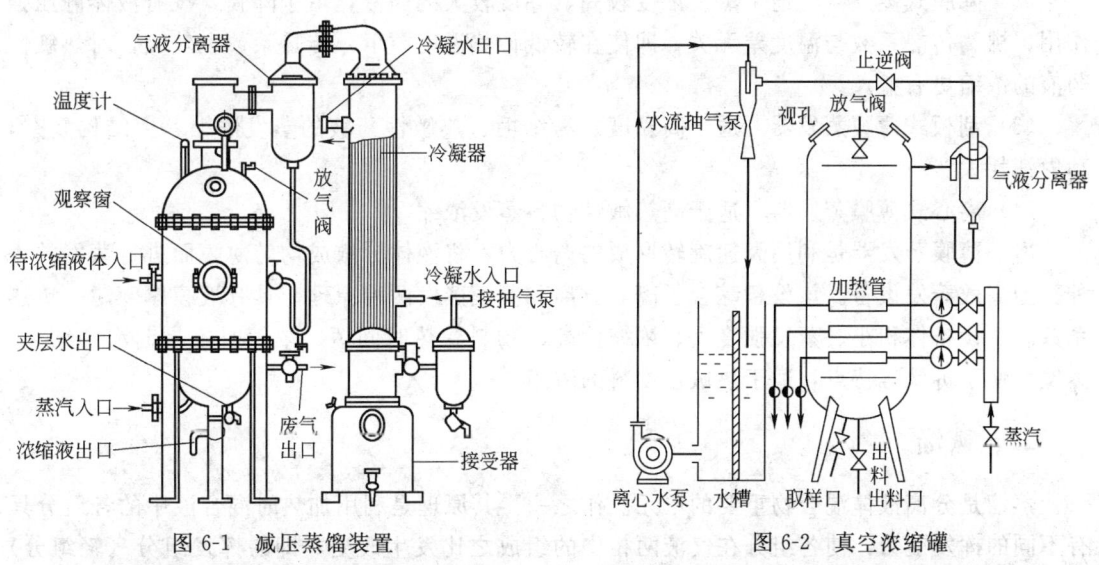

图6-1 减压蒸馏装置　　　　　图6-2 真空浓缩罐

（二）薄膜蒸发与器械

薄膜蒸发是利用液体形成薄膜后，具有极大的表面，热的传播快而均匀，没有静压影响，避免成分过热现象而设计的。

薄膜蒸发的特点：①浸提液的浓缩速度快，受热时间短；②不受液体静压和过热影响，成分不易被破坏；③能连续操作，可在常压或减压下进行；④能将溶剂回收重复使用。

常见薄膜蒸发的器械有升膜式蒸发器（图6-3）、降膜式蒸发器、刮板式薄膜蒸发器、离心式薄膜蒸发器等。

（1）升膜式蒸发器 适用于蒸发量较大，有热敏性、黏度适中和易产生泡沫的料液。不适用高黏度、有结晶析出或易结垢的料液。

欲蒸发的药液经输液管，通过流量计，先进入预热器，自预热器上部流出，从蒸发器底部进入到管式蒸发器，被蒸气加热后，沸腾气化，形成大量泡沫，泡沫及二次蒸气沿加热管高速上升，并使溶液成薄膜状沿管壁以较高的速度向上流动。溶液就在成膜状上升的过程中，以泡沫的内外表面为蒸发面而迅速蒸发。泡沫与二次蒸气的混合物自气沫出口进入分离器，此时，气沫分离为二次蒸气与浓缩液，浓缩液经连接于分离器下口的导管流入接受器收集。二次蒸气自导管进入预热器的夹层中供预热液使用，多余的废气则进入混合冷凝器冷凝后排出，未冷凝的废气自冷凝器的顶端排出。

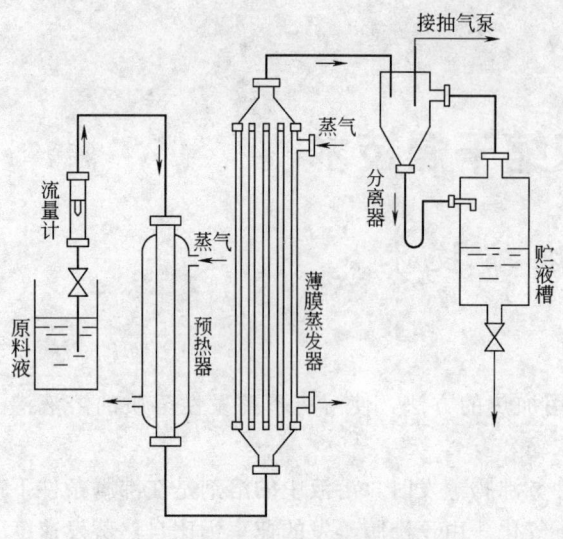

图6-3 升膜式蒸发器流程示意

升膜式蒸发器加热管不宜太长，否则蒸发量过大或操作不当，易产生局部干壁现象，从而降低传热效果。该设备适于蒸发处理热敏性物料。它是被广泛应用并且是较先进的蒸发器械。

（2）降膜式蒸发器 适于蒸发浓度较高、黏度较大的药液，由于降膜式没有液体静压强作用，沸腾传热系数与温度差无关，即使在较低传热温度差下，传热系数也较大，对热敏性药液的浓缩更有益。

（3）刮板式薄膜蒸发器 适于高黏度、易结垢、热敏性药液的蒸发浓缩，但结构复杂，动力消耗大。

（4）离心式薄膜蒸发器 适于高热敏性物料蒸发浓缩。

离心薄膜蒸发器是利用高速旋转形成的离心力，将液体分散成均匀薄膜而进行蒸发的一种新型高效蒸发设备。该设备综合了离心分离和薄膜蒸发两种原理，具有液膜厚度薄、传热系数高、设备体积小、蒸发强度大、浓缩比高、物料受热时间短、浓缩时不易起泡和结垢、蒸发室便于拆洗等特点，适于热敏性物料的浓缩。

二、蒸馏

蒸馏是分离液体混合物重要的单元操作之一。其原理是利用加热时混合液中的各组分具有不同的挥发能力，使各组分在气液两相中的组成之比发生改变，即易挥发组分（轻组分）在气相中增浓，难挥发组分（重组分）在液相中得到浓缩。

常用蒸馏方法如下。

（一）常压蒸馏

常压蒸馏主要用于耐热制剂的制备以及溶剂的回收和精制，不适用于处理对热不稳定的物料。

操作时应注意：

① 蒸馏前检查装置是否安全，有无漏气现象；

② 蒸馏器内的液体不宜装得太满，最多不超过容器容积的 2/3，否则液体可能冲进冷凝器进入接收器。

（二）减压蒸馏

减压蒸馏是指在减低压力的条件下使液体在较低温度下蒸馏的方法。与常压蒸馏相比，具有效率高和速度快的特点。适用于有效成分不耐热的浸出液中溶剂的回收和浓缩。

操作时应注意：

① 在蒸馏过程中如果压力突然升高，应立即停止操作，找出原因；

② 停止抽气之前，必须先关闭真空泵与保护系统之间的活塞，不通气后，再关闭电源。

第二节　干　燥　技　术

一、空气干燥

药材的干燥一般用常压干燥，其方法简单易行。但干燥时间长，易因过热引起成分破坏，干燥后较难粉碎。为加快干燥，可加强翻动，及时粉碎板结硬块（颗粒剂可在成品八成干时，先整粒再干燥），并应及时排出湿空气。常用设备有烘箱（图 6-4）、烘房等。

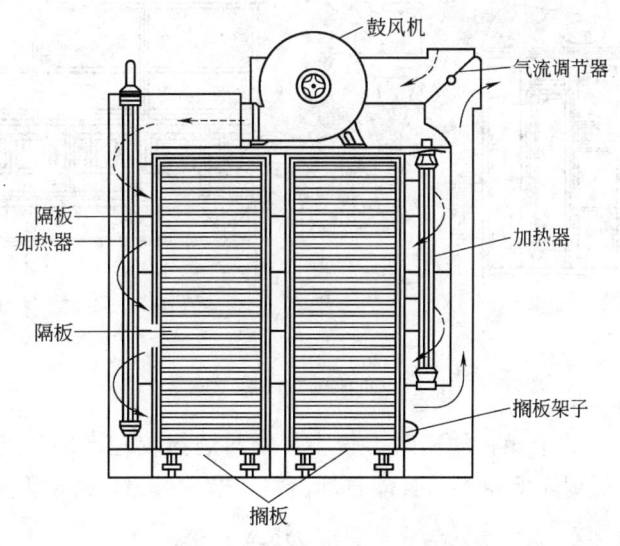

图 6-4　有鼓风装置的干燥箱

二、减压干燥

减压干燥是在负压条件下干燥的方法。此法减轻了空气对产品的影响，干燥的温度低，速度快；减少了物料与空气的接触机会，避免污染或氧化变质；产品呈松脆的海绵状，易于粉碎。适于稠膏（相对密度应达 1.35 以上，摊于不锈钢盘中）及热敏性或高温下易氧化物料的干燥，但应控制好真空度与加热蒸汽压力，以免物料起泡溢盘，造成浪费与污染。减压干燥器械见图 6-5。

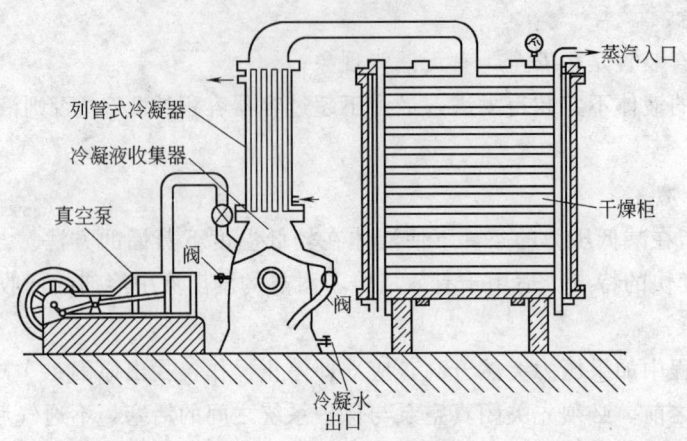

图 6-5 减压干燥器示意

三、沸腾干燥

沸腾干燥又称流化床干燥。沸腾干燥器（图 6-6）的主要结构为沸腾干燥室、旋风分离器、细粉捕集室和排风机等。

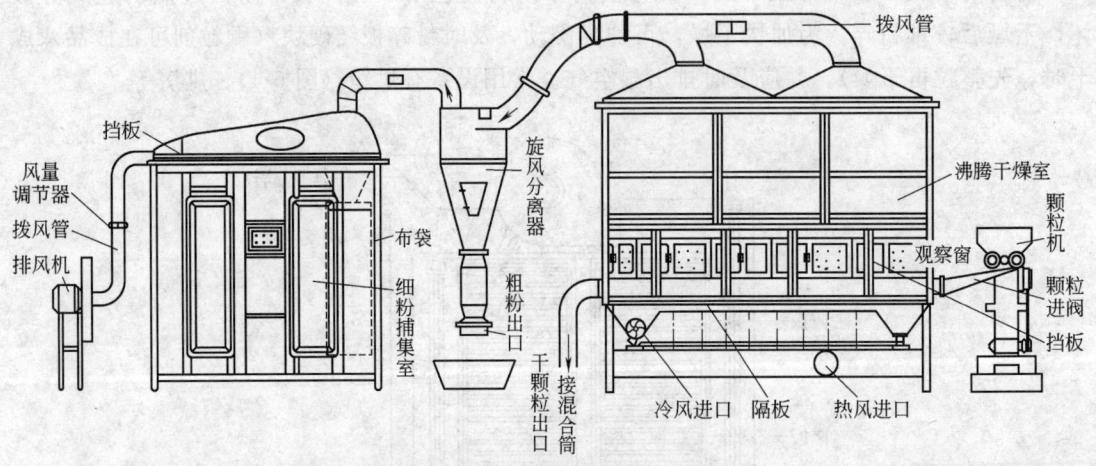

图 6-6 负压卧式沸腾干燥器

适用于湿粒性物料的干燥；气流阻力较小，物料磨损较轻，热利用率较高；干燥速度快，产品质量好。干燥时不需翻料，且能自动出料，节省劳力，适于大规模生产，但热能消耗大，清扫设备较麻烦。

四、喷雾干燥

喷雾干燥是流化技术用于液态物料干燥的一种干燥方法。它是指通过雾化器将物料分散成雾状液滴，在干燥介质（热风）作用下进行热交换，使雾状液滴中的溶剂（通常为水）迅速蒸发，获得粉状或颗粒状制品的干燥过程。喷雾干燥器主要有空气加热器、锥形塔身（上部有料液高速离心喷盘，并有热风进口）、旋风分离器、干粉收集器、鼓风机等。

喷雾干燥适用于热敏性物料的干燥；产品质量好，为疏松的细颗粒或细粉，溶解性能好，且保持原来的色香味；操作流程管道化，符合 GMP 要求。

喷雾干燥常用的设备见图 6-7，压缩空气经过滤器滤过除菌，再经加热器加热至所需温度。热空气经复滤后进入喷雾塔顶。料液（可以是溶液、乳浊液、悬浊液或浆料）由贮槽进入喷雾塔，经喷嘴利用压缩空气喷洒成细小的雾粒与热空气接触进行干燥，在液滴到达器壁前料液已干燥成粉末沿壁落入塔底干料贮器中。废气经旋风分离器、袋滤器二次捕集细粉后放空。

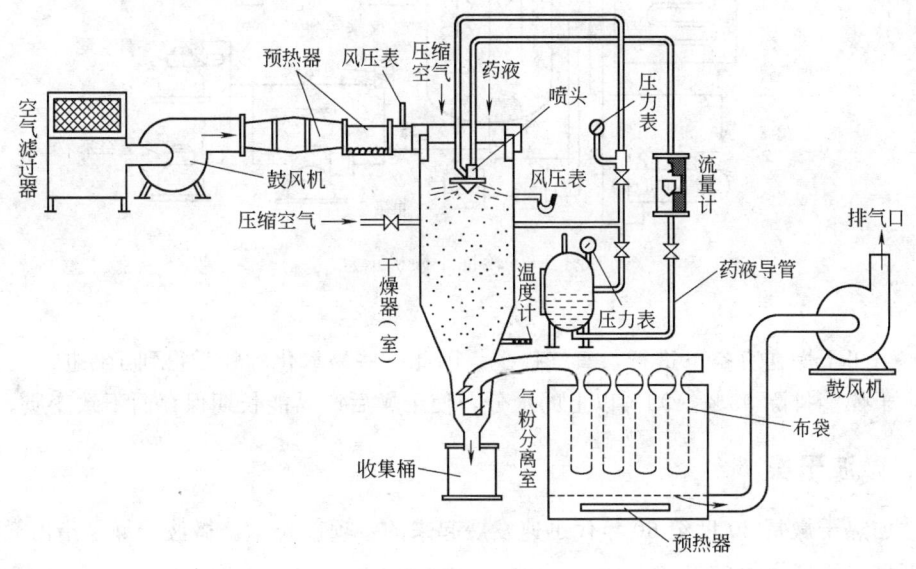

图 6-7 喷雾干燥设备示意

喷雾干燥的效果取决于所喷雾滴的大小。雾滴小，液体总表面积大，干燥速度快，效果好。喷头越小，喷速越高，喷出的雾滴则越小，干燥越容易。因此，喷雾器是喷雾干燥的关键组成部分。常用的喷雾器有三种类型：①离心式喷雾器；②压力式喷雾器；③气流式喷雾器。目前我国较普通应用的是压力式喷雾器。它适用于黏性药液，动力消耗最小，但需附高压液泵。气流式喷雾器结构简单，适于任何黏度的料液，但动力消耗大。离心式喷雾器动力消耗介于二者之间，造价高，适于高黏度或带固体颗粒的料液干燥。

五、冷冻干燥

（一）冷冻干燥的基本原理

冷冻干燥就是把含有大量水分的物质，预先进行降温冻结成固体，然后在真空的条件下使水蒸气直接升华出来，而物质本身剩留在冻结时的冰架中，因此它干燥后体积不变，疏松多孔。冷冻干燥机见图 6-8，产品的干燥基本上在 0℃ 以下的温度进行，即在产品冻结的状态下进行，直到后期，为了进一步降低产品的残余水分含量，才让产品升至 0℃ 以上的温度，但一般不超过 40℃。

（二）冷冻干燥的优点

（1）冷冻干燥在低温下进行，因此对于许多热敏性的物质特别适用。

（2）在冷冻干燥过程中，微生物的生长和酶的作用无法进行，因此能保持药材的性状。

（3）由于在冻结的状态下进行干燥，因此体积几乎不变，保持了原来的结构，不会发生浓缩现象。

（4）干燥后的物质疏松多孔，呈海绵状，加水后溶解迅速而完全，几乎立即恢复原来的

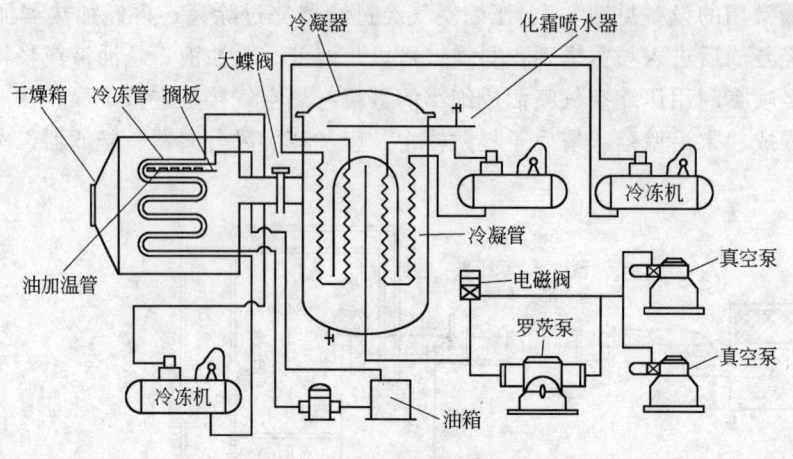

图 6-8 冷冻干燥机示意

性状。

(5) 由于干燥在真空下进行,氧气极少,因此一些易氧化的物质得到了保护。

(6) 干燥能排除 95%~99% 以上的水分,使干燥后产品能长期保存而不致变质。

六、微波干燥

微波加热干燥是 20 世纪 60 年代迅速发展起来的一项新技术。微波干燥是指由微波能转变为热能使湿物料干燥的方法。

1. 微波干燥的原理

微波发生器将微波辐射到干燥物料上,当微波射入物料内部时,使水等极性分子随微波的频率作同步高速旋转,其结果是使物料瞬时产生摩擦热,导致物料表面和内部同时升温,使大量的水分子从物料中逸出,达到物料干燥的效果。

2. 微波干燥的特点

微波干燥具有速度快,时间短,加热均匀,产品质量好,热效率高的特点。其适用于中药原药材、炮制品及水丸、浓缩丸、散剂、小颗粒等的干燥灭菌。由于微波能深入物料的内部,干燥时间是常规热空气加热的 1/10~1/100。所以对中药中所含的挥发性物质及芳香性成分损失较少。

实 训

(一) 实训目的

1. 掌握常用的提取、浓缩、分离设备的构造、操作技术、使用时的注意事项。
2. 掌握不同设备的适用范围。

(二) 实训地点

实训车间或实习工厂。

(三) 实训内容

1. 学习并掌握工业大生产中使用的密闭煮料罐、醇回流提取罐、多功能提取罐、渗漉汽提罐、各种离心机、各种不同的浓缩设备、干燥设备的构造和操作技术。

2. 练习用渗漉法提取药材。

思 考 题

1. 常用的蒸发和干燥方法有哪些?
2. 简述影响蒸发效率的因素。
3. 简述冷冻干燥的原理、适用范围和所用设备。
4. 简述喷雾干燥的原理、适用范围和所用设备。

第三篇　中药制剂成型技术

第七章　散剂制备技术

第一节　基本知识

散剂是指药材或药材提取物经粉碎、均匀混合制成的粉末状制剂。散剂为我国常用传统剂型之一，除了直接应用外，也是制备其他剂型的基础。如丸剂、片剂、胶囊剂、混悬剂、软膏剂、浸提制剂等，在制备前都需将药物粉碎，以便进行混合配制、增加溶解速度、促进吸收或提高浸提效果。因此，散剂的制备原则和方法在中药制剂应用上具有普遍意义。

一、散剂的特点

古人认为"散者散也，去急病用之"，这说明散剂具有容易分散和奏效迅速的特点。此外，散剂还有制作简便、剂量容易控制、性质较稳定且运输携带方便等优点；同时，散剂内服对胃肠道还具有机械性的保护作用。但由于药物粉碎后，其表面积增大的同时，臭味、刺激性及化学活性也相应增加，且挥发性成分易散失，部分药物成分易起理化变化（如皂矾粉碎得越细越易氧化，臭味和刺激性也显著增加），故一些腐蚀性强和容易吸潮变质的药物不宜制成散剂。

二、散剂的分类

（一）按组成分类

(1) 单散剂　由一种药物组成的散剂称为单散剂，如三七粉、蔻仁散等。

(2) 复方散剂　由两种或两种以上药物组成的散剂称为复方散剂，如失笑散、平胃散等。

（二）按用途分类

(1) 内服散剂　指直接内服的散剂，如乌贝散、一捻散；也有以内服为主，兼作外用的散剂，如七厘散、云南白药等。

(2) 煮散剂　属于内服散剂，但粉末较粗，不能直接吞服，须采用酒渍或煎汤的方式服用，如香苏散。

(3) 外用散剂　专供外用，一般粉末较细。按其使用方法和药用部位不同又可分为撒布散（用于皮肤、黏膜、创伤部位）、牙用散、眼用散和吹入散（用于耳、鼻等部位）。

（三）按药物剂量分类

(1) 剂量散剂　指每包为一个剂量的散剂，如九分散。

(2) 非剂量散剂　指每包装有多次服用量的散剂，如六一散。

三、散剂的质量要求

散剂的质量检查是保证散剂质量的一个重要环节,按《中国药典》2010 年版,供制散剂的药材、药材提取物均应粉碎。除另有规定外内服散剂应为细粉,儿科及外用散剂应为最细粉;散剂应干燥、疏松、混合均匀、色泽一致。如配制含有毒性药、贵重药或药物剂量小的散剂时应采用配研法混匀并过筛。用于烧伤或严重损伤的外用散剂,应在要求洁净度环境下配制,并进行灭菌处理。一般散剂应密闭贮藏,含挥发性药物或易吸潮药物的散剂应密封贮藏。目前主要的检查项目有均匀度、水分、装量差异及微生物限度等。

1. 外观均匀度的检查

取散剂适量,置光滑纸上,平铺约 5cm^2,将其表面压平。在光亮处观察,应色泽均匀,无花纹与色斑。

2. 粒度检查

用于烧伤或严重损伤的散剂按《中国药典》2010 年版一部附录Ⅺ B 第二法,单筛分法的规定进行检查,并符合规定。

3. 装量差异

单剂量包装的散剂,按《中国药典》2010 年版一部附录Ⅰ B 的规定进行检查,并符合规定。

4. 装量

多剂量包装的散剂,按《中国药典》2010 年版一部附录Ⅻ C 的规定检查,应符合规定。

5. 微生物限度

按照《中国药典》2010 年版一部附录ⅩⅢ C 的规定检查,应符合规定。

6. 无菌

用于烧伤或严重损伤的散剂按《中国药典》2010 年版一部附录ⅩⅢ B 的规定检查,应符合规定。

7. 水分

按《中国药典》2010 年版一部附录Ⅸ H 的规定检查,除另有规定外,不得超过 9.0%。

第二节 散剂的制备技术

散剂的工艺流程

备料→粉碎→过筛→混合→分剂量→(灭菌)→包装

一、备料

按照处方要求,准确称量配齐经加工炮制合格的药物。

为确保散剂符合规定的卫生标准,应根据药材的特性及所含成分的性质,在制备前进行适当的处理,以降低含菌量。有效成分不溶于水的药材可以先用水洗使之洁净,为防止药效成分随水流失,最好采用淋洗法,洗时速度要快,时间要短。药材洗净后立即送入烘箱加热 70~80℃,6~8h 使之干燥,同时灭菌。含挥发性成分的药材和长时间遇热易分解破坏的药材,采用低温烘干,缩短加热时间;含糖分、淀粉较多的药材,灭菌时间可适当延长;细料药及不能水洗的药材可在粉碎前后用紫外线照射的方法进行灭菌,使之达到药品卫生标准。

在制备的过程中,均应按照制药卫生的要求,尽量减少染菌的机会,以确保散剂的质量。

二、粉碎、过筛、混合

药物粉碎、过筛、混合的目的、方法、器械在第三章已经介绍,本节仅联系散剂有关问题对混合的知识加以补充。

混合是制备复方散剂的重要操作,混合的均匀程度直接影响散剂剂量的准确、疗效和外观,对含毒剧药物的散剂尤为重要。常用的混合有研磨混合、搅拌混合和过筛混合等。以下介绍的是几种特殊类型散剂的混合操作。

1. 含毒剧药物、细料药、贵重药或药物比例相差悬殊的散剂的混合

处方中有毒剧药、细料药、贵重药物或药物比例量相差悬殊时,为保证混合均匀需采用等量递增法混合。含少量毒剧药的散剂,常添加一定量的稀释剂制成倍散。常用的稀释剂有乳糖、淀粉、蔗糖、葡萄糖、白陶土、碳酸镁、精制碳酸钙等。

2. 药物色泽差异悬殊散剂的混合

药物色泽差异悬殊时多采用打底套色法。

3. 处方中有浸膏存在的散剂

处方中有浸膏存在时,要视浸膏的状态来确定混合的方法。如果物料为干浸膏可直接将它粉碎成粉,按固体药物混合,如安宫牛黄散。若为稠浸膏需用少量乙醇研磨稀释后,再用固体药粉吸收混匀,干燥后即可,如紫雪散。

4. 含液体组分的散剂的混合

在复方散剂中如含少量液体组分,如挥发油、新鲜药汁、酊剂、流浸膏等,一般可用处方中其他组分吸收,必要时可另加适当的赋形剂,如淀粉、蔗糖等。若吸收后湿度过大,可低温干燥以除去水分。若含黏稠浸膏或挥发油,可用少量乙醇溶解或稀释后与药粉混匀。

5. 含低共熔组分的散剂

两种或两种以上的药物混合粉碎或混合后出现湿润或液化,这种现象称为低共熔。例如樟脑熔点为179℃,水杨酸苯酯熔点为42℃,将樟脑45%及水杨酸苯酯55%混合时则熔点降低为6℃,故在常温下即液化。易产生低共熔的多为酚类、醛类、酮类药物,如薄荷脑、樟脑等。通常研磨时液化现象出现较快,其他情况下需经过一段时间才出现液化现象。

含低共熔组分的散剂是否采用低共熔法制备,应根据共熔对药理作用的影响及处方中所含其他固体组分量的多少而定,一般有以下几种情况。

(1) 如药物低共熔后,其药理作用比单独混合强,则宜采用低共熔法。

(2) 某些药物低共熔后药理作用几无变化,若处方中固体组分较多时,可将低共熔组分先低共熔,再以其他组分吸收混合,使之分散均匀。

(3) 在处方中如有挥发油或其他足以溶解低共熔成分的液体时,可先将其低共熔成分溶解,用喷雾法喷入其他固体组分中,混匀。

三、分剂量

分剂量是将混合均匀的散剂按需要的剂量分成等重量份数的操作过程,直接影响散剂剂量的准确。常用方法如下。

1. 重量法

重量法是用手称(戥称)或天平逐包称量。此法剂量准确,适用于含毒剧药或细料药的

散剂分剂量，但操作麻烦，效率低。含毒性药散剂及贵重细料药散剂常用此法。

2. 容量法

容量法是用一定容量的器具进行分剂量的方法，此法比目测法误差小，比重量法效率高。常用器具有药匙、散剂分量器、自动定量分包机等。散剂分量器一般用木、牛角、不锈钢等制成，装散剂处略有斜面，活动楔子用于调节容量。使用前先称取所需剂量的散剂，装于分量器，调节活楔使恰好装满后将其固定，倾出散剂，然后重复一次。两次的剂量矫正后即可应用。

四、包装与贮存

选用适宜的包装材料与贮存条件是保证散剂质量的一种重要措施。

（一）常用的包装材料

（1）塑料袋　聚乙烯塑料袋质软透明，装入散剂密封后，可防止潮湿气体的侵入，适用于一般散剂包装。但有的塑料薄膜透气、透湿，所以含芳香细料及毒剧药的散剂不宜使用。另外塑料薄膜在低温下久贮会脆裂。

（2）玻璃瓶（管）　玻璃容器密闭性好，不与药物起变化，适用于包装芳香性、挥发性散剂，也常用于包装含细料药物或吸湿性药物的散剂。

（3）硬胶囊　系以明胶为原料制成的空胶囊。装入药物后，能掩其臭味，易于吞服，且崩解释药速度快，所以一些小剂量而有恶臭、恶味的散剂多用硬胶囊填装。

（二）包装方法

（1）分剂量的散剂　一般用聚乙烯塑料袋热封包装或用硬胶囊包装后密封。

（2）不分剂量的散剂　用衬以蜡纸的纸盒、玻璃瓶或玻璃管包装封固，以防潮气侵入。

散剂包装前后均应注明品名、剂量、批号，以免发生差错。

（三）贮存

散剂在贮存过程中，因受温度、湿度、微生物以及阳光等影响，易引起结块变质。因此，要选择避光、干燥、空气流通的库房，分类保管，定期检查。

实　验

（一）实验目的

掌握不同类型散剂的制备方法。

（二）实验用品

乳钵、标准筛、天平。

（三）实验内容

1. 九分散的制备

【处方】　马钱子（调制粉）250g　麻黄250g　乳香（制）250g　没药（制）250g

【制法】　以上4味，除马钱子粉外，其余3味粉碎成细粉，混匀得"混合粉末1"。称取250g"混合粉末1"与马钱子粉250g混匀，得"混合粉末2"；最后再把剩余"混合粉末1"与全部"混合粉末2"混合均匀，过筛，分包，每包2.5g。

注：马钱子调制粉的制法是取马钱子粉碎成细粉，按《中国药典》2010年版规定的含量测定方法测定士的宁的含量后，加淀粉混合调整士的宁的含量为0.78%～0.82%。

2. 九一散的制备

【处方】 石膏（煅）900g 红粉（水飞）100g

【制法】 以上二味，研制成极细粉。先以少量煅石膏粉饱和乳钵内表面后，加入全部红粉用红粉打底；然后将石膏粉按等量递增加入乳钵中轻研，直到混合完为止，过绢筛（不得用金属筛），混匀，分装，每瓶装1.5g。

3. 紫雪散的制备

【处方】 石膏114g 寒水石144g 滑石114g 磁石114g 玄参48g 木香15g 沉香15g 升麻48g 甘草24g 丁香3g 芒硝（制）480g 水牛角浓缩粉9g 羚羊角4.5g 麝香3.6g 朱砂9g 硝石（精制）96g

【制法】 将石膏、寒水石、滑石、磁石砸碎成小块，加水煎煮3次，每次2h，合并煎液。玄参、木香、沉香、升麻、甘草、丁香用上述煎液煎煮3次，每次1h，合并煎液，滤过，滤液浓缩成膏。芒硝、硝石粉兑入膏中，搅匀，干燥，粉碎成细粉。羚羊角锉成细粉，朱砂水飞或粉碎成极细粉。将水牛角浓缩粉、麝香研细，与芒硝等粉末及上述羚羊角、朱砂粉末配研，过筛，混匀，分装，每瓶装1.5g。

4. 蛇胆川贝散的制备

【处方】 蛇胆汁100g 川贝母600g

【制法】 称取蛇胆汁和川贝母两味药，川贝母粉碎成细粉，与蛇胆汁混合均匀，干燥、粉碎、过筛，分装，每瓶装1.5g分装。

5. 养阴生肌散的制备

【处方】 雄黄0.6g 青黛1.9g 龙胆0.6g 黄柏0.6g 黄连0.6g 煅石膏3.1g 甘草0.6g 冰片0.6g 薄荷冰0.6g

【制法】 以上9味中药材粉碎成细粉。将少量煅石膏加入乳钵中研磨饱和乳钵后倾出。将黄连、黄柏、甘草、龙胆置乳钵中研匀，得混合物1，倾出。将雄黄置乳钵中研磨，然后用等量递增法分次加入煅石膏，煅石膏加完研匀后，得混合物2，倾出。将冰片、薄荷冰放入乳钵中共研，加入青黛研匀后，将混合物1加入研匀，再将混合物2加入研匀。分装。

思 考 题

1. 什么是散剂？有何特点？
2. 怎样进行散剂的质量检查？
3. 试述散剂的制备过程。
4. 简述散剂分剂量的方法与特点。
5. 怎样制备含毒剧药物、低共熔成分、含有液体成分的散剂？

第八章 浸出制剂制备技术

第一节 基本知识

一、概述

浸出制剂是指采用适当的溶剂与方法，提取药材中的有效成分得到的提取液或经浓缩制成膏状、干膏状的一类制剂称为浸出制剂。

浸出制剂的类型，按所用的溶剂的不同一般可分为两类：一类为用水作溶剂的浸出制剂，如汤剂、浸剂、浓煎剂、煎膏剂等；另一类为用不同浓度的乙醇作溶剂的浸出制剂如酒剂、酊剂、流浸膏剂、浸膏剂等。

此外，中药的糖浆剂常采用水浸煮、浓缩后加入蔗糖的制备方法，与煎膏剂排在一起叙述；中药注射剂虽亦先经浸提，但因需特殊处理，故专门论述。

二、浸出制剂的特点

（1）此类制剂能保持原药材各种成分的综合疗效，故符合中医药理论。浸出制剂中所含各种成分之间往往有相辅相成的效用，故浸出制剂与同一药材中提出的单体化合物相比，有些不但疗效好，有时还能呈现单体化合物所不能起到的治疗效果。

（2）浸出制剂提高了有效成分的浓度，减少了服药体积，增加了制剂的稳定性，有利于药效的发挥。

（3）部分浸出制剂如浸膏、流浸膏等常作为胶囊剂、片剂、冲剂、浓缩丸剂、软膏剂、栓剂等的原料。

（4）对于成分尚未明确或有效成分不易提取分离的药材，浸出制剂则是一类比较适宜的剂型。

浸出制剂的缺点：浸出制剂易产生沉淀；水性浸出制剂易发酵变质，不适于贮存，久贮后易污染细菌、霉菌等，如汤剂、糖浆剂。

三、常见的浸出制剂

汤剂、中药合剂、药酒、酊剂、流浸膏剂、浸膏剂、煎膏剂、糖浆剂的定义与特点，见表8-1。

（一）酒剂与酊剂

1. 概述

酒剂在中国已有数千年的历史，《黄帝内经·素问》载有"上古圣人作汤液醪醴"，"醪醴"即指治病的药酒。

酒剂，为了矫味，常酌加适量的冰糖或蜂蜜。酒本身有行血活络的功效，易于吸收和发散，因此酒剂具有祛风活血、止痛散瘀的功能。但小儿、孕妇、心脏病及高血压病人不宜服用。

表 8-1 各类浸出制剂的定义与特点

名称	定 义	特 点
汤剂	中药材加水煎煮,去渣取汁得到的液体制剂	容易吸收、疗效快并能随症加减
中药合剂	药材用水或其他溶剂,采用适宜方法提取制成的口服液体制剂	浓度较高,服用量小,便于大量制备及贮存,服用方便
药酒	药材用蒸馏酒提取制成的澄清液体制剂	吸收迅速,起效快,澄明度好,久贮不坏,制备简单
酊剂	药材用规定浓度的乙醇提取或溶解而制成的澄清液体制剂,亦可用流浸膏稀释制成	吸收迅速,起效快,澄明度好,久贮不坏,制备简单
流浸膏剂	药材用适宜的溶剂提取,蒸去部分溶剂,调整至规定浓度而成的制剂(每毫升相当于原药材 1g)	常用不同浓度的乙醇为溶剂,并有防腐作用
浸膏剂	药材用适宜的溶剂提取,蒸去部分或全部溶剂,调整至规定浓度而成的制剂(每克相当于原药材 2~5g)	不含或含极少量溶剂,有效成分较稳定,可久贮
煎膏剂	药材用水煎煮,取煎煮液浓缩,加炼蜜或糖制成的半流体制剂	药物浓度高,体积小,稳定性好,便于服用
糖浆剂	含有药材提取物的浓蔗糖水溶液	能掩盖某些药物的苦、咸等不适气味,改善口感

多数酊剂供内服,少数供外用。酊剂的浓度一般随药物的性质或用途而异,除另有规定外,含有毒性药的酊剂,每 100ml 应相当于原药材 10g;其有效成分明确者,应根据其半成品的含量加以调整,使符合各酊剂项下的规定。其他酊剂,每 100ml 相当于原药材 20g。

2. 质量要求

酒剂应进行乙醇量、总固体、甲醇量、装量、微生物限度检查。

酒剂应密封贮存。在贮存期间允许有少量轻摇易散的沉淀。

酊剂应进行乙醇量、甲醇量、装量、微生物限度检查。

酊剂久置产生沉淀时,在乙醇和有效成分含量符合各品种项下规定的情况下,可滤过除去沉淀。酊剂应置遮光容器内密封贮存。

(二)流浸膏剂、浸膏剂

1. 概述

流浸膏剂、浸膏剂是指药材用适宜的溶剂提取,蒸去部分或全部溶剂,调整至规定浓度而成的制剂。

除另有规定外,流浸膏剂每 1ml 相当于原药材 1g;浸膏剂每 1g 相当于原药材 2~5g。

流浸膏剂是指药材用适宜的溶剂浸出有效成分,蒸去部分溶剂调整浓度至规定标准而制成的制剂。流浸膏剂与酊剂中均含醇,但流浸膏有效成分含量较酊剂高。因此,容积、剂量以及溶剂的副作用都较小。流浸膏剂一般多用作配制酊剂、合剂、糖浆剂或其他制剂的原料。

浸膏剂按干燥程度分为稠浸膏剂和干浸膏两种。稠浸膏为半固体,具黏性,含水量约为 15%~20%。干浸膏含水量约为 5%。浸膏剂除少数直接用于临床外,一般用于配制其他制剂如散剂、丸剂、冲剂、片剂等。

浸膏剂中不含或含少量溶剂,故有效成分较稳定,但易吸湿或失水硬化。浸膏剂中常加入稀释剂如淀粉、乳糖、蔗糖、氧化镁、磷酸钙等。由于浸膏剂的吸湿性,使用稀释剂时应注意水分。干浸膏剂往往因稀释剂选择不当造成回潮,结块,而使浸膏不易粉碎和混合。

2. 质量要求

流浸膏剂、浸膏剂应进行装量、微生物限度检查。除另有规定外，流浸膏剂、浸膏剂应置遮光容器内密封贮存。流浸膏剂应置阴凉处贮存。

（三）煎膏剂

1. 概述

煎膏剂系指药材用水煎煮，取煎煮液浓缩，加炼蜜或糖制成的半流体制剂。

煎膏剂是中药传统的剂型之一，因其药性滋润，故又名膏滋。本剂型因系经浓缩并含较多的糖或蜂蜜等辅料而制成的，故具有浓度高、体积小、有良好的保存性，便于服用等优点。煎膏剂的效用以滋补为主，兼有缓和的治疗作用，药性滋润，故又称膏滋。也有的将加糖的称糖膏，加蜂蜜的称蜜膏。煎膏剂多用于慢性疾病，如益母草膏多用于妇女活血调经；养阴清肺膏多用于阴虚肺燥，干咳少痰等症。受热易变质及以挥发性成分为主的中药不宜制成煎膏剂。

2. 质量要求

煎膏剂应无焦臭、异味，无糖的结晶析出。煎膏剂应密封置阴凉处贮存。煎膏剂一般应作相对密度检查（凡加药材细粉的煎膏剂，不检查相对密度）、不溶物检查（加药材细粉的煎膏剂，应在未加入药粉前检查，符合规定后方可加入药粉。加入药粉后不再检查不溶物）、装量、微生物限度检查。

（四）糖浆剂

1. 概述

糖浆剂是指含有药材提取物的浓蔗糖水溶液。

糖浆剂根据所含成分和用途的不同，可分为以下几种。

单糖浆：为蔗糖的近饱和水溶液，其浓度为85%（g/ml）。不含任何药物，除可供制备药用糖浆的原料外，还可作为矫味剂和助悬剂。

药用糖浆：为含药物或药材提取物的浓蔗糖水溶液。具有一定的治疗作用。其含糖量一般为65%以上。

芳香糖浆：为含芳香性物质或果汁的浓蔗糖水溶液。主要用作液体药剂的矫味剂。

2. 质量要求

除另有规定外，糖浆剂含蔗糖量应不低于45%（g/ml）。糖浆剂应澄清。在贮存期间不得有发霉、酸败、产生气体或其他变质现象，允许有少量摇之易散的沉淀。

一般应做相对密度、pH值、装量差异、装量、微生物限度检查。

糖浆剂应密封贮存。

第二节 浸出制剂的制备技术

一、汤剂、合剂的制备

（一）概述

中药汤剂是我国医疗史上应用最早、最广泛的一种剂型。汤剂为复方制剂，其有利于充分发挥有效成分的多效性和综合作用。汤剂用途比较广泛，可以内服和外用。

中药合剂是在汤剂基础上改进发展的。它是汤剂的浓缩品。

(二) 质量要求

除另有规定外，合剂应澄清，不得有发霉、酸败、异物、变色、产生气体或其他变质现象。在贮存期间允许有少量摇之易散的沉淀，合剂应密封贮存。一般应检查装量差异、装量、微生物限度。

合剂若加蔗糖作为附加剂，除另有规定外，含蔗糖量应不高于20%（g/ml）。合剂可加入适宜的附加剂。如需加入防腐剂，山梨酸和苯甲酸的用量不得超过0.3%（其钾盐、钠盐的用量分别按酸计），对羟基苯甲酸酯类的用量不得超过0.05%，如需加入其他附加剂，其品种与用量应符合国家标准的有关规定，不影响成品的稳定性，并应避免对检验产生干扰。必要时可加入适量的乙醇。

(三) 汤剂制备的注意事项

1. 煎药器具

中药汤剂煎煮器具与药液的质量有密切联系，历代医药学家对煎器均很重视，煎药的用具以瓦罐、搪瓷、不锈钢煎煮器为宜。忌用铁制煎煮器。

2. 煎煮用水及用量

最好采用经过净化和软化的饮用水。一般是药材量的3～8倍，或加水过药面3～5cm。

3. 浸泡时间

煎煮前浸泡15～30min，以利于有效成分的煎出。

4. 煎煮火候

沸前武火、沸后文火。

5. 煎煮时间

煎煮时间根据药材质地、气味不同而定。

一般性的中药材：第一煎煮沸20～30min，第二煎煮沸15～25min。

滋补性和质地坚硬的中药材：第一煎煮沸40～60min，第二煎煮沸30～40min。

解表、行气及质地疏松、气味芳香的药材：第一煎煮沸15～20min，第二煎煮沸10～15min。

6. 煎煮次数

一般2～3次。

7. 入药顺序

汤剂系按煎煮法制备。为了提高汤剂的煎出量，减少挥发性物质的损失和有效成分的破坏，应视各种药物不同性质，入煎时分别对待。

（1）先煎 有些药物有效成分难以煎出，须先煎30～60min，再同其他药物共煎。

矿石贝壳类：实验证明，此类药材煎出量只与药材粉碎度有关，粉碎度越大，有效成分溶出越多。所以对矿石贝壳类药材相应加大粉碎度，利于有效成分溶出，而无需先煎。如石膏、赭石、牡蛎等。

动物角甲类：此类药材必须先煎，以利于动物蛋白、氨基酸、胶质、钙、磷等物质的煎出。如龟板、鳖甲等。

毒性中药类：对有毒中药，则应先煎1～2h，以降低或消除毒性，如乌头、附子去除其毒性成分乌头碱，煎煮的时间越久毒性越低而强心作用越显著。

其他如麻黄，入汤剂也需先煎，除去上沫、破坏部分麻黄碱及挥发油成分，减少其大剂量引起的失眠不安、震颤和汗出不止等副作用。

（2）后下 后下药物大多具芳香性，其有效成分（大多含挥发油）受热易挥发或遇热不稳定易被破坏，这类药材一般在其他药煎好前 15min 左右加入共煎。实验表明含挥发性成分的药材，加水冷浸 30min 以上，煎煮 15min 时的汤剂中含量最高。在实际工作中，采用这种先冷浸再后下的煎煮方法，不仅能提高挥发性有效成分的浸出率，更能增加其他药物有效成分的溶出。

（3）包煎　为了防止药液混浊、糊化结底，将细小种子类药材如车前子、葶苈子等或某些易引起咽喉刺激的花类中药如旋覆花等，在煎服时用布包裹。有实验表明，不包煎法中药物浸出物总量测定比包煎法提高 5%～14%。可见药材包煎后煎出明显不足，影响了有效成分的煎出，故在实际工作中可考虑不再进行包煎，改为对药材适当的加工炮制和煎液过滤。

（4）烊化　一些凝固胶剂如阿胶、鹿角胶等其主要成分为胶性蛋白质、氨基酸、钙质等，在与其他药共煎时，易先溶化黏附他药，影响中药有效成分的溶出，又易引起药液外溢和胶质糊底，故入汤剂的传统方法为烊化兑服。即取规定量的胶类药材加入适量水或黄酒隔水炖烊，再冲入已煎好的药汁内搅匀同服。有学者认为改烊冲服为研粉直接冲服为更好。具体方法是：将煎好的药汁立即倒于碗中，趁热投入规定量的胶类药材粉末，用筷搅动使之完全烊化于药汁中即服。此方法简便易行，无需虑及加水或黄酒量的多少，服用量较准确，同时药材本身受热时间短暂，有效成分破坏甚微。

（四）中药合剂的制备

中药合剂与汤剂的制备方法相似。一般将药材加溶剂煎煮 2 次，每次 1～2h，过滤合并煎液，加热浓缩至每剂 20～50ml，必要时加矫味剂与防腐剂，分装于灭菌的容器内，加盖，贴标签即得。

合剂制备注意事项如下。

药材应按各品种项下规定的方法提取、纯化、浓缩至一定体积。除另有规定外，含有挥发性成分的药材宜先提取挥发性成分，再与余药共同煎煮。可加入适宜的附加剂。

二、药酒、酊剂的制备

（一）酒剂的制备

酒剂常用冷浸法、热浸法、悬浸法及渗漉法来制备。

1. 冷浸法

将药材切碎，炮制后，置瓷坛或其他适宜容器中，加规定量白酒，密闭浸渍，每日搅拌 1～2 次，一周后，每周搅拌一次；共浸渍 30 天，取上清液，压榨药渣，榨出液与上清液合并，加适量糖或蜂蜜，搅拌溶解，密封，静置至少 14 天以上，滤清，灌装即得。

2. 热浸法

热浸法是一种传统药酒的制备方法。系将药材切碎或粉碎后，置于有盖容器中，加入处方量的白酒，用水或蒸汽加热，待酒微沸后，立即取下，倾入另一有盖容器中，浸泡 30 日以上，每日搅拌 1～2 次，滤过，压榨药渣，榨出液与滤液合并，加入糖或炼蜜，搅拌，静置数天，滤过，即得。

3. 悬浸法

取药材饮片，用布包裹，吊悬于容器的上部，加白酒至完全浸没包裹之上，加盖，将容器浸入水浴中，文火缓缓加热，温浸 3～7 昼夜，取出，静置过夜，取上清液，药渣压榨，榨出液与上清液合并，加冰糖或蜂蜜溶解静置至少 2 天以上，滤清，灌装即得。此法称为悬浸法。此法以后改为隔水加热至沸后，立即取出，倾入缸中，加糖或蜂蜜溶解，封缸密闭，浸30天，收取澄清液与药渣压榨液合并，静置适宜时间后，滤清，灌装即得。

（二）酊剂的制备

溶解法：按处方称取药物，加入规定浓度的乙醇溶解至需要量，混合后静置至澄明即得。此法适用于制备化学药物及少数的中药酊剂，如碘酊、复方樟脑酊等。

稀释法：以药物的流浸膏或浸膏为原料，加入规定浓度的乙醇稀释至需要量，混合后静置至澄明，分取上清液，残液滤过，合并即得。

浸渍法：一般多用冷浸法制备，取适当粉碎的药材，置有盖容器中，加入溶剂适量，密盖，搅拌或振摇，浸渍3～5日或规定的时间，倾取上清液，再加入溶剂适量，依法浸渍至有效成分充分浸出，合并浸出液，加溶剂至规定量后，静置24h，滤过，即得。

渗漉法：此法是制备酊剂较常用的方法。在多数情况下，收集漉液达到酊剂全量的3/4时，应停止渗漉，药渣压榨，取压出液与漉液合并，添加适量溶剂至所需量，静置一定时间，分取上清液，残液滤过，即得。若原料为毒剧药时，收集漉液后应测定其有效成分的含量，再加适量溶剂使之符合规定的含量标准。

三、流浸膏剂、浸膏剂的制备

（一）流浸膏剂的制备方法

流浸膏剂用渗漉法制备，亦可用浸膏剂稀释制成。

渗漉法制备过程主要包括浸渍、渗漉、浓缩及调整含量4个步骤。渗漉时应先收集药材量85%的初漉液另器保存，续漉液用低温浓缩成稠膏状与初漉液合并，搅匀。若有效成分已明确者，需作含量测定及含乙醇量测定；有效成分不明者只作含乙醇量测定，然后按测定结果将浸出浓缩液加适量溶剂稀释，或低温浓缩使其符合规定标准，静置24h以上，滤过，即得。

制备流浸膏时所用溶剂的量，一般约为药材量的4～7倍。若原料中含有油脂者应先脱脂后再进行浸出。

（二）浸膏剂的制备方法

浸膏剂的制备方法一般多采用渗漉法、煎煮法，有的也采用浸渍法或回流法。在实际生产时，应根据具体设备的条件和品种，选用浸出率高、耗能少、成本低、质量佳的方法为好。

含有油脂的药材制备干浸膏时，往往不能干燥和磨成细粉，须除去油脂。可用下法脱脂：将制得的软浸膏，按100g加石油醚300ml，摇匀，浸渍2h，经常振摇，该浸膏下沉后，倾去石油醚，再加石油醚，依此法处理三次，最后倾去石油醚，残留液在70℃以下干燥即可。

四、煎膏剂的制备

（一）工艺流程

煎膏剂的制备，除炼糖和炼蜜外，其一般工艺流程为：

煎煮→浓缩→收膏→分装→成品

（二）辅料的选择与处理

蜂蜜　制备煎膏剂所用的蜂蜜须经炼制处理，蜂蜜的选择与炼制见第十一章第三节蜜丸。

蔗糖　制备煎膏剂所用的糖，除另有规定外，应使用《中国药典》收载的蔗糖，由于糖的品质不同，制成的煎膏剂质量及效用也有差异。

采用的糖有冰糖、白糖、红糖、饴糖等。冰糖系结晶型的蔗糖，质量优于白砂糖；白糖又有白砂糖与白绵糖之分，后者由于含有部分的果糖，故味较甜，但有一定的吸湿性。白糖味甘，性寒，有润肺生津、和中益肺、舒缓肝气的功效。红糖又称红砂糖、黄糖，是一种未经提纯的糖，红糖具有补血、破瘀、舒肝、祛寒等功效，尤其适于产妇、儿童及贫血者食用，具有矫味、营养和辅助治疗作用，故中医常以红糖制煎膏剂。饴糖也称麦芽糖，系由淀粉或谷物经大麦芽浆作催化剂，使淀粉水解、转化，然后浓缩而制成的一种稠厚液态糖。各种糖在有水分存在时，都有不同程度的发酵变质特性，其中尤以饴糖为甚，在使用前应加以炼制。

炼糖的目的在于使糖的晶粒熔融，去除水分，净化杂质和杀死微生物。炼糖时，使糖部分转化，控制糖的适宜转化率，还可防止煎膏剂产生"返砂"现象。

炼糖的方法一般可按糖的种类及质量加适量的水炼制。如白砂糖可加水50%左右，用高压蒸汽或直火加热熬炼，并不断搅拌至糖液开始显金黄色，泡发亮光及微有青烟发生时，停止加热，以免烧焦。各种糖的水分含量不相同，炼糖时应随实际情况掌握时间和温度。一般冰糖含水分较少，炼制时间宜短，且应在开始炼制时加适量水，以免烧焦；饴糖含水量较多，炼制时可不加水，且炼制时间较长。为促使糖转化，可加入适量枸橼酸或酒石酸（一般为糖量的0.1%~0.3%），至糖转化率达40%~50%时，取出，冷至70℃时，加碳酸氢钠中和后备用。红糖含杂质较多，转化后一般用加糖量2倍的水稀释，静置适当时间，除去沉淀备用。

（三）制备过程

煎膏剂的制备：一般按煎煮法制备。

药料处理：将处方规定的药料洗净，切成适宜的片、段或磨成粗末；若为新鲜果类，则宜洗净后压榨果汁备用。

煎煮：取药料置于适宜的煎煮器内，加适量水，润湿一定的时间后，再加水至适宜高度，先以文火加热，逐渐加大火力至沸，水量被蒸发减少时，可适当加水。煎煮时间与次数可根据药料的性质与经验来决定，一般约2~5h取出煎液用板框压滤机或适宜滤器过滤，滤液备用，残渣加水继续再煎，至煎液气味淡薄为度，取出煎液备用。残渣压榨，榨出液与全部煎液合并，静置2h后（热天要适当缩短），用适宜滤器滤净。

浓缩：取上述滤液，置适宜蒸发锅中，先以武火加热至沸，捞出浮沫，药液变浓时，改用文火，保持微沸，不断搅拌，防止焦化，浓缩至稠膏状时蘸取少许滴于滤纸上检视，以无渗润水迹为度。传统的经验是采用滴于桑皮纸上检验无渗润水迹为度，或用棒挑起呈片状落下为度，现在多采用比重计测定比重作为判断浓缩的程度。

收膏：另取与清膏等重量或倍量的中蜜（炼蜜）或炼糖、炒糖加入清膏中，搅拌混匀，微炼，除沫，装无菌瓶中密封即得。

五、糖浆剂的制备

（一）工艺流程

中药糖浆剂的工艺流程为：

浸提→净化→浓缩→配制→滤过→分装→成品

(二) 辅料

糖浆剂中的蔗糖：制备糖浆剂所用的原料蔗糖应符合药典规定。蔗糖属于双糖类。其水溶液较稳定，但在有酸的存在下，加热后易转化水解生成转化糖（葡萄糖与果糖）。此两种单糖在糖浆剂中都随加热时间的长短而或多或少的存在。转化糖具有还原性，可延缓某些易氧化药物的氧化变质。但转化糖过多对糖浆的稳定性也有一定的影响。

所用的附加剂如防腐剂、矫臭剂、助溶剂等均应符合药用要求。

糖浆剂中的防腐剂：糖浆剂中的主要附加剂为防腐剂，常用于糖浆剂中的防腐剂有羧酸类及尼泊金类。羧酸类中常用 0.1%～0.25% 苯甲酸，0.05%～0.15% 山梨酸；此外也可用丙酸。此三种羧酸的钠盐也可应用，但浓度应提高，如苯甲酸钠常用浓度为 0.15%～0.35%。三种羧酸在化学上属于低级脂肪酸，在水溶液中很少电离，大部分保持分子态，对微生物的抑制作用主要是分子态，故使用此类防腐剂时，在酸性条件下效果为佳。

乙醇存在于醇浸出制剂的糖浆剂中时，兼有辅助防腐作用，其成品中常保留一定浓度的乙醇量，一般认为较适宜的防腐浓度为 15%～25%。

挥发油类或其中所含的成分具有不同程度的辅助防腐作用及兼有芳香矫味作用，如桂皮油、桉叶油、橙皮油、柠檬油或桂皮醛、紫苏醛等。挥发油的常用量为 0.06% 左右；桂皮醛 0.01% 时能抑制生霉，0.1% 时可抑制发酵，挥发油混合使用时效果可增强，如含蔗糖 40% 的稀糖浆，加 0.04% 橙皮油、0.01% 八角茴香油和 5% 乙醇的混合防腐剂，可达到抑霉和抑发酵效果。

(三) 制备方法

热溶法：按处方称取符合药典的蔗糖，加到适量的沸蒸馏水中，加热搅拌溶解后，再加入可溶性药物，溶解滤过，从滤器上加适量蒸馏水至规定容量即得。

此法的优点是蔗糖原料中常含少量蛋白质，加热可使其凝固易于滤除，并可杀灭微生物，有利于保存，但应注意避免加热时间过长，否则转化糖增加易致发酵和焦化，色泽加深。因此，最好掌握以沸腾后 5min 为限，并应趁热迅速滤过，遇有难于过滤澄明的糖浆时，可用滤纸纸浆或滑石粉、鸡卵蛋白等助滤剂，吸附杂质，有助于滤清。大量生产时可采用板框压滤机进行滤过。

本法适用于制备单糖浆或含不挥发性成分及受热较稳定的药物的糖浆剂。

冷溶法：按处方称取蔗糖，在常温（20℃左右）搅拌下溶解于蒸馏水或含药物的溶液中，滤过至净，收取即得。

本法的优点是成品色泽浅，含转化糖少。缺点是糖溶解需时较长，因此，制备要严格要求环境卫生和个人卫生，以防染菌。

本法适用于制备单糖浆与不适于加热的糖浆剂如含挥发油及挥发药物的糖浆。

混合法：此法系浸出制剂的浓缩液、药物或药物的液体制剂与糖浆直接混合均匀而制成。

水溶性固体药物，可先用少量蒸馏水制成浓溶液后再与计算量单糖浆混匀即得。在水中溶解度较小者，可酌加适宜辅助溶剂使溶解后再与计算量单糖浆混合即得。

液体药物如甘油等，可直接与计算量单糖浆混匀即得。如含挥发油时，可先溶于少量乙醇等辅助溶剂或酌加适宜的增溶剂，溶解后再与单糖浆混匀即得。

酊剂及流浸膏剂与单糖浆混合时，可加适量的甘油或其他适宜稳定剂，或加适宜的助滤剂滤净即得。

水浸出制剂，因含蛋白质、黏液质等易致发酵，生霉变质，可先加热至沸后5min，使凝固滤去，滤液与单糖浆混匀即得，必要时将浸出液的浓缩物用浓乙醇处理一次，回收乙醇后的母液加入单糖浆内混匀即得。

如药物为中药干浸膏，应先粉碎成细粉后加入适量甘油或其他适宜稀释剂，在无菌乳钵中研匀后再与单糖浆混匀即得。

实　　验

（一）实验目的

1. 掌握中药合剂、酒剂、酊剂、流浸膏剂、浸膏剂、煎膏剂、糖浆剂的制备技术。
2. 掌握糖浆剂含糖量，酒剂、酊剂含醇量的测定方法。
3. 学会糖量计的使用。

（二）实验用品

烧杯　水浴锅　电炉　回流装置　蒸馏装置　量筒　糖量计　酒精比重计　温度计

（三）实验内容

1. 小青龙合剂的制备

【处方】　麻黄10g　桂枝10g　白芍10g　干姜10g　细辛5g　甘草（蜜炙）100g　法半夏15g　五味子10g

【制法】　以上8味，细辛、桂枝提取挥发油，蒸馏后的水溶液，另器收集；药渣与白芍、麻黄、五味子、甘草加水煎至味尽，合并煎液，滤过，滤液与蒸馏后的水溶液合并，浓缩至约100ml。法半夏、干姜照渗漉法用70％乙醇作溶剂进行渗漉，漉液浓缩后，与上液合并，静置，滤过，滤液浓缩至100ml，加入苯甲酸钠0.3g与细辛、桂枝挥发油搅匀，即得。

【性状】　本品为棕黑色的液体；气微香，味甜，微辛。

2. 舒筋活络酒的制备

【处方】　木瓜4.5g　桑寄生7.5g　玉竹24g　续断3g　川牛膝9g　当归4.5g　川芎6g　红花4.5g　独活3g　羌活3g　防风6g　白术9g　蚕沙6g　红曲18g　甘草3g

【制法】　以上15味，除红曲外，其余木瓜等14味粉碎成粗粉，然后加入红曲；另取红糖55.5g，溶解于白酒1110g中，照流浸膏剂与浸膏剂项下的渗漉法，用红糖酒作溶剂，浸渍48h后，以每分钟1～3ml的速度缓缓渗漉，收集漉液，静置，滤过，即得。

【性状】　本品为棕红色的澄清液体；气香，味微甜、略苦。

3. 颠茄酊的制备

【处方】　颠茄草（粗粉）100g　乙醇（85％）适量

【制法】　取颠茄草（粗粉）100g，按渗漉法制备，用85％乙醇作溶剂浸渍48h，以1～3ml/min速度收集初漉液300ml，另器保存。继续渗漉，使生物碱完全漉出，漉液作下次渗漉用的溶剂。将初漉液在60℃减压蒸馏。回收乙醇，放冷至室温，分离叶绿素等杂质，过滤，滤液在60～70℃蒸发至稠膏状备用。稠膏经测定生物碱含量后，按稀释法制备酊剂。

颠茄酊含生物碱以莨菪碱计算应为0.028％～0.032％（g/ml）。含醇量为60％～70％。

4. 桔梗流浸膏的制备

【处方】　桔梗（5号粉）100g　55％乙醇适量

【制法】　按渗漉法制备。先收集85％初漉液，继续渗漉至完全。收集续漉液，在60℃

以下浓缩至稠膏状，加入初浓滤液，混合，再加适量乙醇（70％），稀释至每毫升流浸膏相当1g桔梗，静置12h，过滤，即得。

注：①本品含醇量应为50％～60％；②桔梗有效成分为皂苷，其在酸性溶液中煮沸水解生成桔梗皂苷元及半乳糖，故不宜采用低浓度乙醇作溶剂，以免皂苷水解。另外，若用稀醇（55％）浸出时，应加入氨溶液调整至微碱性，以延缓皂苷水解。

5. 养阴清肺膏的制备

【处方】 地黄100g 麦冬60g 玄参80g 川贝母40g 白芍40g 牡丹皮40g 薄荷25g 甘草20g 炼蜜500g

【制法】 川贝母用70％乙醇作溶剂，浸渍18h后，以每分钟1～3ml的速度缓缓渗漉，收集漉液320ml，回收乙醇；牡丹皮与薄荷分别用水蒸气蒸馏，收集蒸馏液，分取挥发性成分另器保存；药渣与其余地黄等五味药材加水煎煮二次，每次2h，合并煎液，静置，滤过，滤液与川贝母提取液合并，浓缩至适量，加炼蜜500g，混匀，滤过，滤液浓缩至规定的相对密度，放冷，加入牡丹皮与薄荷的挥发性成分，混匀，即得。

【性状】 本品为棕褐色稠厚的半流体；气香，味甜，有清凉感。

【检查】 相对密度应不低于1.37。

6. 川贝枇杷糖浆的制备

【处方】 川贝母流浸膏45ml 桔梗45g 枇杷叶300g 薄荷脑0.34g

【制法】 川贝母流浸膏系取川贝母45g，粉碎成粗粉，用70％乙醇作溶剂，浸渍5天后，缓缓渗漉，收集初漉液38ml，另器保存，继续渗漉，待可溶性成分完全漉出，续漉液浓缩至适量，加入初漉液，混合，继续浓缩至45ml，滤过；将桔梗和枇杷叶加水煎煮两次，第一次2.5h，第二次2h，合并煎液，滤过，滤液浓缩至适量，加入蔗糖400g及防腐剂适量，煮沸使溶解，滤过，滤液与川贝母流浸膏混合，放冷，加入薄荷脑和适量杏仁香精的乙醇溶液，随加随搅拌，加水至1000ml，搅匀，即得。

【性状】 本品为棕红色的黏稠液体；气香，味甜、微苦、凉。

【检查】 相对密度应不低于1.13（附录ⅦA）。

【含糖量测定】 用手持糖量计进行测定。

思 考 题

1. 简述汤剂、中药合剂、药酒、酊剂、流浸膏剂、浸膏剂、煎膏剂、糖浆剂的定义与特点。
2. 怎样制备药酒、酊剂？生产中应注意哪些问题？
3. 怎样制备流浸膏剂、浸膏剂？生产中应注意哪些问题？
4. 怎样制备煎膏剂、糖浆剂？生产中应注意哪些问题？
5. 试比较流浸膏剂、浸膏剂的异同。
6. 试比较煎膏剂、糖浆剂的异同。

第九章 液体制剂制备技术

第一节 基本知识

一、液体制剂的分类

（一）按分散系统分类

1. 均匀相液体制剂

均匀相液体制剂为均匀分散体系，在外观上是澄清溶液。

（1）低分子溶液剂　也称溶液剂，是由低分子药物以分子或离子状态分散在分散介质中形成的液体制剂。

（2）高分子溶液剂　是由高分子化合物分散在分散介质中形成的液体制剂。

2. 非均匀相液体制剂

非均匀相液体制剂为不稳定的多相分散体系，包括溶胶剂、混悬剂、乳剂。

（二）按给药途径分类

1. 内服液体制剂

内服液体制剂如合剂、糖浆剂、乳剂、混悬剂等。

2. 外用液体制剂

（1）皮肤用液体制剂　如洗剂、搽剂等。

（2）五官科用液体制剂　如洗耳剂与滴耳剂、洗鼻剂与滴鼻剂、含漱剂、滴牙剂、涂剂等。

（3）直肠、阴道、尿道用液体制剂　如灌肠剂、灌洗剂等。

二、液体制剂的类型与特点

液体制剂有如下几种类型，其特点见表 9-1。

表 9-1　液体制剂的类型与特点

类型	粒子大小	主要特点
真溶液	<1nm	分散相粒子能通过滤纸，能透析，显微镜及超显微镜均不能见
胶体溶液	1~500nm	分散相粒子能通过滤纸，不能透析，较小的粒子在普通显微镜下看不见，超显微镜下可见，外观与溶液相似
混悬液	0.5~20μm	分散相粒子不能通过滤纸，不能透析，肉眼及显微镜能见外观混浊
乳浊液	0.1~50μm	分散相粒子不能通过滤纸，不能透析，肉眼及显微镜均能见外观呈乳状，有的外观半透明

三、表面现象与表面活性剂

表面活性剂是指含有固定的亲水亲油基团，能使表面张力（或界面张力）急剧下降的物质。

(一) 表面活性剂的种类

1. 阴离子型表面活性剂

阴离子型表面活性剂是指起表面活性作用的是阴离子的表面活性剂。常用的有肥皂类、硫酸化物类等。

2. 阳离子型表面活性剂

阳离子型表面活性剂是指起表面活性作用的是阳离子的表面活性剂。常用的有氯苄烷铵（洁尔灭）、溴苄烷铵（新洁尔灭）、氯化（溴化）十六烷基吡啶等。

3. 两性离子型表面活性剂

两性离子型表面活性剂是指在分子中同时具有阴、阳两种离子的表面活性剂。这类表面活性剂可随介质的 pH 变化而成为阳离子型或阴离子型表面活性剂。天然的两性离子型表面活性剂常用的是卵磷脂。

特点：在碱性介质中呈阴离子型表面活性剂的性质，起泡性好，去污力强；在酸性介质中呈阳离子型表面活性剂的性质，杀菌力很强。

4. 非离子型表面活性剂

这类表面活性剂在水溶液中呈不解离状态，在分子结构上，构成亲水基团的是甘油、聚乙（烯）二醇及山梨醇等多元醇；构成亲油基团的是长链脂肪酸、长链脂肪醇、烷基、芳基等；它们以酯键或醚键相组合。常用的有失水山梨醇脂肪酸酯类，商品名为司盘类（Spans）；聚氧乙烯失水山梨醇脂肪酸酯类，商品名为吐温类（Tweens）；聚氧乙烯脂肪酸酯类，商品为卖泽类。

(二) 表面活性剂的基本性质

1. 亲水亲油平衡值（HLB 值）

表面活性剂的亲水亲油能力的强弱，常用亲水亲油平衡值来表示（简称为 HLB 值）。表面活性剂的 HLB 值越高，其亲水性越强；HLB 值越低，其亲油性越强。非离子型表面活性剂混合使用时，其 HLB 值具有加和性。HLB 值不同的表面活性剂，其用途也不同。HLB 值为 0.8～3 者，适合用作 W/O（油包水）消泡剂；HLB 值为 3～6 者，适合用作 W/O 型乳化剂；HLB 值为 7～9 者，可用作润湿剂；HLB 值为 8～16 者，适合用作 O/W（水包油）型乳化剂；HLB 值为 15～18 以上者，可用作增溶剂。

2. 胶团和临界胶团浓度

表面活性剂在溶液中开始形成胶团的浓度，即能形成胶团的最低浓度称为临界胶团浓度（CMC）。表面活性剂在水中达到 CMC 后，由真溶液变为胶体溶液，并具有增溶作用。一些水不溶性或微溶性药物会进入胶团的不同位置而使其在水中的溶解度显著增加，这个过程称为增溶，而表面活性剂则称为增溶剂。临界胶团浓度的大小与其结构和组成有关，同时受温度、pH 以及电解质等外部条件的影响。

3. 起昙和昙点

通常表面活性剂的溶解度随温度升高而加大，但某些含聚氧乙烯基的非离子型表面活性剂的溶解度随温度升高而加大，当达到某一温度时，其溶解度急剧下降，使溶液出现混浊或分层，但冷却后又恢复澄明。这种由澄清变成混浊或分层的现象称为起昙。该转变温度称为浊点或昙点。

含有能产生起昙现象表面活性剂的制剂，由于加热灭菌等导致表面活性剂的增溶或乳化能力下降，使被增溶物质析出或相应的乳剂破裂，有些可能在温度下降后恢复原状，但有些则难以恢复，因此含此类表面活性剂的制剂应注意加热灭菌的温度。

4. 表面活性剂的生物学性质

（1）对药物吸收的影响　药物如果不在胶团内部或容易从胶团中扩散出来，则表面活性剂的存在一般会促进药物的吸收。

（2）毒性与刺激性　是选择表面活性剂时要考虑的重要指标。表面活性剂毒性大小的一般顺序是：

阳离子表面活性剂＞阴离子表面活性剂＞非离子表面活性剂。

阳离子表面活性剂由于毒性较大，只作为消毒杀菌使用。阴离子表面活性剂有较强的溶血作用和刺激性，也只能用作外用。非离子型表面活性剂毒性较小，可用作口服。静脉注射剂中最常用的是两性离子型表面活性剂中的卵磷脂。

（三）表面活性剂在中药制剂中的应用

表面活性剂在中药制剂中有广泛的应用，主要用于增溶、乳化、润湿与分散、促进吸收等。

第二节　药物的分散

一、溶解

（一）概述

溶解是指一种或一种以上的物质（固体、液体或气体）以分子或离子状态分散于溶剂的过程。所形成的液体叫真溶液。

真溶液型液体药剂供口服、腔道使用或外用。属于真溶液的剂型有溶液剂、糖浆剂、芳香水剂、醑剂、甘油剂、酏剂等。

溶解度是药品的一种物理性质。各品种项下选用的部分溶剂及其在该溶剂中的溶解性能，可供精制或制备溶液时参考；对在特定溶剂中的溶解性能需作质量控制时，应在该品种检查项下另作具体规定。

药品的近似溶解度以下列名词表示：

极易溶解　　　　　系指溶质 1g（ml）能在溶剂不到 1ml 中溶解；
易溶　　　　　　　系指溶质 1g（ml）能在溶剂 1～不到 10ml 中溶解；
溶解　　　　　　　系指溶质 1g（ml）能在溶剂 10～不到 30ml 中溶解；
略溶　　　　　　　系指溶质 1g（ml）能在溶剂 30～不到 100ml 中溶解；
微溶　　　　　　　系指溶质 1g（ml）能在溶剂 100～不到 1000ml 中溶解；
极微溶解　　　　　系指溶质 1g（ml）能在溶剂 1000～不到 10000ml 中溶解；
几乎不溶或不溶　　系指溶质 1g（ml）在溶剂 10000ml 中不能完全溶解。

（二）增加药物溶解度的方法

1. 制成可溶性盐

中药中属于有机酸或有机碱的为数相当多，一些酸性或碱性药物往往因分子量较大，极性不大，在水中不溶或溶解度很小，达不到临床治疗所需浓度。但这些弱酸性或弱碱性药物的盐的水溶性却很大。为此可以将它们制成相应的盐，以增加其在水中的溶解度。

当药物分子中有酸性基团时，可考虑用碱或有机胺与之成盐，如用氢氧化钠、氢氧化钾等制成盐；当药物分子中具有碱性基团时，可考虑用无机酸或有机酸与之成盐，如用盐酸、硫酸等制成盐。

药物制成盐后，由于其物理、化学和热力学性质的改变常常影响其稳定性、吸湿性、刺激性、毒性、溶出速率及疗效等，因此，为增加难溶性药物的溶解度，在选择制成盐时，不仅要做大量的物理化学工作，而且还要做大量的药理学和毒理学工作。

2. 改变溶剂（使用复合溶剂）

某些分子量大、极性却不大的药物在水中的溶解度较小，如果更换溶剂，改用其他半极性或非极性溶剂（如乙醇、甘油等），可增大溶解度；或在水中加入甘油、乙醇等，常常可以改变溶剂的极性，增加某些难溶于水的有机药物在水中的溶解度。如醇可用于蓖麻油的中间溶剂。

由上可见，某些药物在复合溶剂中比在单一溶剂中更易溶解，但选择还应注意溶剂对人体的毒性、刺激性、吸收与疗效等方面的影响。

3. 助溶作用

助溶是指由于第三种物质的存在，使难溶药物在溶剂中溶解度增大的过程。这种现象有化学变化发生。这第三种物质称为助溶剂。助溶剂通常为一些低分子化合物，不是胶体、电解质或表面活性剂。如芦丁在水中的溶解度很低，为 $1:10000(25℃)$，当加入助溶剂 0.4% 乌洛托品后，溶解度可增加到 $1:50$。

4. 增溶作用

增溶是指药物由于表面活性剂在溶剂（常指水）中形成胶团的作用，使溶解度增大的过程。采用适宜的增溶剂不仅可以增大难溶药物在溶剂中的溶解度，而且还可以改善药液的澄明度。助溶和增溶的机理不同，但都是增加药物溶解度的主要方法。

5. 改变药物分子结构

为增加难溶物在水中的溶解度，还可在分子结构中引入亲水基团，如羧酸钠基（—COONa）、羟基（—OH）等基团的引入，皆可增大难溶药物在水中的溶解度。但要注意，有些药物引入亲水基团后，水溶性增大，其药理作用也可能有所改变。

（三）实例——芳香水剂与露剂的制备

芳香水剂是指芳香挥发性药物的饱和或近饱和水溶液。露剂是指含挥发性成分的药材用水蒸气蒸馏法制成的芳香水剂。

芳香水剂与露剂制法

(1) 溶解法　原料药为纯挥发油或化学药物，用此法。

(2) 蒸馏法　原料药为含挥发性成分的药材，用此法。

质量要求：露剂应澄明。不得有异物，不应出现浑浊等变质现象。

二、胶溶

（一）概述

胶体溶液是指一定大小的固体颗粒药物或高分子化合物分散在溶剂中所形成的溶液。其质点一般在 1~500nm 之间，分散剂大多数为水，少数为非水溶剂。固体颗粒以多分子聚集体（胶体颗粒）分散于溶剂中，构成多相不均匀分散体系（疏液胶），高分子化合物以单分子形式分散于溶剂中，构成单相均匀分散体系（亲液胶）。这类溶液具有其特有性质，它既不同于低分子分散系——真溶液（分散相质点小于 1nm），也不同于粗分散系——混悬液

（分散相质点大于 100nm）。胶体溶液在药剂学中应用甚广，尤其动、植物药在制剂过程中更与胶体溶液有密切关系。

（二）胶体溶液的种类

胶体按胶粒与分散剂之间的亲和力强弱，可分为亲液胶体和疏液胶体。当分散剂为水时，则称为亲水胶体和疏水胶体（表 9-2）。胶体分散在分散剂中形成的系统称为胶体溶液，中药制剂中应用较多的是胶体水溶液。

表 9-2　亲液胶体和疏液胶体的比较

项　目	亲　水　胶	疏　水　胶
不同性质	①真溶液，单相稳定体系，不需加稳定剂 ②溶质和水有亲和力 ③丁达尔效应不明显 ④对电解质不很敏感 ⑤黏度、渗透压大	①多相不稳定体系，需加稳定剂 ②胶粒和水间没有亲和力 ③丁达尔效应明显 ④对电解质敏感 ⑤黏度、渗透压小
相同性质	①质点大小，大致在 1～500nm 范围内 ②胶粒在溶液中扩散比较慢 ③能通过滤纸，不能通过半透膜	

三、混悬

（一）概述

混悬液型液体制剂是指难溶性固体药物以微粒状态分散于液体分散介质中形成的非均相液体制剂。通常称为混悬剂，属于粗分散体系。分散质点一般在 0.1～10μm 之间，但有的可达 50μm 或更大。混悬剂也包括干混悬剂，即难溶性固体药物与适宜辅料制成粉末状物或颗粒状物，临用时加水振摇即可分散（或崩散）成混悬液的液体制剂。混悬液属于粗分散体系，且分散相有时可达总质量的 50%。分散介质多为水，也可用植物油。

优良的混悬剂其药物颗粒应细微、分散均匀、沉降缓慢；沉降后的微粒不结块，稍加振摇即能均匀分散；黏度适宜，易倾倒，且不沾瓶壁。

凡是药物难溶或溶解度达不到治疗要求的浓度；或味道不适、难于吞服的药物；以及为达到比较长效的目的或为提高在水溶液中稳定性的药物，都可以考虑制成混悬液型药剂。

为了安全用药，剂量小的药物和毒药不应制成混悬剂，以免服用剂量不准，发生中毒现象。混悬液型液体制剂用时振摇以确保服用剂量的准确。

（二）混悬液型液体制剂的稳定性

混悬液型液体制剂的分散相微粒粒径大于胶粒，微粒的布朗运动不显著，易受重力作用而沉降，故属于动力学不稳定体系。另外其微粒仍有较大的界面能，容易聚集，又属于热力学不稳定体系。为增加混悬液型液体制剂的稳定性常采取以下措施：

（1）减小微粒的半径。微粒的半径减小一半，其沉降速度减小 4 倍。

（2）减小微粒与分散剂的相对密度。

（3）增加分散剂的黏度。

（4）添加亲水胶。添加亲水胶，可阻止结晶长大。

（三）混悬液型液体药剂的稳定剂

1. 助悬剂

助悬剂是一类具有黏性的亲水性胶体化合物,其作用是增加分散剂的黏度,降低微粒的沉降速度;吸附在微粒表面形成保护膜,防止微粒之间相互吸引或絮凝。常用的助悬剂如下。

(1) 树胶类 阿拉伯胶、西黄蓍胶等,这类助悬剂容易被微生物或酶类分解而失去黏性,使用时需加防腐剂。

(2) 纤维素衍生物 如羧甲基纤维素钠、甲基纤维素等,这类助悬剂性质稳定,其水溶液均为透明,受pH影响小,干燥后能形成薄膜。

(3) 黏液质及多糖类 如琼脂、海藻酸钠(也需加防腐剂)。

(4) 低分子类和皂土类 如甘油、糖浆、硅皂土类。

2. 润湿剂

疏水性药物以水为分散介质时,易结团而难以均匀分散在水中,这是由于固-液界面张力较大而引起的,可加入适量的表面活性剂,降低固-液界面张力,增加药物与水的亲和力。发挥此作用的表面活性剂称润湿剂。

3. 絮凝剂与反絮凝剂

加入一定量的电解质后,可降低混悬剂的电位值。电位值降至 $20\sim25mV$ 范围内,微粒会形成疏松的絮状沉淀,使混悬剂不结饼,摇后易分散。发挥此种作用的电解质称絮凝剂。混悬剂浓度很高时,其流动性可能很差,如果加入适量电解质可使微粒表面带电增加、斥力增加,可改善其流动性,发挥此种作用的电解质称反絮凝剂。常用的絮凝剂与反絮凝剂有枸橼酸盐、酒石酸盐、磷酸盐、氯化铝等。

(四) 混悬型液体药剂的制备方法

1. 分散法

分散法为混悬剂的常用制备方法,即将固体药物粉碎成微粒,再根据主药的性质混悬于分散介质中并加入适宜的稳定剂。亲水性药物可先干磨至一定的细度,加蒸馏水或高分子溶液制成混悬液,亲水性药物加液研磨时通常药物1份,加0.4~0.6份液体分散介质,研成糊状可取得最好的分散效果,遇水膨胀的药物配制时不采用加液研磨;疏水性药物可加润湿剂或高分子溶液研磨,使药物颗粒润湿,在颗粒表面形成带电的吸附膜,最后加水性分散剂稀释至足量,混匀即得。

2. 凝聚法

(1) 物理凝聚法 将药物制成热饱和溶液,在搅拌下加至另一不同性质的液体中,使之快速结晶,可形成 $10\mu m$ 以下微粒,再分散于适宜介质中即制成混悬剂。

(2) 化学凝聚法 用化学反应方法使两种或两种以上成分生成难溶性的药物微粒而制成混悬剂。

(五) 制备混悬剂的操作要点

(1) 助悬剂应先配成一定浓度的稠厚液。固体药物一般宜研细、过筛。

(2) 分散法制备混悬剂,宜采用加液研磨法。

(3) 用改变溶剂性质析出沉淀的方法制备混悬剂时,应将醇性制剂(如酊剂、醑剂、流浸膏剂)以细流缓缓加入水性溶液中,并快速搅拌。

(4) 药瓶不宜盛装太满,应留适当空间以便于用前摇匀。并应加贴印有"用前摇匀"或"服前摇匀"字样的标签。

（六）混悬剂的质量要求

（1）口服混悬剂的混悬物应分散均匀，如有沉降物经振摇应再分散，并应检查沉降体积比；在标签上应注明"服前摇匀"；为安全起见，毒、剧药不应制成口服混悬剂；黏稠度适当，便于倾倒，不粘瓶壁。

（2）沉降体积比（F） 按《中国药典》2010年版二部附录ⅠO的规定进行检查，沉降体积比应不低于0.9。

（3）装量 口服混悬剂按《中国药典》2010年版二部附录ⅠO的规定进行检查，并符合规定。

（4）干燥失重 干混悬剂按《中国药典》2010年版二部附录ⅧL的规定进行检查，减少质量不得超过2%。

（5）微生物限度 按《中国药典》2010年版二部附录ⅩⅡJ的规定进行检查，应符合规定。

（6）重量差异 单剂量的干混悬剂应检查重量差异。按《中国药典》2010年版二部附录ⅠO的规定进行检查，应符合规定。

例1 炉甘石洗剂

【处方】

炉甘石	0.8g	羧甲基纤维素钠	0.1g
氧化锌	0.5g	蒸馏水	加至50ml
甘油	3ml		

【制法】

将炉甘石、氧化锌先用甘油研成糊状，再加入羧甲基纤维素钠胶浆，继续研磨，最后加蒸馏水至足量，即得。

【注释】

1. 炉甘石洗剂中的炉甘石和氧化锌应混合过120目筛。炉甘石是氧化锌与少量氧化铁的混合物，按规定，炉甘石按干燥品计算含氧化锌不得少于40%。氧化锌和炉甘石为典型的亲水性药物，可以被水润湿，故先加入适量分散剂研成细腻的糊状。使粉末被水分散，得以阻止颗粒的凝聚，振摇时易悬浮。

2. 炉甘石洗剂属于混悬型制剂。若配制不当或助悬剂使用不当，就不易保持良好的悬浮状态，并且涂用时也会有沙砾感。久贮颗粒聚结，虽振摇也不易再行分散。改进本品的悬浮状态有多种措施，如应用高分子物质（如羧甲基纤维素钠）作助悬剂。

例2 复方硫洗剂

【处方】

沉降硫	1.5g	吐温-80	0.25ml
硫酸锌	1.5g	蒸馏水	加至50ml
甘油	1ml		

【制法】

取沉降硫、硫酸锌置研钵中，加入吐温-80、甘油和少量蒸馏水研磨，再缓缓加入蒸馏水，边加边研，直至全量，即得。

【注释】

硫黄有升华硫、精制硫和沉降硫三种，以沉降硫的颗粒最细，故复方硫洗剂最好选用沉降硫。硫黄为典型的疏水性药物，不被水润湿但能被甘油润湿，故应先加入甘油与之充分分散。也可考虑应用0.75%～1%(W/V)甲基纤维素作混悬剂或5%(V/V)新洁尔灭代替甘油作润湿剂。

四、乳化

(一) 概述

乳剂是指不相容的两相液体混合，其中一相液体以液滴状态分散于另一相液体中形成的非均相液体制剂。两相中通常一相是水或水性溶液称为水相，用W表示；另一相是与水不相溶的其他有机液体，称为油相，用O表示。当水相以液滴状分散于油相时，称为油包水型（W/O）乳剂；当油相以液滴状态分散于水相时，称为水包油型（O/W）乳剂。形成液滴的一相称为分散相，另一相则称为分散介质。另外，还有复乳，用W/O/W或O/W/O表示。

应用特点如下。

(1) 油类药物与水不能混溶，但制成乳剂后能保证分剂量准确，方便使用。

(2) 分散相（液滴）分散很细，能使药物较快地被吸收而发挥疗效。

(3) 水为分散剂的乳剂能遮盖油性药物的不良臭味，还可加芳香矫味剂使之易于服用。

(4) 能改善药物对皮肤、黏膜的渗透性，促进药物的吸收。

(二) 乳剂的分类

1. 按分散相质点大小分

(1) 普通乳剂　液滴一般为0.4～10μm，为乳白色不透明液体。

(2) 亚乳剂　液滴粒径为0.1～0.5μm的乳剂，如静脉注射乳剂。

(3) 微乳剂　液滴粒径小于0.1μm的乳剂，为透明液体。

2. 按分散相与分散介质性质分

(1) 水包油（O/W）型；

(2) 油包水（W/O）型；

(3) 复合型乳剂分为O/W/O与W/O/W两类。

(三) 常用乳化剂

1. 表面活性剂类乳化剂

表面活性剂类乳化剂分为离子型和非离子型两大类。这类乳化剂乳化能力强，性质稳定。司盘类常作为W/O型乳剂的乳化剂，吐温类常作为O/W型乳剂的乳化剂。

2. 亲水高分子乳化剂

亲水高分子乳化剂由于亲水性较强，能形成O/W型乳剂，多数有较大的黏度，有利于乳剂的稳定。这类乳化剂常用于口服制剂，使用时需加防腐剂。

常用的亲水高分子乳化剂有：卵磷脂，常作为O/W型乳化剂，常用量1%～3%，乳化力较强，纯品可作注射用；阿拉伯胶，黏度较低，制成的乳剂易分层，常与西黄蓍胶、果胶合用；西黄蓍胶，黏度较高，但乳化力较差。

3. 固体粉末乳化剂

一些溶解度小、颗粒细微的固体粉末，乳化时可被吸附于油水界面，形成乳化膜，且不受电解质影响。一般接触角小、易被水润湿的固体粉末可作为O/W乳化剂；接触角大、易被油润湿的固体粉末可作为W/O型乳化剂。

常用的O/W型固体粉末乳化剂有：氢氧化铝、二氧化硅、皂土等。常用的W/O型固体粉末乳化剂有：氢氧化钙、氢氧化锌。

4. 助乳化剂

指与乳化剂合并使用能增加乳剂稳定性的乳化剂。助乳化剂乳化能力一般很弱或无乳化能力，但能提高乳剂的黏度，并能增强乳化膜的强度，防止乳滴合并。

（四）乳化剂的选择

乳化剂的选用应根据分散相与分散介质的性质、乳剂的类型及其稳定性等综合考虑。乳化剂应具备下列条件：具明显的降低界面张力的作用或能迅速吸附在液滴周围形成稠厚的界面膜；使液滴带电荷，形成双电层现象；乳化力强，且不妨碍药物吸收；性质稳定，对酸、碱、盐等电解质及对外界环境影响稳定。

（五）乳剂的制备

1. 干胶法（油中乳化剂法）

干胶法是乳化剂先与油混合，再加入水乳化的方法，即水相加到含乳化剂的油相中。将乳化剂和油置于干燥的乳钵中，研匀，按比例一次性加入纯化水，向同一方向用力研磨，直到出现噼啪声，即成稠厚的初乳，然后边研磨边加水至全量，混匀即得。

胶粉＋油→混合物＋一定量水→初乳（油、水、胶要有一定的比例）

注意：制初乳时，量取油的容器须干燥不沾水，量取水的容器不得带有油腻。添加水量不足或加水过慢，极易形成 W/O 型初乳，而在其后的制备中很难转变为 O/W 型乳剂且极易破裂，一般胶油混合液加水后研磨不到 1min 就能形成良好的初乳，这时在研磨过程中就能听到在黏稠液中油相被撕裂成油小滴而乳化的劈裂声。为完成乳化剂的乳化和稳定，初乳应研磨 1min 以上。

2. 湿胶法（水中乳化剂法）

湿胶法是乳化剂先与水混合，再加入油乳化的方法，即油相加至含乳化剂的水相中。

3. 新生皂法

油相中（植物油）含硬脂酸等有机酸；水相中含氢氧化钠、氢氧化钙、三乙醇胺等碱；两相混合，保持 70~80℃，则可生成新生皂乳化剂，不断搅拌，即形成乳剂。外用的乳剂、乳膏剂主要用此法。以钠肥皂、三乙醇胺皂为乳化剂，可制成 O/W 型乳剂。以钙肥皂为乳化剂，可制成 W/O 型乳剂。

4. 机械法

机械法是将油相、水相、乳化剂混合后用乳化机械制成乳剂。机械法制备乳剂可以不考虑混合顺序，借助于机械提供的强大能量，很容易制成乳剂。

（1）搅拌乳化装置　分为低速搅拌乳化装置和高速搅拌乳化装置。低速搅拌制得的普通乳粒径范围较宽；高速搅拌器在一定范围内，转速越高，搅拌时间越长，乳滴越小。

（2）高压乳匀机　借强大推动力将两相液体通过乳匀机的细孔而形成乳剂。制备时，先用其他方法初步乳化，再用乳匀机乳化。

（3）胶体磨　利用高速旋转的转子和定子之间的缝隙产生强大剪切力使液体乳化，制备出乳剂的质量不如高压乳匀机或超声波乳化机好，可用于制备比较黏的乳剂。

（4）超声波乳化装置　用 10~15kHz 高频振动制备乳剂。乳化时间短，液滴细匀，但因能量大可引起某些药物分解。可制备 O/W 和 W/O 型乳剂。

（六）乳剂中药物的加入方法

乳剂是药物很好的载体，可加入各种药物使其具有治疗作用。药物在乳剂中应尽量分散细小、均匀。如药物溶解于内相，先将药物溶于内相再制成乳剂；如药物溶解于外相，可先将药物溶于外相后再制成乳剂;如药物不溶于内相也不溶于外相时,可用亲和性大的液相研磨药物,再将其制成乳剂;若需先制成初乳,可将溶于外相的药物溶解后再用其稀释初乳;也可用已制成的少量乳剂研磨药物至细,再与乳剂混合均匀。

乳剂制备时药物的加入方法如下。

(1) 水溶性药物　先制成水溶液,在初乳制成后加入。

(2) 油溶性药物　先溶于油,乳化时适当补充乳化剂的用量。

(3) 在油、水中均不溶的固体药物　研成细粉后加入乳剂中。

(4) 大量生产时,根据药物溶解性能,先溶于油或水中,然后将油、水两相混合进行乳化。

(七) 乳剂制备的注意事项

在乳剂制备过程中,油相、水相及乳化剂混合的次序,药物加入的方法以及操作条件与设备等都影响乳剂的形成及其稳定性。

(1) 初乳　水分二次加入,第一次加较少;油、乳化剂全量;最后加水到全量。初乳形成的关键是:要有力、迅速沿同一方向不停地研磨至初乳制成。

(2) 新生皂法是在制乳过程中使油相中的脂肪酸与加入的氢氧化钠等在油、水界面上生成具乳化性能的新生皂,这种新生皂为钙盐时则会形成 W/O 型乳剂,这种方法常用于乳膏剂的制备。

(3) 乳剂初步制备好后,若处方中有足够的乳化剂,可进行均质。均质的目的是为了进一步减小乳滴粒径并增加均匀度,以制备更加优良的乳剂。

(4) 在乳剂制备过程中,常加温搅拌,乳剂形成后应缓慢降温,以免油相骤冷突然凝结或乳剂中组分析出。

(5) 冷却时不宜高速搅拌,以防止液滴聚集。

(6) 除了卵磷脂等能耐受灭菌温度的乳化剂外,一般乳剂不能进行湿热灭菌,如需灭菌的乳剂可用间歇灭菌法。

例3　大豆油乳

【处方】

豆油	6ml	蒸馏水	适量
吐温-80	3ml		共制成 50ml

【制法】

取吐温-80 与豆油置乳钵中,研磨均匀,加入蒸馏水 4ml 研磨,形成初乳。取蒸馏水将初乳分次转移至带刻度的烧杯中,加水至 50ml,搅匀即得。

思 考 题

1. 何谓液体制剂?其有何特点?按分散系统分类可将液体制剂分成哪几类?它们各有哪些特点?

2. 试述药物分散和表面现象的有关基础理论及其在制剂生产上的指导意义。

3. 什么是表面活性剂?其特点和基本性质有哪些?

4. 表面活性剂分为哪几类,最常用的表面活性剂有哪些?它们在中药制剂中有何应用?

5. 什么是乳剂?怎样制备?乳剂制备的注意事项有哪些?

第十章 注射剂的制备技术（附眼用制剂）

第一节 基本知识

一、中药注射剂的含义与特点

中药注射剂是指药材提取、纯化后制成的供注入体内的溶液、乳液以及供临用前配制成溶液的粉末或浓缩液的无菌制剂。

特点：①药效迅速，作用可靠；②适用于不宜口服的药物制剂；③适用于昏迷、不能吞咽或其他消化系统障碍的患者用药；④可使某些药物发挥定时、定位、定向的药效。

但是注射剂使用不便；注射时疼痛；使用不当有一定危险性；制备过程比较复杂，制剂技术和设备要求较高。

二、中药注射剂的分类

中药注射剂可分为注射液、注射用无菌粉末与注射用浓溶液。

(1) 注射液　是指注射入体内的无菌溶液型注射液或乳状液型注射液。可用于肌内注射、静脉注射或静脉滴注等。其中，供静脉注射用的大体积（除另有规定外，一般不小于100ml）注射液也称静脉输液。

(2) 注射用无菌粉末　是指供临用前用适宜的无菌溶液配制成溶液的无菌粉末或无菌块状物。可用适宜的注射用溶剂配制后注射，也可用静脉输液配制后静脉滴注。无菌粉末用冷冻干燥法或喷雾干燥法制得；无菌块状物用冷冻干燥法制得。

(3) 注射用浓溶液　是指临用前稀释供静脉滴注用的无菌浓溶液。

根据医疗上的需要，注射剂的给药途径主要有皮内注射、皮下注射、肌内注射、静脉注射等。其他给药途径还包括脊椎腔注射、动脉注射、脑池内注射、心内注射、关节腔注射、滑膜腔注射、鞘内注射及穴位注射等。注射剂的给药途径不同，其作用特点和质量要求也有差异。

中药注射剂还可按制法分为：有效成分注射剂、有效部位注射剂和复方提取物注射剂。

三、注射剂的附加剂

为了确保注射剂的安全、有效与稳定，注射剂中除主药以外，根据药品的性质还可以加入其他适宜的物质，这些物质统称为"附加剂"。

配制注射剂时，选用的附加剂应有充分的实验研究依据，必须注意，选择的品种与使用的浓度应不影响药物疗效，避免对检验产生干扰，不得引起毒性或过度的刺激。制剂的成品说明书中也应注明附加剂的名称及含量，以便临床医生用药时参考。中药常用的附加剂有如下几种。

(1) 增加主药溶解度的附加剂　这类附加剂包括增溶剂与助溶剂，添加的目的是为了增加主药在溶剂中的溶解度，以达到治疗所需的目的。常用的有：吐温-80（聚山梨酯-80），常用量为 0.5%～1%；胆汁（牛胆汁、猪胆汁、羊胆汁），常用量为 0.5%～1.0%；甘油，常用量一般为 15%～20%。

（2）帮助主药混悬或乳化的附加剂　这类附加剂主要是指助悬剂和乳化剂，添加的目的是为了使注射用助悬剂和注射用乳浊液具有足够的稳定性，保证临床用药的安全有效。常用的有吐温-80、司盘-80、普流罗尼克（pluronic）F-68、卵磷脂、豆磷脂等，后三种还可用于静脉注射用乳浊液的制备。

（3）防止主药氧化的附加剂　这类附加剂包括抗氧剂、惰性气体和金属络合剂，添加的目的是为了防止注射剂中由于主药的氧化产生的不稳定现象。常用的抗氧剂有亚硫酸钠、亚硫酸氢钠和焦亚硫酸钠，一般浓度为 0.1%～0.2%。常用的惰性气体有 N_2 或 CO_2。常用的金属络合剂有乙二胺四乙酸（ETDA）、乙二胺四乙酸二钠（EDTA-Na_2）等，常用量为 0.03%～0.05%。

（4）调节渗透压的附加剂　常用的渗透压调节剂有氯化钠、葡萄糖等。渗透压的调控方法有冰点降低数据法和氯化钠等渗当量法。

（5）调节 pH 值的附加剂　这类附加剂包括酸、碱和缓冲剂，添加的目的是为了减少注射剂由于 pH 值不当而对机体造成局部刺激，增加药液的稳定性以及加快药液的吸收。常用的 pH 值调整剂有盐酸、枸橼酸、氢氧化钾（钠）、枸橼酸钠及缓冲剂磷酸二氢钠和磷酸氢二钠等。

（6）抑制微生物增殖的附加剂　这类附加剂也称为抑菌剂，添加的目的是防止注射剂制备过程中或多次使用过程中微生物的污染和生长繁殖。一般多剂量注射剂、无菌操作法制备的注射剂，均需加入一定量的抑菌剂，以确保用药安全。而用于静脉注射或脊椎腔注射的注射剂一律不得添加抑菌剂，剂量超过 5ml 的注射液在选用添加抑菌剂时，应当特别审慎。常用的抑菌剂有 0.5%苯酚、0.3%甲酚、0.5%三氯叔丁醇等。

（7）减轻疼痛与刺激的附加剂　这类附加剂也称为止痛剂，添加的目的是为了减轻使用注射剂时由于药物本身对机体产生的刺激或其他原因引起的疼痛。常用的减轻疼痛的附加剂有：苯甲醇（常用量为 1%～2%）；盐酸普鲁卡因（常用量为 0.2%～1%，使用时作用时间较短，一般可维持 1～2h，在碱性溶液中易析出沉淀，个别患者注射时可出现过敏反应，应予以注意）；三氯叔丁醇（常用量为 0.3%～1%，既有止痛作用，又有抑菌作用）；盐酸利多卡因（常用量为 0.2%～0.5%，止痛作用比普鲁卡因强，作用也较持久，而且过敏反应的发生率低）。

第二节　注射剂中热原的控制与除去技术

热原是指能引起恒温动物体温异常升高的致热物质，广义的热原包括细菌性热原、内源性高分子热原、内源性低分子热原及化学性热源等，药剂学上的"热原"通常是指细菌性热原，是微生物产生的代谢产物。大多数细菌和许多霉菌甚至病毒都能产生热原，致热能力最强的是革兰阴性杆菌所产生的热原。中药注射剂中应注意化学性热原。

微生物代谢产物中内毒素是产生热原反应的最主要致热物质。内毒素是由磷脂、脂多糖和蛋白质所组成的复合物，存在于细菌的细胞膜与固体膜之间，其中脂多糖是内毒素的主要成分，具有特别强的致热活性。不同的菌种脂多糖的化学组成也有差异，一般脂多糖的分子量越大其致热作用也越强。

含有热原的注射剂，特别是输液注入人体，大约 0.5h 以后，就会使人体产生发冷、寒战、体温升高、身痛、发汗、恶心呕吐等不良反应,有时体温可升至40℃左右,严重者有时还会出现昏迷、虚脱,甚至危及生命,临床上称上述现象为"热原反应"。

一、注射剂污染热原的途径

(1) 由溶剂带入　这是注射剂出现热原的主要原因。配制注射剂应使用新鲜制备的溶剂。

(2) 由原辅料带入　原辅料本身质量不佳、贮藏时间过长或包装不符合要求甚至破损,提取处理的条件不当,均能受到微生物污染而导致热原产生。应用时应加以注意。

(3) 由容器或用具带入　制备注射剂时,在相关工艺过程中涉及的用具、器皿、管道以及容器,均应按规定的操作规程作清洁或灭菌处理,符合要求后方能使用。

(4) 由制备过程带入　注射剂制备过程中由于生产环境达不到规定要求,工作人员未能严格执行操作规程,产品原料投入到成品产出的时间过长,产品灌封后没有及时灭菌或灭菌不彻底,这些原因都会增加微生物的污染机会而产生热原。因此,在注射剂制备的各个环节,都必须注意避菌操作,尽可能缩短生产周期。

(5) 由使用过程带入　由于注射器具的污染造成的不良后果。注射剂尤其是输液剂在临床使用时所用的相关器具,必须做到无菌无热原。

二、热原的除去方法

(一) 药液或溶剂中热原的除去方法

(1) 吸附法　活性炭是常用的吸附剂,用量一般为溶液体积的0.1%～0.5%。使用时,将一定量的针用活性炭加入溶液中,煮沸,搅拌15min即能除去液体中大部分热原。活性炭的吸附作用强,除了吸附热原外,还有脱色、助滤作用。但由于用活性炭处理吸附热原,也会吸附溶液中的药物成分,如生物碱、黄酮等,故应注意控制使用量。此外也有活性炭与硅藻土配合应用者,吸附除去热原的效果良好。

(2) 超滤法　用于超滤的高分子薄膜孔径可控制在50nm以下,其滤过速度快,除热原效果明显。国内报道,采用醋酸纤维素超滤膜处理含有热原的溶液,结果显示,除去热原的效果可靠。

(二) 容器中热原的除去方法

(1) 高温法　对于耐高温的容器、用具,如注射用针筒及其他玻璃器皿,在洗涤干燥后,经180℃加热2h或250℃加热30min,可以破坏热原。

(2) 酸碱法　对于耐酸碱的玻璃容器、瓷器或塑料制品,用强酸强碱溶液处理,可有效地破坏热原,常用的酸碱液为重铬酸钾-浓硫酸洗液、硝酸-浓硫酸洗液或稀氢氧化钠溶液。

上述方法可分别除去注射剂溶液中或容器上的热原,应根据实际情况合理选用。尤其应当在注射剂制备过程中,采取有效的综合措施,从预防热原的污染着手,以真正确保临床用药的安全。欲使注射剂符合热原标准,就要对其生产的全过程进行严格把关,最大限度地降低注射剂中的细菌含量。因此,必须按GMP要求制定注射剂生产车间标准、原料标准、溶剂标准及岗位操作标准(SOP),并严格按此标准执行。

三、热原的检查方法

热原是由蛋白质与磷脂多糖组成的高分子复合物,该复合物常因菌种不同而有明显差异,分子量无法恒定,故至今还没有用于热原检查的化学方法。热原的检查方法《中国药典》2010版规定用家兔致热实验法进行检查。

家兔致热实验法是将一定剂量的供试品,静脉注入家兔体内,在规定的时间内,观察家兔体温升高的情况,以判断供试品中所含热原的限度是否符合规定。

第三节 注射剂溶剂的制备技术

一、注射用水

《中国药典》2010版规定注射用水为纯化水经蒸馏所得的水,其质量应符合注射用水的规定。为保证注射用水的质量,必须随时监控蒸馏法制备注射用水的各生产环节,定期清洗与消毒注射用水制造与输送设备。经检验合格的注射用水方可收集,可在80℃以上保温或70℃以上保温循环或4℃以下的状态下存放,并在制备后12h内使用。

(一)纯化水的制备

经检查符合《生活饮用水卫生标准》的饮用水,可采用蒸馏法、离子交换法、反渗透法等方法制备纯化水。

1. 离子交换法

本法制得的水化学纯度高,设备简单,节约燃料和冷却水,成本低,本法是通过离子交换树脂完成的。

目前,常用的离子交换树脂有两种,一种是732型苯乙烯强酸性阳离子交换树脂,其极性基团是磺酸基,解离度大,酸性强,在酸性或碱性溶液中均能起交换反应,除去水中的阳离子,这类树脂可用简化式 $RSO_3^- H^+$ 和 $RSO_3^- Na^+$ 表示,前者称为氢型,后者称为钠型,钠型为出厂形式。另一种是717型苯乙烯强碱性阴离子交换树脂,其极性基团是季铵基团,解离度大,碱性强,在酸性或碱性溶液中也均能起交换反应,除去水中的阴离子(强酸根与弱酸根),这类树脂可用简化式 $R-N^+(CH_3)_3OH^-$ 和 $R-N^+(CH_3)_3Cl^-$ 表示,前者称为OH型,后者称为氯型,氯型为出厂形式。

其基本原理是,当水通过阳离子交换树脂时,水中阳离子被树脂所吸附,树脂上的阳离子 H^+ 被置换到水中,并和水中的阴离子组成相应的无机酸。含无机酸的水通过阴离子交换树脂时,水中阴离子被树脂所吸附,树脂上的阴离子 OH^- 被置换到水中,并和水中的 H^+ 结合成水。

离子交换法净化处理原水的工艺,一般可采用阳床、阴床、混合床的串联组合形式,即通过阳离子交换树脂柱—阴离子交换树脂柱—阳、阴离子交换树脂混合柱的联合床系统,如图10-1所示。

混合床为阳树脂和阴树脂以一定比例混合而成。

上述联合床系统在实际生产中普遍应用。当原水中碱度较高(≥50mg/L)时,可在阳床后加一脱气塔,将经过阳树脂的酸性水中所含的 CO_2 除去,以减轻阴离子交换树脂的负担;当原水中 SO_4^{2-}、Cl^- 等强酸根含量较高(≥100mg/L)时,可在阴床前加用弱酸型阴离子交换树脂柱,以除去大部分强酸根离子,延长强碱型阴离子交换树脂的使用时间。

一般自来水通过上述离子交换树脂联合床系统的处理,可除去水中绝大部分的阳离子与阴离子,对于热原与细菌也有一定的清除作用。目前生产过程中,通常通过测定比电阻来控

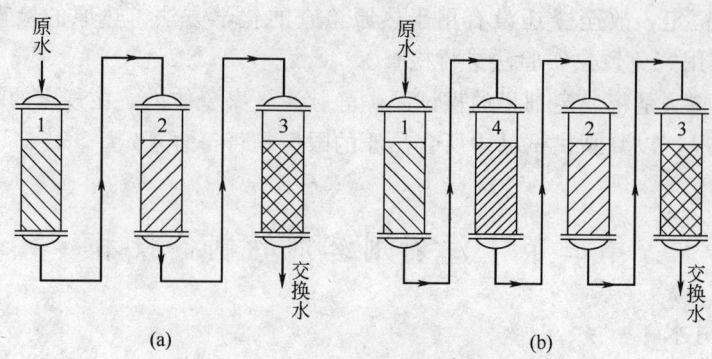

图 10-1 离子交换树脂联合床系统示意
1—强酸性阳树脂交换柱；2—强碱性阴树脂交换柱；
3—强酸强碱混合树脂交换柱；4—弱碱性阴树脂交换柱

制去离子水的质量,一般要求比电阻值在 $1\times10^6\Omega\cdot cm$ 以上,测定比电阻的仪器常用 DDS-Ⅱ型电导仪。

2. 反渗透法

反渗透是 20 世纪 60 年代发展起来的新技术。1975 年《美国药典》19 版首次收载,将该方法作为制备注射用水的法定方法之一。反渗透法制备纯化水,具有耗能低、水质好、设备使用与保养方便等优点,目前国内也有进行相关研究的报道。

当两种不同浓度的水溶液（如纯水和盐溶液）用半透膜隔开时,稀溶液中的水分子通过半透膜向浓溶液一侧自发流动,这种现象叫渗透。由于半透膜只允许水通过,而不允许溶解性固体通过,因而渗透作用的结果,必然使浓溶液一侧的液面逐渐升高,水柱静压不断增大,达到一定程度时,液面不再上升,渗透达到动态平衡,这时浓溶液与稀溶液之间的水柱静压差即为渗透压。若在浓溶液一侧加压,当此压力超过渗透压时,浓溶液中的水可向稀溶液作反向渗透流动,这种现象称为反渗透,反渗透的结果能使水从浓溶液中分离出来。用反渗透法制备纯化水,常选择的反渗透膜有醋酸纤维素膜和聚酰胺膜,膜孔大小在 0.5～10nm 之间。由于反渗透膜的种类不同,其作用机制也有差异。

（二）注射用水的制备

蒸馏法制备注射用水是《中国药典》规定的制备注射用水的方法。制得的注射用水质量可靠,但制备过程耗能较多。蒸馏法制备注射用水是将纯化水先加热至沸腾,使之汽化为蒸汽,然后将蒸汽冷凝成液体。汽化过程中,水中含有的易挥发性物质挥发逸出。而含有的不挥发杂质及热原,仍然留在残液中,因而经冷凝得到的液体为纯净的蒸馏水。经两次蒸馏的重蒸馏水不含有热原,可作为注射用水。

蒸馏法制备注射用水的蒸馏设备,主要有下列几种。

1. 塔式与亭式蒸馏水器

两种蒸馏水器的结构类同,主要由蒸发锅、隔沫器（也称挡板）和冷凝器 3 部分组成。亭式蒸馏水器因出水量低,水质不够稳定,已很少使用。目前常用的是塔式蒸馏水器,其基本结构如图 10-2 所示。塔式蒸馏水器的生产能力大,并有多种不同规格,其生产能力为 50～200L/h,可根据需要选用。

2. 多效蒸馏水器

多效蒸馏水器的最大特点是节能效果显著,热效率高,能耗仅为单蒸馏水器的 1/3,并

第十章 注射剂的制备技术（附眼用制剂）

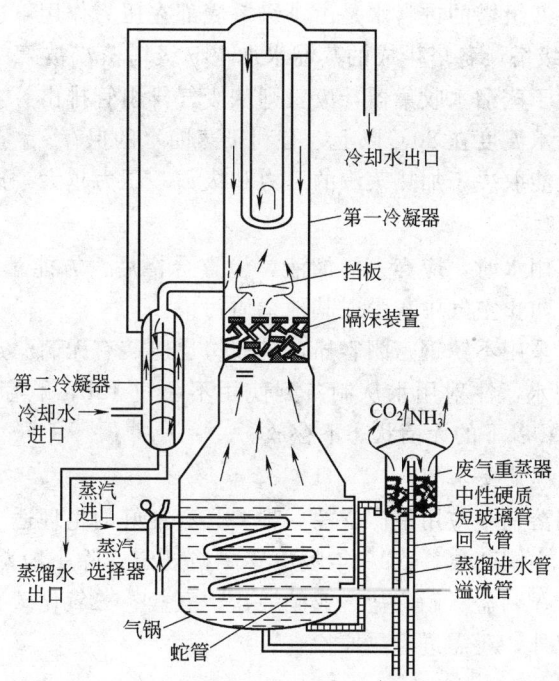

图 10-2 塔式蒸馏水器结构示意

且出水快、纯度高、水质稳定，配有自动控制系统，成为目前药品生产企业制备注射用水的重要设备。其基本结构如图 10-3 所示。

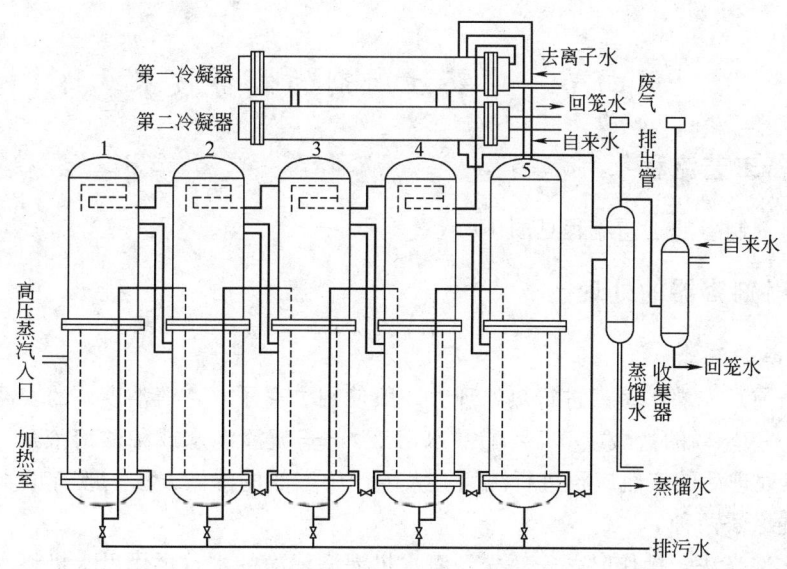

图 10-3 多效蒸馏水器结构

多效蒸馏水器由 5 只圆柱形蒸馏塔和冷凝器及一些控制元件组成。在前四级塔内装有盘管，并互相串联起来，蒸馏时，进料水（一般为去离子水）先进入冷凝器，由塔 5 进来的蒸汽预热，然后依次进入 4 级塔、3 级塔、2 级塔、1 级塔，此时进料水温度达到 130℃ 或更高，在 1 级塔内，进料水在加热时再次受到高压蒸汽加热，一方面蒸汽本身被冷凝为回笼水，另一方面进料水迅速被蒸发，蒸发的蒸汽进入 2 级塔加热室供 2 级塔作为热源，并在其底部冷凝为蒸馏水,而 2 级塔的进料水是由 1 级塔底部在压力作用下进入。同样的方法供给了 3 级塔、4 级塔和 5 级塔,各塔生成的蒸馏水加上 5 级塔蒸汽被第一、第二冷凝器冷凝后生成的蒸馏水,都汇集于蒸馏水收集器,废气则从废气排出管排出。

多效蒸馏水器的出水温度在 80℃以上,有利于蒸馏水的保存。

多效蒸馏水器的性能取决于加热蒸汽的压力和级数,压力越大,产量越高,效数越多。

(三)注射用水的贮存

用蒸馏法制备注射用水时,应弃去初馏液,检查合格后,方能正式收集。收集过程中,应采用密闭收集系统,防止空气中灰尘或其他杂质污染。

注射用水的贮存要采用不锈钢密闭容器,排气口也应装有无菌滤过器。配制注射剂,应采用新鲜制备的注射用水,注射用水从制备到使用不超过 12h,贮存时一般在 80℃以上保温、65℃保温循环或 4℃以下的无菌状态下存放。

(四)注射用水的质量要求

注射用水是注射剂溶剂中应用最广泛的一种,具有良好的生理适应性与对化学物质的溶解性,其质量要求在《中国药典》2010 年版中有严格规定。除一般蒸馏水的检查项目如酸碱度、氯化物、硫酸盐、钙盐、硝酸盐、亚硝酸盐、氨盐、二氧化碳、易氧化物、不挥发物及重金属等应符合规定外,还需进行热原检查。

二、其他溶剂

对于不溶或难溶于水,或在水溶液中不稳定又不溶于油的药物,可选用非水溶剂制备注射剂,常用的有乙醇、甘油、丙二醇、聚乙二醇(PEG)等。

第四节　中药注射剂的制备技术

一、制备工艺流程

中药注射剂制备的工艺流程见图 10-4。

二、注射剂容器的处理

(一)安瓿的洗涤

安瓿洗涤前,先灌水蒸煮进行热处理。一般使用去离子水,清洁度差的安瓿可用稀酸溶液(如 0.1%~0.5%的盐酸或 0.5%醋酸水溶液),安瓿灌满水或稀酸溶液后,以 100℃蒸煮 30min,热处理后的安瓿应再进行洗涤。大生产中安瓿的洗涤方法一般有甩水洗涤法和加压喷射气水洗涤法两种。

(1)甩水洗涤法　操作时,安瓿先经灌水机灌满滤净的水,再用甩水机将水甩出,如此反复 3 次左右,即可达到清洗目的。甩水洗涤法一般适用于 5ml 以下安瓿的清洗。

(2)加压喷射气水洗涤法　本法是目前生产过程中认为较好的洗瓶方法,常用于大安瓿的洗涤。操作时,利用已滤净的蒸馏水与已滤净的压缩空气通过针头喷入安瓿内交替喷射洗涤,按气—水—气—水—气顺序,冲洗 4~8 次,即可达到洗涤目的。

(二)安瓿的干燥与灭菌

安瓿一般可在烘箱中用 120~140℃干燥 2h 以上。灌装灭菌操作的药物或低温灭菌的药

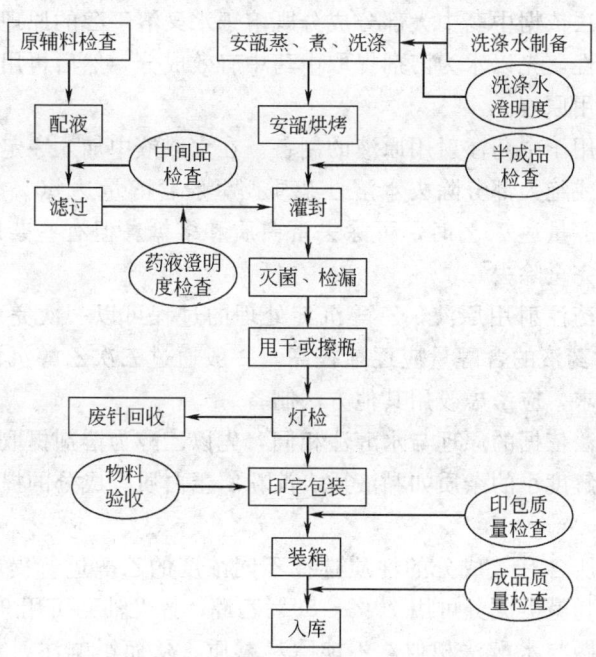

图 10-4 中药注射剂制备的工艺流程

物,安瓿则需用 150~170℃干热灭菌 1h。

工厂大生产中,现在多采用隧道式烘箱进行安瓿的干燥,此设备主要由红外线发射装置与安瓿自动传递装置两部分组成,隧道内平均温度在 200℃左右,一般容器小的安瓿 10 多分钟即可烘干,可连续化生产。

此外,还有一种电热红外线隧道式自动干燥灭菌机,附有局部层流装置,安瓿在连续的层流洁净空气保护下,经过 350℃的高温,很快达到干热灭菌的目的,洁净程度很高。

经灭菌处理的空安瓿应妥善保管,存放空间应有洁净空气保护,存放时间不应超过 24h。

三、中药注射用原液的制备

(一) 提取与纯化的方法

(1) 蒸馏法　适用于处方组成中有含挥发油或其他挥发性成分的药物。

必要时可以将收集得到的蒸馏液再蒸馏一次,以提高馏出液中挥发性成分的纯度或浓度,收集重蒸馏液至规定量,即可作为注射用原液供配制注射剂用。蒸馏的次数不宜过多,以免操作过程中,受热时间过长,导致某些挥发性成分的氧化或分解,影响药效。

中药中挥发油含量较高时,蒸馏液中往往有较多挥发油析出,浮在液面或沉于底部,此时可根据实际情况,用适当方法将挥发油分离,或改用挥发油收集装置直接提取挥发油,并以挥发油为原液配制注射剂。这种方法配制的注射剂可使成品中挥发性成分的含量差异减小。

若制得的挥发油饱和水溶液澄明度较差时,可加少量精制滑石粉或硅藻土吸附并滤过,使溶液澄清,也可考虑添加适量增溶剂如吐温-80 增溶。

蒸馏法制得的原液,一般不含或少含电解质,渗透压偏低,如直接配制注射剂,需加入适量的氯化钠调整渗透压。

(2) 水醇法 本法依据中药中大部分成分既溶于水又溶于醇的原理,利用其在水中或乙醇中不同溶解度的特性,先以水为溶剂提取中药中有效成分,然后再用不同浓度的乙醇除去杂质,纯化制成注射用原液。

水醇法较普遍地用于中药注射用原液的制备。在水煎液中加入一定量的乙醇,调整至适当的浓度,即可部分或绝大部分除去水溶性杂质。一般含醇量达50%～60%时可沉淀除去淀粉、无机盐等,含醇量达75%时,可除去蛋白质和多糖。但有些杂质成分如鞣质、水溶性色素、树脂等不易完全除去。

用水醇法制备中药注射用原液,乙醇沉淀处理的过程可以一次完成,也可以反复处理2～3次,每次处理时药液的含醇量应逐渐提高,一般通过三次乙醇沉淀处理,原液还不能达到配制注射液的要求,应考虑改用其他方法制备。

(3) 醇水法 本法依据的原理与水醇法相同,先以乙醇为溶剂提取中药中的相关成分可显著减少某些醇中溶解度小的杂质如黏液质、淀粉、蛋白质等成分的提出,有利于提取的进一步纯化与精制。

本法应根据药物所含有效成分的性质选择不同浓度的乙醇进行提取,如苷类成分可用60%～70%乙醇,生物碱类成分可用70%～80%乙醇,挥发油则可用90%以上乙醇。

醇水法存在的问题与水醇法相似,不能除尽鞣质,从而影响注射剂成品的澄明度。同时,醇水法提取时,由于中药中脂溶性色素溶解较多,常使制成的原液色泽较深。

(4) 双提法 本法是蒸馏法和水醇法的结合。中药复方中所含药物成分的性质各异,要同时保留药物的挥发性成分和非挥发性成分,选用双提法较为适宜。

首先提取中药中的挥发性成分,再根据中药所含不同成分的性质,用不同的溶剂提取其他的成分。

(二) 鞣质的除去方法

(1) 明胶沉淀法 本法利用蛋白质可与鞣质在水溶液中形成不溶性鞣酸蛋白沉淀而除去鞣质。具体操作时,一般可在中药提取液中,加适量2%～5%的明胶溶液,边加边搅拌,直至溶液中不再产生明显沉淀为止,静置滤过,滤液适当浓缩,加乙醇使含醇量达75%以上,以沉淀滤除溶液中存在的过量明胶。

研究表明,溶液的pH值在4～5时,鞣质与蛋白质反应最完全,所以反应最好选择在此pH值条件进行。操作中也可加明胶后不滤过直接加乙醇处理,称之为改良明胶法,该法可降低明胶对中药中黄酮类成分和蒽醌类成分的吸附作用,使相关成分的损失量减少。

(2) 醇溶液调pH法 一般在中药水提浓缩液中加入适量乙醇,使溶液的含醇量达80%以上,放置冷藏,滤除沉淀,再用40%氢氧化钠溶液调节滤液pH值至8,滤液中的鞣质因生成钠盐不溶于醇而析出,再次放置滤除沉淀即可。此法除鞣质较完全,醇浓度与pH值越高,鞣质除去越多。但也应注意,中药中其他有效成分若也能与氢氧化钠反应成盐,则同样产生沉淀而被除去,故醇溶液调pH值不宜超过8。

(3) 聚酰胺吸附法 本法是利用聚酰胺分子内存在的酰胺键,对酚类化合物具有较强的吸附作用而吸附除去鞣质。具体操作时,一般在中药水提浓缩液中,加适量乙醇除去蛋白质、多糖,然后将此醇溶液通过聚酰胺柱,醇溶液中的鞣质因其分子中的羟基与酰胺键形成氢键而被牢固吸附。

应当注意,聚酰胺分子内存在的酰胺键与硝基化合物、酸类成分、醌类成分也都能形成氢键,而同样产生吸附作用。因此,必须考虑应用聚酰胺吸附法可能对中药注射用原液中其他有效成分产生的影响。

（4）其他方法　根据实际情况，除去鞣质还可采用酸性水溶液沉淀法、超滤法、铅盐沉淀法等。

四、注射液的配制与滤过

（一）注射液的配制

（1）原料投料量的计算　以中药的有效成分或有效部位投料时，按规定浓度或限（幅）度计算投料量；以总提取物投料时，可按提取物中指标成分含量限（幅）度计算投料量。在注射剂配制后，因受灭菌条件的影响，其中可测成分的含量若下降，则应根据实际需要，适当增加投料量。

以往当原料中有效成分不明确或无指标成分可测定时，可用药材比量法表示注射液浓度，即以每毫升相当于原药材多少克表示，但这种表示方法不能用于新开发的注射剂品种。

（2）配液用具的选择与处理　配液用具必须采用化学稳定性好的材料制成，如玻璃、搪瓷、不锈钢、耐酸耐碱陶瓷及无毒聚氯乙烯、聚乙烯塑料等。一般塑料不能耐热，高温易变形软化，铝质容器稳定性差，均不宜使用。

配液用具在使用前要用洗涤剂或清洁液处理，洗净并沥干。临用时，用新鲜注射用水洗或灭菌后备用。每次用具使用后，均应及时清洗，玻璃容器中也可加入少量硫酸清洁液或75%乙醇放置，以免长菌，使用时再按规定方法清洗。

（3）配液方法　小量配制注射液时，一般可在中性硬质玻璃容器或搪瓷桶中进行。大量生产时，常以带有蒸汽夹层装置的配液锅为容器配制注射液。

配液方式有两种。一种是稀配法，即将原料加入所需的溶剂中一次配成注射剂所需浓度，本法适用于原料质量好、小剂量注射剂的配制；另一种是浓配法，即将原料先加入部分溶剂配成浓溶液，加热溶解滤过后，再将全部溶剂加入滤液中，使其达到注射剂规定浓度。本法适用于原料质量一般、大剂量注射剂的配制。为保证质量，浓配法配成的药物浓溶液也可用热处理冷藏法处理，经处理后的浓溶液滤过后，再加入全部溶剂量。

若处方中几种原料的性质不同，溶解要求有差异，配液时也可分别溶解后再混合，最后加溶剂至规定量。

有些注射液由于色泽或澄明度的原因，配制时需加活性炭处理，活性炭有较好的吸附、脱色、助滤及除杂质作用，能提高药液澄明度和改善色泽。应用时，常把注射用规格的活性炭，加入药液中加热煮沸一定时间，并适当搅拌，稍冷后即滤过。但必须注意，针用活性炭使用前应在150℃干燥3～4h，进行活化处理，一般用量为0.1%～1%，同时也不能忽视活性炭可能对有效成分的吸附，从而影响药物含量的问题，要经过实验比较研究，才能评价其使用效果。

药液配制后，应进行半成品质量检查，检查项目主要包括pH值、相关成分含量等，检验合格后才能进一步滤过和灌封。

（二）注射液的滤过

（1）高位静压滤过装置　此种装置如图10-5所示，在生产量不大，缺乏加压或减压设备的情况下应用。特别是在楼房里生产更为

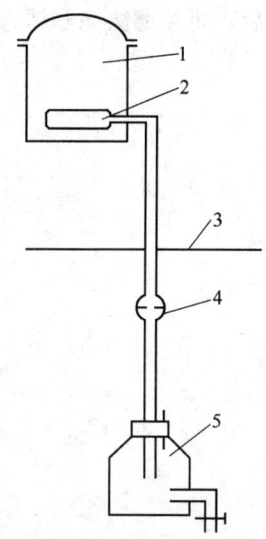

图10-5　高位静压滤过装置示意

1—配液缸；2—滤过棒；
3—楼板；4—垂熔滤球G_3；
5—贮液瓶

合适,配制药液在楼上,灌封在楼下,利用药液本身的静压差在管道中进行滤过,该法压力稳定,滤过质量好,但滤速较慢。

(2) 减压滤过装置　此种装置适用于各种滤器,设备要求简单,但压力不够稳定,操作不当,易引起滤层松动,直接影响滤过质量。一般可采用减压连续滤过装置,如图10-6所示。

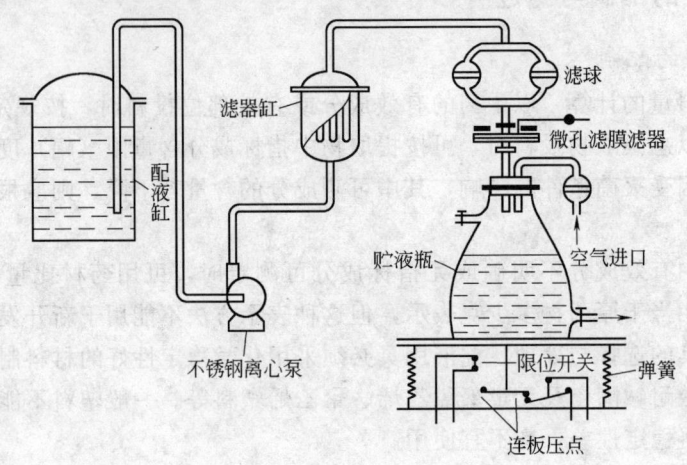

图10-6　减压连续滤过装置

该装置的整个系统都处于密闭状态,滤过的药液不易被污染,但必须注意进入滤过系统中的空气也应当经过滤过。

(3) 加压滤过装置　此种装置在药厂大生产时普遍采用,其特点是压力稳定、滤速快,由于全部装置保持正压,操作过程对滤层的影响较小,外界空气不易漏入滤过系统,滤过质量好而且稳定。加压滤过装置如图10-7所示。装置中采用离心泵和压滤器等耐压设备,适合于配液、滤过及灌封等工序在同一平面使用。操作时,注射液经砂滤棒或垂熔玻璃球预滤后,再经薄膜滤器精滤。工作压一般为98.1~147.15kPa。

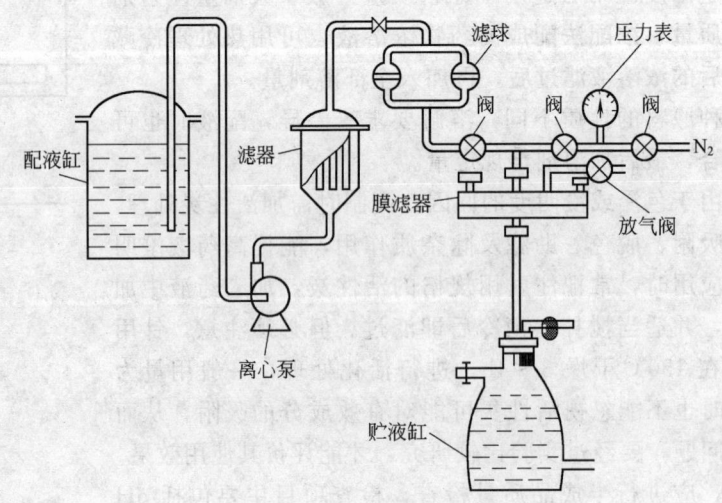

图10-7　加压滤过装置

五、注射液的灌封

注射剂的灌封包括药液的灌注与容器的封口,这两部分操作应在同一室内进行,操作室的环境要严格控制,达到尽可能高的洁净度(如100级)。注射液滤过后,经检查合格应立即灌装和封口,以避免污染。

(一)注射液的灌装

药液的灌装,力求做到剂量准确,药液不沾瓶颈口,不受污染。灌装标示装量不大于50ml的注射剂时,应按规定适当增加装量,以补偿注射剂使用时药液在容器壁黏附和注射器及针头吸留而造成的药量损失。除另有规定外,多剂量包装的注射剂,每一容器的装量不得超过10次注射量,增加量应能保证每次注射量。

为使药液量灌装准确,每次灌注前,必须用精确的量筒校正灌注器的容量,并试灌若干次,然后按《中国药典》2010年版附录注射液装量检查法检查,符合装量规定后再正式灌装。大生产时,药液的灌装多在自动灌封机上进行,灌装与封口由机械联动完成。

(二)安瓿的封口

容器灌药液后,应立即进行封口。安瓿封口要做到严密不漏气,顶端圆整、光滑、无尖头或小泡。为保证封口的质量,现封口方法一般均采用拉封技术。机器熔封由安瓿自动灌封机完成,操作方便,生产效率高。

为了进一步提高注射剂生产的质量与效率,我国已设计制成多种规格的洗、灌、封联动机和割、洗、灌、封联动机,该机器将多个生产工序在一台机器上联动完成。常见的洗灌封联动机的结构如图10-8所示。

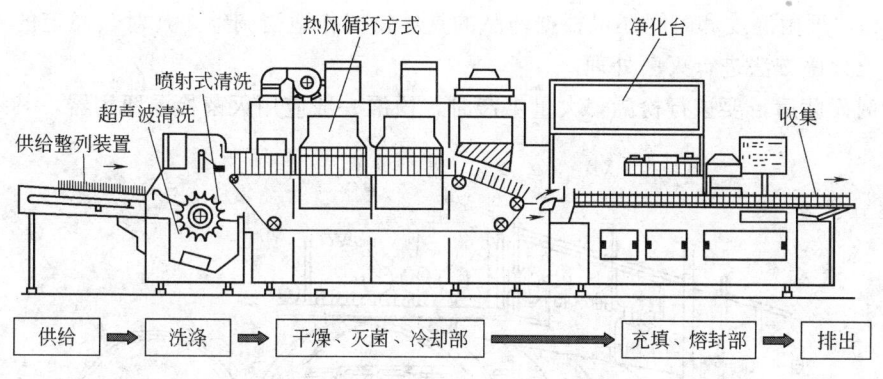

图10-8 洗灌封联动机结构示意

洗灌封联动机在实际生产中的应用,不仅可以将注射剂生产过程中受污染的可能性降低,提高产品质量和生产效率,同时也可使生产车间的布局更为合理,生产环境与生产过程的控制更加方便。

注射剂灌装与封口过程中,对于一些主药遇空气易氧化的产品,还要通入惰性气体以置换安瓿中的空气。常用的惰性气体有氮气和二氧化碳。高纯度的氮气可不经处理直接应用,纯度差的氮气以及二氧化碳必须经过处理纯化后才能应用。通气时,1~2ml的安瓿可先灌装药液后通气;5~10ml安瓿应先通气,后灌装药液,最后再通气。若多台灌封机同时生产使用时,为保证产品通气均匀一致,应先将气体通入缓冲缸,使压力均匀稳定,再分别通入各台灌封机,各台机器上也应有气体压力测定装置,用以控制调节气体压力。惰性气体的选择,要根据药物品种而确定,一般以氮气为好,二氧化碳易使安瓿爆裂,同时有些碱性药液或钙制剂,也会同二氧化碳发生反应,选用时应注意。

灌装与封口过程中，因操作方法或生产设备的原因，常可能出现如下问题。

（1）灌装剂量不准确，可能是剂量调节装置的螺丝松动。

（2）安瓿封口不严密，出现毛细孔，通常是熔封火焰的强度不够。

（3）安瓿出现大头（鼓泡）或瘪头现象，前者多是火焰太强，后者则是安瓿受热不均匀。

（4）安瓿产生焦头，往往是药液灌装时沾染瓶颈所致，其原因可能是药液灌装太急，溅起的药液黏附在瓶颈壁上；灌装针头往安瓿中注药后未能及时回药，尖端还带有药液水珠，粘于瓶颈；灌装针头安装位置不正，尤其是安瓿口粗细不匀，注药时药液沾壁；压药与针头打药的动作配合不好，造成针头刚进瓶口就注药或针头临出瓶口才注完药液；针头升降轴不够润滑，针头起落迟缓等。

上述问题的存在，均会影响注射剂的质量，应根据具体情况，分析原因，改进操作方法或调整设备运行状态，从根本上解决问题。

六、注射剂的灭菌与检漏

灌封后的注射剂应及时灭菌。一般注射剂的配制到灭菌，应在12h内完成。灭菌方法和条件主要根据药物的性质选择确定，其原则是既要保持注射剂中相关药物的稳定，又必须保证成品达到完全无菌的要求，必要时可采取几种灭菌方法联用。在避菌条件较好的情况下生产的注射剂，一般1～5ml的安瓿可用流通蒸汽100℃灭菌30min，10～20ml的安瓿100℃灭菌45min，灭菌温度和时间还可根据药品的具体情况作适当调整。凡对热稳定的产品，也可采用热压灭菌方法进行灭菌处理。

注射剂灭菌后，要进行检漏，大量生产时，检漏一般应用灭菌检漏两用器，其结构如图10-9所示。

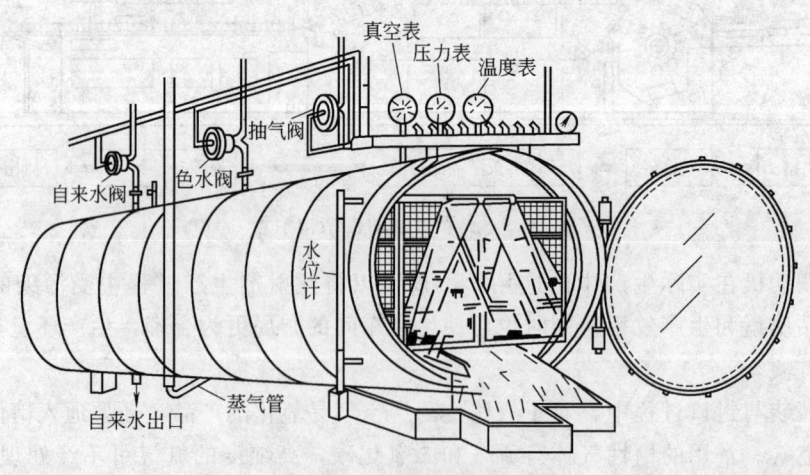

图10-9 灭菌检漏两用器

使用灭菌检漏两用器，在灭菌过程完成后，可稍开锅门，从进水管放进冷水淋洗安瓿使温度降低，然后密闭锅门并抽气使灭菌器内压力逐渐降低。此时安瓿如有漏气，安瓿内的空气也会随之被抽出，当真空度达到85.12～90.44kPa时，停止抽气，将有色溶液（如0.05%曙红或酸性大红G溶液）吸入灭菌锅中，待有色溶液浸没安瓿后，关闭色水阀，开放气阀，并把有色溶液抽回贮液器中，开启锅门，将锅内注射剂取出，淋洗后检查，即可剔除带色的漏气安瓿。小量生产时，也可在灭菌过程完成后，立即将注射剂取出，放置于适当的容器中，趁热将有色溶液加到容器内，使安瓿因遇冷而降低内部压力，有色溶液即可从毛细孔或裂缝中进入安瓿而使漏气安瓿检出。

此外也可将安瓿倒置或横放于灭菌器内，在升温灭菌时，安瓿内部空气受热膨胀形成正压，药液则从漏气安瓿顶端的毛细孔或裂缝中压出，灭菌结束后变成空安瓿而被检出剔除。该法灭菌与检漏同时进行，方法简便实用，可酌情选择。

七、注射剂的质量检查

由于注射剂直接注入机体，所以必须严格控制注射剂的质量，要求药效确切，使用安全，质量稳定。产品在生产、贮藏及使用过程中，除制剂中主药含量应合格外，还应进行下列项目检查。

(1) 澄明度检查　溶液型注射液应澄明；乳液型注射液应稳定，不得有相分离现象，不得用于椎管注射，静脉用乳液型注射液分散相球粒的粒度90%应在1μm以下，不得有大于5μm的球粒。静脉输液应尽可能与血液等渗。

(2) 装量　注射液和注射用浓溶液装量应符合下列规定。

标示量不大于2ml者取供试品5支，2～50ml者取供试品3支，开启时注意避免损失，将内容物分别用相应体积的干燥注射器及注射针头抽尽，然后注入经标化的量具内（量具的大小应使待测体积至少占其额定体积的40%），在室温下检视。测定油溶液的装量时，应先加温摇匀，再用干燥注射器及注射针头抽尽后，同前法操作，放冷，检视。每支的装量均不得少于标示量。

标示量为50ml以上的注射液及注射用浓溶液照《中国药典》2010年版一部附录Ⅻ C"最低装量检查法"（附录Ⅻ C）检查，应符合规定。

(3) 装量差异　按《中国药典》2010年版一部附录Ⅰ U 的检查方法进行检查，应符合规定。

(4) 可见异物　按《中国药典》2010年版一部"可见异物检查法"（附录Ⅺ C）检查，应符合规定。

(5) 不溶性微粒　除另有规定外，溶液型静脉用注射液、溶液型静脉用注射用灭菌粉末及注射用浓溶液，照《中国药典》2010年版一部"注射剂中不溶性微粒检查法"（附录Ⅸ R）检查，应符合有关规定。

(6) 无菌检查　按《中国药典》2010年版一部"无菌检查法"（附录ⅩⅢ B）检查，应符合规定。

(7) 热原或细菌内毒素检查　用于静脉的注射剂按各品种项下的规定，照《中国药典》2010年版一部"热原检查法"（附录ⅩⅢ A）或"细菌内毒素检查法"（附录ⅩⅢ D）检查，应符合规定。

八、注射剂的印字与包装

目前，药厂大批量生产时，广泛采用印字、装盒、贴签及包装等联成一体的印包联动机，大大提高了印包工序效率。包装对保证注射剂在贮存期的质量稳定具有重要作用，既要避光又要防止破损，一般用纸盒，内衬瓦楞纸分割成行包装。塑料包装是近年来发展起来的一种新型包装形式，安瓿塑料包装一般有热塑包装和发泡包装。

注射剂包装盒外应贴标签，标明品名、规格、生产批号、生产厂名及药品生产批准文号等。包装盒内应放注射剂详细使用说明书，说明药物的含量或处方、应用范围、用法用量、禁忌、贮藏、有效期及药厂名称等。

第五节　粉针剂的制备技术

粉针剂为注射用无菌粉末的简称。凡对热不稳定或在水溶液中易分解失效的药物，如一些抗生素、医用酶制剂及生化制品，由于不能制成水溶性注射液或不适宜加热灭菌，均需用无菌操作法制成粉针剂，临用前加适当溶剂溶解、分散供注射用。近年来，为提高中药注射剂的稳定性，已将某些中药注射剂制成粉针剂供临床应用，收到满意的效果，如双黄连粉针剂、茵栀黄粉针剂等。

一、粉针剂的制备

粉针剂的制备方法有两种，即无菌粉末直接分装法和无菌水溶液冷冻干燥法。

1. 无菌粉末直接分装法

（1）原材料准备　对直接无菌分装的原料，要求是适于分装的药物粉末。为了确定合理的生产工艺，首先应了解药物的理化性质，测定物料的热稳定性、临界相对湿度、粉末的晶形和松密度，以便掌握适宜的分装条件。

无菌原料可用灭菌溶剂结晶法、喷雾干燥法或冷冻干燥法制得，必要时进行粉碎和过筛。

（2）容器的处理　安瓿或小瓶、橡胶塞处理及相应的质量要求同注射剂。各种分装容器洗净后，需经干热灭菌或红外线灭菌后备用。已灭菌好的空瓶应存放在有净化空气保护的贮存柜中，存放时间不超过24h。

（3）分装　分装必须在高度洁净的灭菌室中按照灭菌操作法进行。根据分装药物的性质控制分装条件。分装后，小瓶立即加塞并用铝盖密封，安瓿也应立即熔封。

（4）灭菌　对能耐热品种，可选用适宜灭菌方法进行补充灭菌，以保证用药安全。对不耐热品种，应严格无菌操作，控制无菌分装过程中的污染，成品不再灭菌处理。

2. 无菌水溶液冷冻干燥法

冷冻干燥法是先将药物配制成注射溶液，再按规定方法进行除菌滤过，滤液在无菌条件下立即灌入相应的容器中，经冷冻干燥，除去容器中药液的水分，得干燥粉末，最后在灭菌条件下封口即得。

二、举例

例　双黄连粉针剂

本品为金银花、连翘、黄芩提取物的无菌粉末。

【处方】　金银花2500g　连翘5000g　黄芩2500g

【制法】　取金银花提取物和连翘提取物，用注射用水约8000ml加热溶解，并添加注射用水至10000ml，冷藏24h，上清液滤过，超滤，超滤液中加入黄芩苷粉末，调至pH6.5～7.0，加热煮沸15min，冷藏48h，上清液滤过，滤液浓缩至密度为1.35（热测），分装成1000瓶，冷冻干燥，压盖密封即得。

【性状】 本品为黄棕色无定形粉末或疏松固体状物;味苦、涩;有引湿性。

【注】
(1) 配制注射剂所用金银花提取物、连翘提取物均以水煎醇沉法制得。
(2) 配制注射剂所用黄芩苷粉末,用水煎法提取,并经酸碱法纯化处理制得。
(3) 用高效液相色谱法测定成品中绿原酸和黄芩苷的含量,作为质量控制指标。

第六节 眼用制剂的制备技术

眼用制剂是指由药材提取物、药材制成的直接用于眼部发挥治疗作用的制剂。眼用制剂可分为眼用液体制剂(滴眼剂)、眼用半固体制剂(眼膏剂)和眼用固体制剂。

一、眼用制剂的制备

眼用制剂常用工艺流程,如图10-10所示。

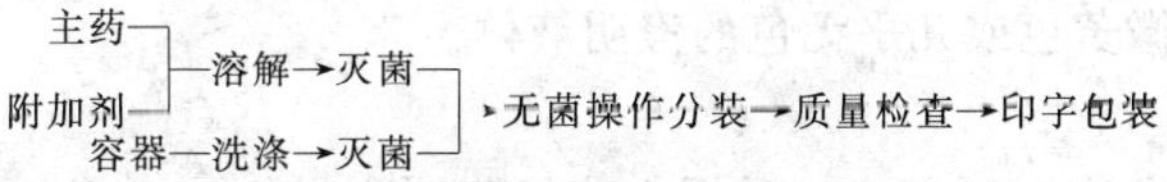

```
主药
附加剂 ─溶解→灭菌 ┐
容器 ─洗涤→灭菌 ┘→无菌操作分装→质量检查→印字包装
```

图10-10 眼用制剂工艺流程

二、眼用制剂的质量要求

眼用溶液剂的质量要求类似于注射剂,在pH值、渗透压、无菌、澄明度等方面都有相应的要求。

(1) pH值 人体正常泪液的pH值为7.4,正常眼可耐受的pH值为5~9,pH值为6~8时无不舒适的感觉,pH值小于5或大于11.4则有明显的刺激,眼用溶液剂的pH值应控制在适当范围。

(2) 渗透压值 眼用溶液剂应与泪液等渗。

(3) 无菌 按《中国药典》2010版一部"无菌检查法"(附录ⅩⅢ B)进行检查,并符合规定。

(4) 可见异物 除另有规定外,滴眼剂按《中国药典》2010版一部"可见异物检查法"(附录Ⅺ C)进行检查,并符合规定。

(5) 粒度 除另有规定外,含原粉的眼用制剂应进行粒度检查并符合规定。混悬型滴眼剂取供试品强烈振摇,立即量取适量,置于载玻片上,照粒度检查法(2010年版药典一部,附录ⅫB第一法)检查,不得检出大于 $90\mu m$ 的粒子。混悬型眼用半固体制剂取供试品10支,将内容物全部挤于合适的容器中,搅拌均匀,取适量,置于载玻片上,涂成薄层,覆以盖玻片,共涂3片,照粒度测定法(2010年版药典一部,附录ⅫB第一法)检查,不得检出大于 $90\mu m$ 的粒子。

实 验

(一) 实验目的
(1) 掌握中药注射剂的生产工艺流程、操作技术。

(2) 掌握蒸馏法的操作要点。

(3) 掌握等渗溶液的调节方法。

(4) 掌握注射剂灌封、灭菌的操作要点。

(二) 实验用品

水蒸气蒸馏装置　天平　酒精喷灯　灭菌器　安瓿

(三) 实验内容

鱼腥草注射液的制备

本品为鲜鱼腥草提取物的灭菌水溶液,每毫升含甲基正壬酮（$C_{11}H_{22}O$）不得少于 $0.08\mu g$。

【处方】　鲜鱼腥草 2000g　氯化钠 7g　吐温-80 5g　注射用水加至 1000ml。

【制法】　取鲜鱼腥草进行水蒸气蒸馏,收集初馏液 2000ml,再进行重蒸馏,收集重蒸馏液约 1000ml,加入氯化钠、吐温-80,混匀,加注射用水至 1000ml,滤过,灌封于 2ml 安瓿中,灭菌 30min 即得。

【性状】　本品为微黄色或几乎无色的澄明液体。

【注】

(1) 鱼腥草含挥发油约 0.05%,采用水蒸气蒸馏法制备。

(2) 处方中氯化钠为等渗调节剂,聚山梨酯-80 为增溶剂。

(3) 含聚山梨酯的水溶液有起浊现象,灭菌后应及时振摇,以保持溶液澄明。

思 考 题

1. 述说中药注射剂有哪些质量要求。
2. 试述中药注射剂中热原的产生和除去办法。
3. 中药注射剂注射用水如何制备。
4. 中药注射剂的附加剂如何选择。
5. 试述中药注射剂的制备工艺与操作要点。
6. 中药注射剂主要存在的问题及解决办法。

第十一章 丸剂成型技术

第一节 基本知识

一、丸剂的含义

丸剂俗称丸药，是指将药材细粉或药材提取物加适宜的黏合剂或其他辅料制成的球形或类球形制剂。临床多供内服。

丸剂是中药传统剂型中较为重要剂型，丸剂目前的品种在中成药中占最大比例。古代经典医书中对丸剂的品种、处方、规格、剂量、用法及水丸、蜜丸的制法和包衣等均有记载。20世纪80年代以来，随着科技的进步，丸剂的制备由手工作坊式制作，发展成半自动化、自动化工厂批量生产，特别是发展了浓缩丸、滴丸、微丸等新剂型。

二、丸剂的特点

丸剂的特点有：①大多作用缓和持久，适用于治疗慢性疾病；②适用范围广，固体药物、半固体药物、挥发性药物、黏稠性和液体药物均可制备成丸剂；③制备简便；④服用量大，且不方便；⑤生产过程长，微生物污染易超标。

三、丸剂的分类

1. 按辅料不同分类

丸剂按辅料不同可分为水丸、蜜丸、水蜜丸、浓缩丸、糊丸、蜡丸等。此外，凡直径小于2.5mm的各类丸剂统称微丸。

2. 按制备方法分类

（1）泛制丸　系指用泛制法制备，即在转动的适宜的机械或容器中，将药物细粉与辅料交替润湿、撒布，不断翻滚，逐渐增大成型的丸剂。如水丸、水蜜丸、糊丸、浓缩丸、微丸等。

（2）塑制丸　系指用塑制法制备，即药材细粉加适宜的黏合剂，混匀制成软硬适度、可塑性较大的丸块，再依次制丸条、分粒、搓圆而成丸粒的一种丸剂。如蜜丸、糊丸、蜡丸、浓缩丸等。

（3）滴制丸　系指用滴制法制备，即利用一种熔点较低的脂肪性基质或水溶性基质，将主药溶解、乳化、混悬后，用适当的装置滴入为一种与之不相混溶的液体冷却剂中，冷凝制成的丸剂。如速效救心丸等。

四、各种丸剂的比较

各种丸剂的比较见表11-1。

五、丸剂的质量要求

丸剂的质量要求根据《中国药典》2010版一部，见表11-2。

表 11-1　各种丸剂的比较

种类	含义	特点	规格
水丸	水丸又称水泛丸，指饮片细粉以水（或根据制法用黄酒、醋、稀药汁、糖液等）为黏合剂制成的丸剂	①较易溶散，吸收显效较快，尤适于中药消导剂和解表剂；②丸粒小，表面光滑，易吞服不易吸潮；③可根据药物性质分层泛入（如芳香性药、有刺激气味药泛入内层提高药物的稳定性，掩盖不良气味，也可将缓释药物泛入内层，速释药物泛在外层）；④操作工序较长易污染；⑤成品中药物含量及溶散时限较难控制	
蜜丸	指饮片细粉以蜂蜜为黏合剂制成的丸剂	①以蜂蜜为黏合剂，具有润肺止咳、润燥、缓下、滋补作用。尤适于镇咳祛痰药和补中益气药；②体内崩解较水丸缓慢，作用持久，多用于治疗慢性病和需要滋补的疾病；③较易吸潮霉变，剂量大不易吞服	①大蜜丸：每丸重在0.5g(含0.5g)以上；②小蜜丸：每丸重在0.5g以下
水蜜丸	指将饮片细粉以蜂蜜和水为黏合剂制成的丸剂	丸粒小，光滑圆整易于吞服，节省蜂蜜，降低成本，并利于贮存	
浓缩丸	指药材或部分药材提取浓缩后，与适宜的辅料或其余药材细粉，以水、蜂蜜或蜂蜜和水为黏合剂制成的丸剂	①体积小便于服用、携带、保存，不易霉变，服用量为水丸的1/2，蜜丸的1/4；②有效成分含量高，增强疗效；③浸膏多黏性，崩解时间较长；④卫生学标准易控制	
糊丸	指药材细粉以米粉、米糊或面糊等为黏合剂制成的丸剂	①释药缓慢，延长药效；②减少药物对胃肠道的刺激；③尤适于含有毒性或刺激性较强的药物制丸；④糊丸溶散时限易超限，且易霉变	
蜡丸	指饮片细粉以蜂蜡为黏合剂制成的丸剂	①缓释肠溶长效制剂，体内释放药物极慢，延长药效；②防治药物对胃肠道强烈刺激及中毒；③尤适于含有毒性药物、刺激性强药物制丸	
微丸	指直径小于2.5mm的各类丸剂	①外形美观，流动性好；②含药量大，服用剂量小；③释药稳定，可靠均匀；④比表面积大，溶出快，生物利用度高	直径小于2.5mm
滴丸	指饮片经适宜的方法提取、纯化后与适宜的基质加热熔融混匀后，滴入不相混溶的冷凝介质中制成的球形或类球形制剂	①起效迅速生物利用度高；②设备简单、制备工序少，生产效率高；③用药部位多，可口服、腔道和外用，起速效、长效作用；④载药量小，适用范围受限	

表 11-2　各种丸剂的质量要求

种类		外观	水分	重量差异	装量差异	溶散时限
蜜丸		应圆整均匀，色泽一致，细腻滋润，软硬适中	≤15.0%	①按丸粒服用的丸剂重量差异，参见《中国药典》2010年版附录ⅠA：表1 ②按重量服用的丸剂重量差异，参见《中国药典》2010年版附录ⅠA：表2	单剂量分装的丸剂，装量差异限度应符合《中国药典》2010年版附录ⅠA：表2的规定	小蜜丸应在1h内全部溶散，大蜜丸不检查溶散时限
浓缩丸	浓缩蜜丸	应圆整均匀，色泽一致	≤15.0%			应在2h内全部溶散
	浓缩水丸		≤9.0%			
	浓缩水蜜丸		≤12.0%			
水丸		应圆整均匀，色泽一致	≤9.0%			应在1h内全部溶散
水蜜丸		应圆整均匀，色泽一致	≤12.0%			
滴丸		应圆整均匀，色泽一致，无粘连现象，表面无冷凝液黏附		平均质量0.03g以下或0.03g，±15%；0.03g以上至0.1g，±12%；0.1以上至0.3g，±10%；0.3g以上，±7.5%		应在30min内全部溶散；包衣滴丸应在1h内全部溶散
糊丸		应圆整均匀，色泽一致	≤9.0%			应在2h内全部溶散
蜡丸		表面应光滑无裂纹，丸内不得有蜡点和颗粒				应符合肠溶衣片溶散时限的规定

第二节 水丸的制备技术

水丸制备用泛制法，其工艺流程为：

原料准备与处理→起模→成型→盖面→干燥→选丸→(包衣)→质量检查→包装

一、水丸的赋形剂

水丸制备中所加入的以润湿药粉，诱导其黏性，使之利于成型的辅料称水丸的赋形剂。有的赋形剂（如酒、醋等）尚能增加主药中某些有效成分的溶解度和协同药物发挥疗效作用。水丸常用的赋形剂有以下几种。

（1）水　为最常用的赋形剂，一般用蒸馏水、离子交换水或凉沸水。其本身虽无黏性，但可诱导药材中的黏液质、糖类、淀粉、胶类等成分产生黏性，便于泛制成丸。为了保证成品质量，应选用新煮沸过放凉的水（即凉沸水）。但要注意控制泛丸时间，制成丸后应立即干燥，防止霉变。另外，有效成分易水解和酶解药物不宜用水作赋形剂，如洋地黄等药物中含的强心苷，遇水药材中的酶能使强心苷逐渐分解。

（2）酒　常用黄酒（含乙醇量12%～15%）或白酒（含乙醇量50%～70%）。酒具有引药上行、活血通络、祛风散寒、矫腥除臭等作用。故舒筋活血类方剂常用酒作赋形剂泛丸。酒中含有不同浓度的乙醇，能溶解药材中的树脂、油脂等，而增加药材细粉的黏性。但其诱导药材黏性能力不如水，所以，在实际应用中，以水为赋形剂使黏性过强时，常用酒代替。另外，酒还能溶解药材中的生物碱、苷类、挥发油等多种有效成分而促进药效的发挥。酒具有一定的防腐作用，使药物在泛丸过程中不易霉败。酒中的乙醇易挥发，成品易于干燥。

（3）醋　常用米醋，内含3%～5%的乙酸（又称醋酸）。醋入肝经，具有散瘀活血、消肿止痛等作用。入肝经散瘀止痛的方剂制丸常选用醋为赋形剂。同时，醋既能润湿药粉产生黏性，又能使药材中的生物碱成盐，有助于碱性成分的溶解，提高疗效。

（4）药汁　处方中含有不易制粉的药材，可根据其性质制成药汁。以药汁为赋形剂泛丸，既利用药汁诱导其他药粉黏性利于制丸，又可减少服用体积，保存药性。①加水煎取药汁，适用于处方中纤维性强的植物药（如丝瓜络、大腹皮等）、质地坚硬的矿石（如磁石、自然铜等）、糖分含量较高的药材（如熟地、大枣等）；②加水溶解成药汁，适用于树脂类药物（如乳香、没药等）、浸膏（如儿茶、芦荟等）、胶类（如阿胶、鹿角胶等）、可溶性盐（如芒硝、硼砂）；③加水稀释成药汁，适用于动物的乳汁、胆汁，还有竹沥等；④榨取药汁，适用于新鲜药材（如生姜、大蒜、芦根等）。

二、水丸的制备

（一）原料的准备与处理

将处方药材净选、炮制后，应根据药物的性质采用适宜的方法粉碎、过筛、混合制得药物均匀细粉。一般泛丸用药粉应过五号～六号筛，起模、盖面、包衣用粉应过六号～七号筛。处方中有药物需制药汁者，应按赋形剂中药汁的制备方法进行制备。

（二）起模

起模是指将药粉制成0.5～1mm小球的操作过程，也叫做母子。起模是泛制法制备丸剂的关键操作，模子的形状直接影响丸剂的圆整度，模子的数目和粒径影响成型过程中筛选的次数、丸粒的规格及药物含量均匀度。

1. 手工起模

是传统制丸的制备方法。目前，小量生产或特殊品种制丸仍用此法。

2. 机械起模

目前生产中使用包衣锅（包衣机，图见片剂）进行操作。机械起模的特点有：降低劳动强度，缩短生产时间，提高产量和质量，减少微生物污染。机械起模有以下三种方法。

（1）喷水加粉起模法　转动泛丸锅，喷少量水使锅内壁湿润，撒布少量药粉使之均匀黏附在锅内壁上，然后用干刷子沿锅转动相反的方向刷下，得到细小粉粒，再喷入水使粉粒润湿，撒布药粉使之均匀黏附在粉粒上，适当搅拌、揉搓，使黏结的粉粒分开，如此反复操作至模粉用完，达规定标准时取出，筛取一号～二号筛之间的颗粒，即得丸模。

（2）药粉加水起模法　将起模用粉的一部分放入泛丸锅内，开启机器使药粉转动，用喷雾器喷水使药粉湿润成细小粉粒，再撒布少许干粉，搅拌均匀并黏附于粉粒表面，再喷水润湿，如此反复操作，至模粉用完，达到规定的标准后，取出过筛分等即得丸模。

上述两种方法通称粉末直接起模。制得的丸模较紧密，但大小不均，操作时间长。

（3）湿粉制粒起模法（又称湿颗粒起模）　将起模用粉全部或大部分放入泛丸锅内，开动机器，喷水混匀，制成"手握成团、触之即散"的软材，取出软材过二号筛，制成颗粒，再将颗粒置泛丸锅内，加少许干粉，搅匀，经旋转、滚撞、摩擦，即成球形，取出过筛分等，即得丸模。

该法所制得的丸模成型率高，均匀，但模子较松散。

3. 起模用粉量　起模应达到的标准模子：100粒模子的质量为0.625g。起模用粉量应根据药粉的性质和丸粒的规格决定。少量手工泛制起模用粉量一般控制在总量的1%～5%，大量生产时，起模用粉量可根据下列的经验式计算。

$$C : 0.625 = D : X$$
$$X = 0.625 \times D / C$$

式中，C为成品水丸100粒干重，g；D为药粉总重，kg；X为一般起模用粉质量，kg；0.625g为标准模子100粒湿重。

0.625g是100粒标准丸模的湿重，内含30%～35%的水分，故计算起模用粉量要比实际用粉量多30%～35%，实际操作中因有各种消耗，故这样计算仍有实际意义。

4. 起模应注意的事项

① 起模用粉应黏性适中　在原料处理时，可将黏性适中的药材（如天花粉、大黄、桔梗、山药等）留出一部分，粉碎成最细粉，起模用。

② 起模用粉应为最细粉（过六号～七号筛）。

③ 起模用的赋形剂是水。

④ 用具应保持清洁，每次加水及药粉的量和方法应恰当。

⑤ 丸模泛成后，需经筛选使之均匀。

（三）成型

成型亦分手工和机械操作两种，即将标准模子置于药匾或泛丸锅内，在丸模上反复加水润湿、撒粉、滚圆、筛选，至大小符合要求为止。但操作时应注意以下方面。

（1）每次加水、加粉量应适当，参考表11-3，加水量以丸粒表面润湿而不粘连为宜；加粉量以能被润湿的丸粒完全吸附为度。

表 11-3 每加粉 100kg 时加水量参考表

药 材	加水量/kg	附 注
燥性药粉	80~100	
油性药粉	30~40	
黏性药粉	30~45	无论用水多少,丸粒干重均应符合《中国药典》的规定
含矿物药粉	20~30	
一般药粉	50~70	

(2) 成型过程中,应控制丸粒的粒度和圆整度,滚转时间应适当,以丸粒坚实致密而不影响溶散为宜。

(3) 起模和加大过程中,产生的歪粒、粉块、过大过小的丸粒应随时用水调成糊状,泛于丸粒上。

(4) 处方中含有芳香挥发性或特殊气味,以及刺激性较大的药材,最好单独粉碎后泛于丸粒中层,以避免挥发或掩盖不良气味。

(5) 含朱砂、硫黄以及含酸性成分的丸剂,宜用不锈钢泛丸锅,不能使用铜质泛丸锅泛丸,以免因化学变化而使丸粒部分变色或产生有害成分。

(四) 盖面

盖面是指将药材极细粉、清水或清浆泛制在已加大合格、筛选均匀的丸粒上,使丸粒表面致密、光洁、色泽一致的操作。常用盖面方法如下。

(1) 干粉盖面 先将丸粒润湿,再将盖面的药粉一次或分次撒布于丸上,滚动一定时间至丸粒表面光圆、紧密,即可取出。此法盖面的丸粒干燥后,表面色泽均匀、美观。

(2) 清水盖面 加清水于成型的丸粒上,充分润湿,滚动一定时间,迅速取出,干燥。否则成品干燥后色泽不匀。此法盖面的丸粒表面色泽仅次于干粉盖面。

(3) 清浆盖面 此法与清水盖面一样,只是把清水换成清浆。"清浆"是指用废丸粒或特别留下的细粉加水混悬而成的药液。操作时应特别注意清浆分布均匀,盖面后立即干燥。否则,丸粒表面易出现深浅不同的色斑,即"花面"。

(五) 干燥

泛制丸含水量多,易发霉变质,应及时干燥。《中国药典》规定水丸的含水量不得超过9.0%。干燥温度一般应在80℃以下,含挥发性成分或遇热易分解成分的水丸,应不超过60℃。多采用烘房、烘箱干燥15h;若采用沸腾干燥(如 FG-230 型沸腾干燥床),床内温度控制在 75~80℃,仅需约 1.5h,其优点是干燥速度快,水分可达 2.5% 以下,节约能源。水丸也可采用微波干燥,其特点是干燥速度快,内外干湿度均匀,产生膨化作用,利于溶散,同时又可灭菌,温度低,节省能源。

(六) 筛选

筛选的目的是除去过大、过小及不规则的丸粒,使丸剂成品大小均匀。手工选丸用手摇筛,大量生产用振动筛、滚筒筛、检丸器及连续成丸机组等。滚筒筛的筛子为薄不锈钢皮卷成的圆筒,筒上布满筛孔,分三段,筛孔由小到大,当丸粒随筛筒滚动时,按不同大小分档(图 11-1)。

(七) 包衣

根据医疗的需要,将水丸表面包裹衣层的操作称为包衣或上衣。详见本章第六节。

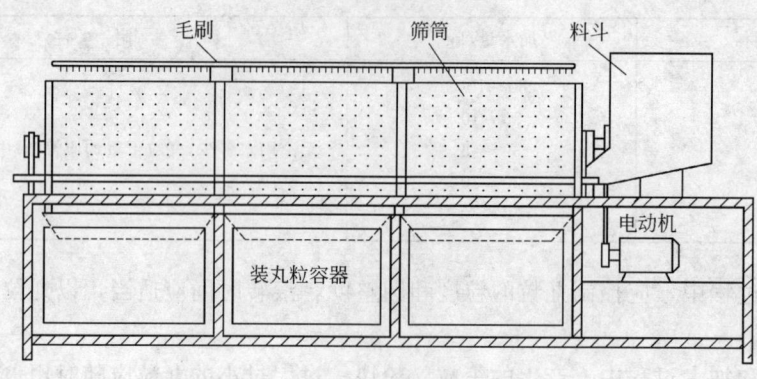

图 11-1 滚筒筛

（八）质量检查

质量检查应符合丸剂项下有关各项规定（见《中国药典》2005 年版一部附录ⅠA）。

第三节 蜜丸的制备技术

蜜丸制备采用塑制法，其工艺流程为：

物料准备→制丸块→制丸条→分粒搓圆→干燥→整丸→质量检查→包装

一、蜜丸的赋形剂

蜂蜜是蜜丸的主要赋形剂，蜂蜜既能益气补中，又可缓急止痛；既能滋润补虚，又能止咳润肠；还有解毒，缓和药性，矫味矫臭等作用。

（一）蜂蜜的选择与要求

蜂蜜质量优劣，直接影响蜜丸的质量，优质蜂蜜使制成的蜜丸柔软光滑，滋润，且贮存期内不变质。蜂蜜因蜜源不同，品种较多，一般以白荆条花蜜、枣花蜜、荔枝花蜜、椴树花蜜为优；梨花蜜、芝麻花蜜较佳；油菜花蜜、苜蓿花蜜、紫云英花蜜次之；荞麦花蜜、杂花蜜最差。乌头、曼陀罗、雪上一枝蒿等花蜜有毒，切忌入药。现行用于制备蜜丸的蜂蜜应选用①半透明，带有光泽，浓稠的液体；②呈乳白色或淡黄色；③25℃时相对密度应在 1.349 以上，还原糖不得少于 64.0%；④用碘试液检查应无淀粉、糊精；⑤有香气，味道甜而不酸、不涩，清洁而无杂质。

（二）蜂蜜的炼制

（1）炼制的目的 ①除去杂质，如悬浮物、死蜂、蜡质等；②除去部分水分，以增强黏性；③杀灭微生物、破坏酶等。

（2）炼制方法 小量生产可用铜锅或不锈钢锅直火加热，大量生产可用蒸汽夹锅炼制。操作方法：将生蜜置锅内，加适量清水（蜜与水总量不得超过锅总容积的 1/3，以防沸腾时溢锅），加热至沸腾，用三～四号筛（或 30～60 目筛）滤过，或用板框压滤机过滤，滤液再入锅继续熬炼，并不断捞除浮沫。

（3）炼蜜的规格、特点及应用 根据丸剂中药物的性质控制加热温度、密度、颜色、水分等，将熬炼的蜂蜜制成嫩蜜、中蜜和老蜜三种规格，其特点和应用见表 11-4。

表 11-4 炼蜜的规格、特点及应用

炼蜜规格	炼制温度/℃	含水量/%	相对密度	标准	应用
嫩蜜	105～115	17～20	1.34 左右	色泽无明显变化，略有黏性	含淀粉、黏液质、糖类及脂肪等黏性较强的药材制丸
中蜜	116～118	13～16	1.37 左右	浅红色，表面出现均匀的淡黄色有光泽的细气泡（俗称"鱼眼泡"）；用手捻有黏性，当两手指分开无长白丝出现或白丝易拉断	黏性中等的药材制丸
老蜜	119～122	10 以下	1.40 左右	呈红棕色，表面出现较大的红棕色光泽的气泡（俗称"牛眼泡"）；手捻黏性甚强，两手指分开有长白丝（俗称"打白丝"）；滴入水中成珠状	黏性差的矿物药或纤维性药材制丸

二、蜜丸的制备

（一）物料准备

（1）药物 根据处方中药材的性质，需炮制的依法炮制，称量，采用适宜的灭菌方法（如流通蒸汽灭菌法、微波灭菌法等）进行灭菌，干燥，然后选择适宜的方法粉碎成细粉，过五号～六号筛（或 100 目筛），备用。

（2）蜂蜜 根据处方药物的性质，将蜂蜜炼制成适宜的规格，备用。

（3）润滑剂 制丸过程中，为防止药物与工具粘连，并使制得的丸粒表面光滑，需使用适量的润滑剂，机制蜜丸常用药用乙醇（70%）擦拭设备起润滑、消毒作用，而手工制蜜丸则选用适当比例的麻油与蜂蜡的融合物（通常将 1000g 麻油加热至沸，然后加入蜂蜡 200～300g 融合而成），备用。

（二）制丸块

制丸块又称和药、合药、合坨。系将混合均匀的药粉与适宜的炼蜜混合制成软硬适中、可塑性较大的丸块的操作。这是塑制法的关键工序。大量生产则采用捏合机（图 11-2）。优良的丸块应能随意塑形而不开裂，手搓捏不黏手，不黏附器壁。影响丸块质量的因素主要有如下几方面。

1. 炼蜜规格

应根据处方中药物的性质、粉末的粗细、含水量的高低、当时的温度与湿度等决定炼蜜的规格。否则，蜜过嫩则粉末黏合不好，丸粒搓不光滑；蜜过老则制成的丸块发硬，难于搓丸。

2. 和药的蜜温

根据处方中药物的性质而定，有以下三种情况。

（1）热蜜和药 多用于一般性质药材的处方。

（2）温蜜和药 即 60～80℃温蜜和药。适用于①含有较多树脂、胶质、糖、黏液质等黏性强药材的处方（如乳香、没药、血竭、阿胶、鹿角胶、白及、熟地等），蜜温过高易使其熔化，所得丸块黏软，不易成型，冷后变硬不利制丸；②含有冰片、麝香等芳香挥发性药物的处方。

（3）老蜜趁热和药 适用于含有大量叶、茎、全草或矿物类药物，粉末黏性很小的处方。

3. 用蜜量

药粉与炼蜜的比例也是影响丸块质量的重要因素。一般比例为 1∶1～1∶1.5，但也有超出此范围的，主要决定于下列三方面的因素。①药物性质。含糖类、胶质等黏性强药粉用蜜量宜少，含纤维较多、质地疏松、黏性极差的药粉用蜜量宜多，可高达 1∶2 以上。②气候季节。夏季用蜜量应少，冬季用蜜量宜多。③和药方法。手工和药，用蜜量较多，机械和药用蜜量较少。

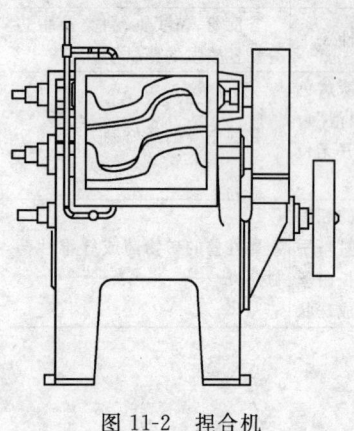

图 11-2　捏合机

（三）制丸条

丸块制好后，放置一定时间，使蜜充分湿润药粉后再反复揉搓成可塑性适宜丸块，即可搓丸条。丸条要求粗细适中，均匀一致，表面光滑，内部充实无空隙。少量制备时一般采用手工搓条板搓丸条，即由上下两块平板组成，制丸条时，按照每次制成丸粒数和丸重，称取一定重量的丸块，置于搓条板的平板上，手持上板，二板对合前后搓动，施以适当的压力，使丸块被搓成粗细均匀、长度一致、两端平整的丸条。大量生产常用螺旋式丸条机（见图 11-3），丸条粗细可通过更换出条管出口调节器及出条管来控制。

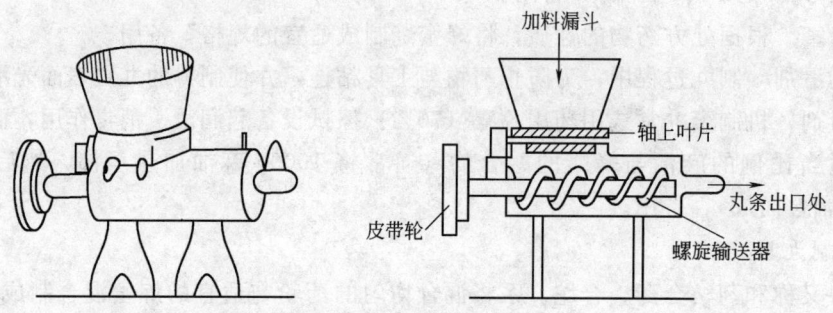

图 11-3　螺旋式丸条机

（四）分粒、搓圆

手工制丸可用搓丸板（图 11-4）。搓丸板由硬质木料或金属制成，主要由上压板和下压板组成，上下压板的接触面被制成互相对应的半圆形沟槽。制丸时先在上下压板沟槽内均匀涂布少量润滑剂，以防黏附，然后将丸条横放在搓丸板底板（下压板）的沟槽上，用上压板先轻轻地前后搓动几次，即可继续搓动并逐渐用力下压，直至上下齿槽相遇，将丸条切成小段，再前后搓动，使之成圆滑的丸粒。大量生产采用轧丸机，轧丸机有双滚筒和三滚筒两种。目前药厂多用联合制丸机，使制丸条、分粒、搓圆在一台设备上完成。

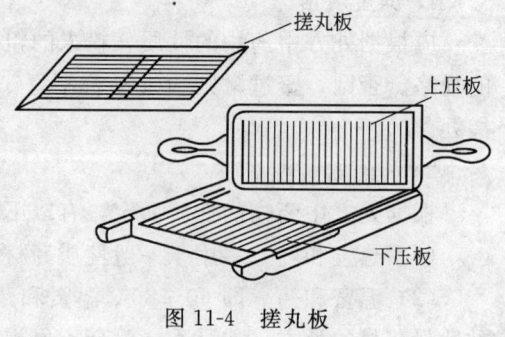

图 11-4　搓丸板

(1) 滚筒式制丸机　该机可直接将丸块制成丸粒。结构（图 11-5）主要由加料斗、有槽滚筒、牙齿板、滚筒及搓板等组成。将制好的丸块加于加料斗中，通过带有刮板的轴旋转，将丸块带下，填入有槽滚筒内，继由牙齿板将槽内的丸块剔出，附于牙齿板的牙齿上，当牙齿板转下与圆形滚筒接触时,将牙齿上的丸块刮下,落入圆形滚筒上,搓板作水平反复抖动,使丸块搓成圆形丸粒落下。

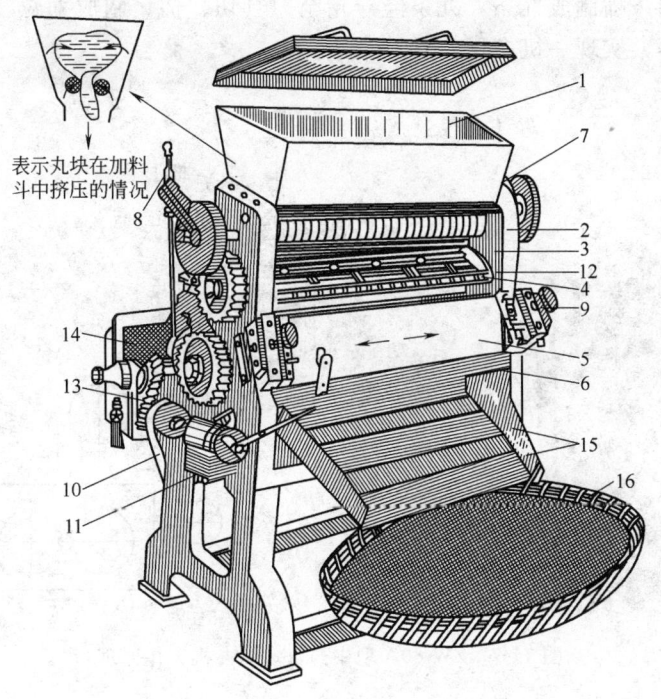

图 11-5 滚筒式制丸机

1—加料斗;2—轴;3—有槽滚筒;4—牙齿板;5—搓板;6—大筒;
7,8—撑牙;9—调节器;10—传动皮带;11—偏心轮;
12—牙齿板轧头;13—蜗轮;14—蜗杆;15—铁皮板;16—竹匾

(2) 光电自控制丸机 该机由光电讯号限位控制出条、切丸等工序,各部动作协调。生产上用 HZY-14C 型制丸机(图 11-6)、PW-1 型蜜丸机。将已混合、搅拌均匀的蜜丸丸坨,断续加入到机器的进料口中,在螺旋推进器的连续推动下,挤出丸条,通过紧随切药刀的滚轮,经过渡传送带到达翻转传送带,当药条碰到第一个光电讯号,切刀立即切断药条。被切断的药条继续向前碰到第二个光电讯号时,翻转传送带,将药条送入碾辊滚压即得成品丸剂。

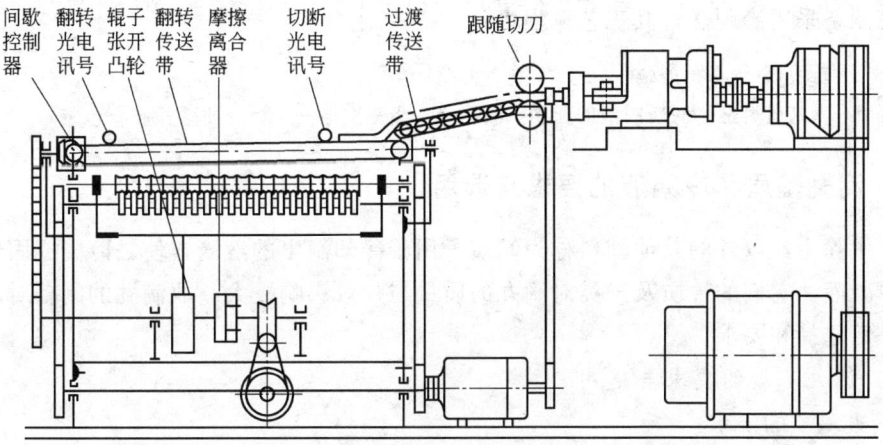

图 11-6 HZY-14C 型制丸机

(3) 中药自动制丸机　目前，药厂采用全自动制丸机 ZW-80A（图 11-7）、ZW-40A 等型号，其主要部件有加料斗、推进器、出条嘴、导轮和一对刀具。药料在加料斗内经推进器的挤压作用通过出条嘴制成丸条，丸条经导轮至刀具切、搓，制成丸粒。该机可制备蜜丸、水蜜丸、浓缩丸等，实现一机多用。

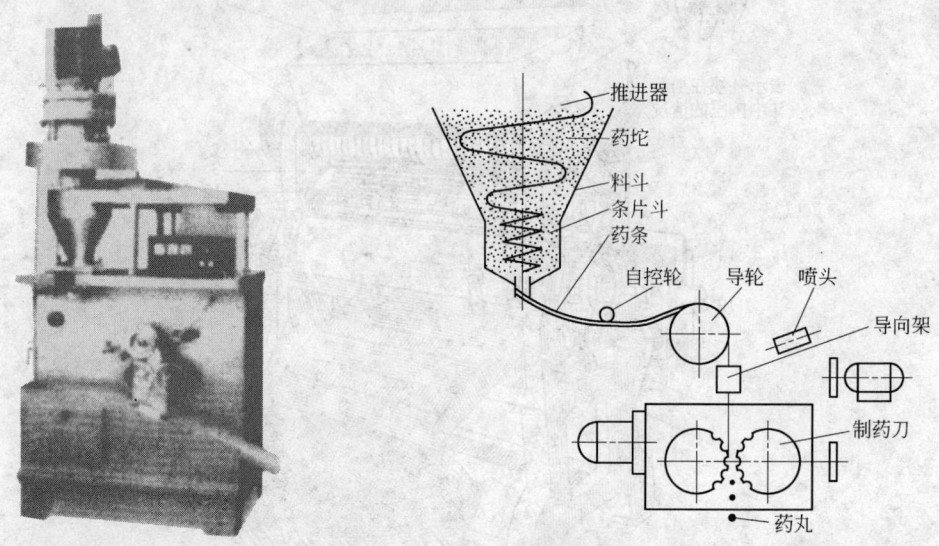

图 11-7　ZW-80A 型中药自动制丸机工作原理

（五）干燥

蜜丸一般成丸后应立即分装，保证丸药的滋润状态。为防止蜜丸霉变，用嫩蜜或偏嫩中蜜制成的蜜丸须在 60～80℃ 温度下干燥，如处方中含有芳香挥发性或遇热易分解的药物成分，温度应控制在 60℃ 以下。亦可采用微波干燥、远红外线辐射干燥。

（六）质量检查

质量检查应符合丸剂项下有关各项规定（见《中国药典》2010 年版一部附录ⅠA）。

第四节　滴丸的制备技术

滴丸制备采用滴制法，其工艺流程为：

药材处理→提取物
　　　　　　↓
基质熔融→滴制液的配制→滴制→冷凝→洗涤→干燥→质量检查→包装

一、滴丸基质和冷凝液的要求与选用

滴丸中除主药以外的其他辅料称为基质。用于冷却滴出的液滴，使之冷凝成固体丸剂的液体叫冷凝液。它们的性质及种类对滴丸的质量与疗效影响极大，故滴丸的制备对基质与冷凝液有一定选择和要求。

（一）滴丸基质的要求与选用

1. 滴丸基质的要求

（1）熔点较低加一定量热水（60～100℃）能熔化成液体，而遇骤冷后又能凝结成固体

（在室温下仍保持固体状态），且与主药混合后仍能保持上述物理状态。

（2）与主药不发生任何化学反应，也不影响主药的疗效与含量测定。

（3）对人体无害。

2. 滴丸基质种类

（1）水溶性基质　有聚乙二醇6000、聚乙二醇4000、泊洛沙姆、硬脂酸钠、甘油明胶等。

（2）非水溶性基质　有硬脂酸、单硬脂酸甘油酯、虫蜡、氢化植物油及植物油等。

3. 基质选用

根据主药性质，相应选择适宜基质。

（二）滴丸冷凝液的要求与选用

1. 滴丸冷凝液的要求

（1）安全无害，不溶解主药和基质，也不与主药和基质发生化学反应，不影响疗效。

（2）有适宜的相对密度，即冷却液密度与液滴密度相近，使滴丸在冷凝液中缓缓下沉或上浮，充分凝固使丸形圆整。

（3）黏度适当，即液滴与冷凝液间的黏附力小于液滴的内聚力，促使液滴收缩凝固成丸。

2. 滴丸冷凝液的选用　在实际应用中，可根据基质的性质选择冷凝液。

（1）水溶性基质的滴丸　可用液状石蜡、植物油、甲基硅油、煤油等做冷凝液。

（2）非水溶性基质的滴丸　常选用水或不同浓度的乙醇等做冷凝液。

二、滴丸的制备

（一）制备方法

（1）药材的处理　①根据药材性质采用适宜的方法提取，再精制得提取物（如川芎提取精制得川芎碱）。②若化学纯品（如冰片、薄荷脑等），可直接兑入滴制液。

（2）滴制液的配制　将选择好的基质加热熔融，然后将上述药材提取物或纯品溶解、乳化或混悬于熔融的基质中得滴制液，保持恒定的温度（80～100℃）。

（3）滴制　①选择适当冷凝液装入冷凝柱内（长度：40～140cm），调节冷凝液温度（10～15℃）；②将滴制液加入滴丸机的恒温贮液罐中（保温80～100℃）；③调节滴头的滴速、药液温度及滴头与冷凝柱距离，将药液滴入冷凝液中，凝固形成丸粒，在冷凝液中徐徐下沉（滴丸密度大于冷凝液时）或上浮（滴丸密度小于冷凝液时），滴制法装置如图11-8所示。

（4）洗涤　洗去冷凝液。

（5）干燥　用冷风吹干后，在室温下晾4h即可。

（6）质量检查　见《中国药典》2010年版一部附录ⅠK。

（二）滴丸机

目前国内生产的滴丸机主要有多品种滴丸机（图11-9）、单品种滴丸机、定量滴丸机以及向上滴的滴丸机等。冷却方式有动态冷却与静态冷却两种，滴丸机主要有带加热恒温装置的贮液罐（缸）、滴管系统（滴头及定量控制器）、冷却柱和收集器。

（三）滴制中的注意事项

（1）药液的温度要恒定。温度过高药液变稀、滴速增快，易产生小丸或双丸，成品丸重偏小；温度过低药液变稠、滴速减慢，丸粒常拖尾，成品畸形，丸重偏大。

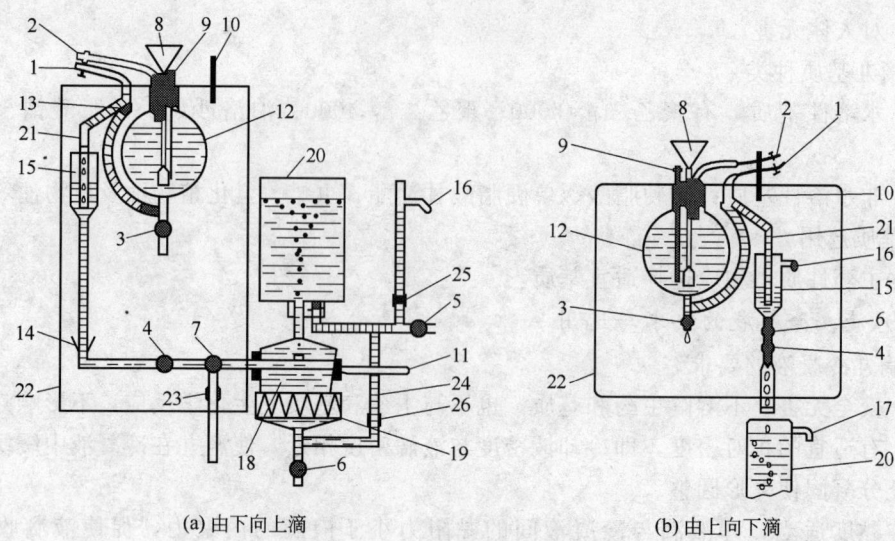

(a) 由下向上滴　　　　　　(b) 由上向下滴

图 11-8　滴制法装置示意

1～7—玻璃旋塞；8—加料斗；9，10—温度计；11—导电温度计；
12—贮液瓶；13，14—启口连接；15—滴瓶；16，17—溢出口；18—保温瓶；19—环形电炉；
20—冷却柱；21—虹吸管；22—恒温箱；23～25—橡皮管连接；26—橡皮管夹

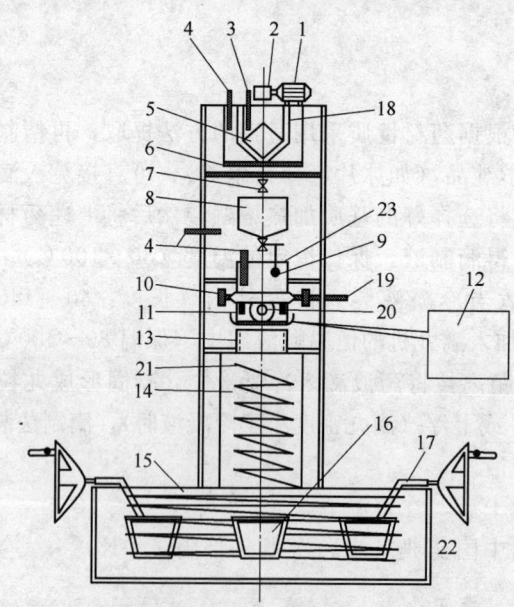

图 11-9　XD-20 滴丸机简图

1—电动机；2—蜗轮减速器；3—WT0288 压力式温度计；
4—Sr 型晶体管恒温控制仪；5—搅拌器；6—加热元件；
7—滤袋；8—玻璃贮液缸；9—浮球阀；10—滴头活塞手柄；
11—滴头；12—光电测速仪；13—侧门；14—冷凝柱；15—冷凝槽；16—接丸筛盒；17—出丸摇臂；18—化料锅；19—抽气口；20—灯泡；21—冷盐水出口；22—冷盐水进口；23—滴缸

（2）冷却剂的温度应适中。过高时丸粒易粘连并粒，不能成型。室温与冷凝液温度一般只能差1℃左右，否则空气中的水分易进入冷凝液中，影响成品质量。

（3）滴嘴的内径、滴口与冷却柱液面间的距离、滴速等均必须严格控制，否则所成丸粒难以合格。

第五节　其他丸剂的制备技术

除上述丸剂外，浓缩丸、糊丸、蜡丸、微丸的所用辅料及制备方法见表11-5。

表11-5　浓缩丸、糊丸、蜡丸、微丸的所用辅料及制备方法

丸剂种类	所用辅料	制　备　方　法
浓缩丸 　浓缩蜜丸 　浓缩水丸 　浓缩水蜜丸	蜂蜜 水 蜜水（炼蜜加沸水稀释）	塑制法：部分药材浸膏与其余药材细粉，再加适量炼蜜混合均匀制得 泛制法：①膏少粉多时，部分药材提取浸膏为黏合剂，其余药粉泛丸 ②膏多粉少时，稠膏与药粉混合，干燥，粉碎再以水（或蜜水）或乙醇泛丸
水蜜丸	蜜水	多用泛制法
糊丸	米粉、米糊、面糊、神曲糊、酒糊等	塑制法：总药粉：糊粉（用于制糊的粉）约为3:1 泛制法：糊粉用量约为药粉总量的5%~10%。多余糊粉可炒熟后拌入药粉中泛丸
蜡丸	蜂蜡（黄蜡）用前应漂蜡或煮蜡以除去杂质	塑制法：药粉：蜂蜡约为1:0.5~1:1。根据处方中药物性质而定
微丸	与普通片剂、颗粒剂相同如羟丙基甲基纤维素、乙基纤维素、硬脂酸等；致孔剂（PEG）；增塑剂（甘油）	① 滚动成丸法 ② 离心-流化造丸法，离心造粒机（BJZ-360N型包衣机） ③ 挤压-滚圆成丸法 ④ 喷雾干燥成丸法 ⑤ 其他如融合法制丸，微囊包囊制微丸，快速搅拌成丸法等

第六节　丸剂的包衣技术

包衣是指在丸剂的表面上包裹一层物质，使之与外界隔绝的操作。包衣后的丸剂称包衣丸剂。

一、包衣的目的

（1）增加药物的稳定性。

（2）矫味并减少药物的刺激性。丸剂中某些有特殊臭味药物（如阿魏）、对黏膜有强烈刺激作用药物（如蟾酥），包衣后即可掩盖不良臭味，减少刺激性，便于吞服。

（3）控制丸剂的溶散。包肠溶衣后，可使丸剂安全通过胃，转运至肠内再溶散；另把处方中某些药物当作包衣物料包于丸剂表面，服后可首先发挥疗效。

（4）改善外观，便于识别。用不同颜色物质包衣，可使丸剂表面光滑，色泽美观，便于鉴别，以免误服。

二、包衣的种类

丸剂包衣的种类较多，主要有药物衣、保护衣、肠溶衣三种。

1. 药物衣

包衣物料是丸剂处方组成部分，有明显的药理作用，用以包衣既能首先发挥药效，又可保护丸粒，增加美观。中成药丸剂包衣多属此类。常见有以下几种。

（1）朱砂衣　朱砂有镇静安神的作用，凡养心、安神、镇静类丸剂均可用朱砂包衣，是应用十分广泛的一类包衣。包衣用朱砂为极细粉，用量一般为干丸质量的5%～17%，如七味广枣丸、朱砂安神丸、七珍丸等。

（2）黄柏衣　黄柏具有清热、燥湿、解毒等功效，可用于利湿、渗水、清下焦湿热的丸剂包衣。包衣用黄柏粉为最细粉，用量为干丸质量的10%，如四妙丸等。

（3）青黛衣　青黛有清热解毒功效，可用于清热解毒类丸剂的包衣。青黛粉的用量为干丸质量的4%，如千金止带丸、当归龙荟丸。

（4）百草霜衣　百草霜具有清热作用，可用于清热解毒类丸剂的包衣。其用量为干丸质量的5%～20%，如六神丸、牛黄消炎丸、麝香保心丸等。

（5）滑石粉衣　滑石粉有利尿通淋，清热解毒，祛湿敛疮功能，用于清湿热、利小便、清热解毒、温中和胃类丸剂的包衣，可用滑石粉包衣，如分清五苓丸、防风通圣丸、香砂养胃丸等。

（6）其他　甘草衣（如羊胆丸）、雄黄衣（如化虫丸）、牡蛎衣（如海马保肾丸）、金箔衣（局方至宝丹）等。

2. 保护衣

选用不具有明显药理作用且性质稳定的物质作为包衣材料，使主药与外界隔绝而起保护作用。常用的有①糖衣，如木瓜丸、安神补心丸等；②薄膜衣，用无毒的药用高分子材料包衣，如香附丸、补肾固齿丸等；③其他衣，如明胶衣、树脂衣等。

3. 肠溶衣

选用适宜的材料将丸剂包衣后，使之在胃液中不溶散而在肠液中溶散，肠溶材料主要有虫胶、苯二甲酸醋酸纤维素（CAP）、丙烯酸树脂Ⅱ或Ⅲ等。

三、包衣的方法

1. 包衣原材料的准备

（1）包衣材料　将包衣材料粉碎成极细粉，以保证衣层均匀细腻，色泽一致，丸面光滑。

（2）待包衣的丸剂　除蜜丸外，将用于包衣的丸粒充分干燥，使之有一定的硬度，以免包衣过程中长时间撞动而碎裂变形，或在包衣后干燥时，衣层发生皱缩或脱壳。

（3）黏合剂　蜜丸无需干燥是因为表面呈润湿状态时具有一定黏性，撒布包衣药粉经撞动滚转即黏着于丸粒表面。其他丸粒包衣时尚需用适宜的黏合剂，有以下几种。

① 10%～20%的阿拉伯胶浆　取阿拉伯胶35g，打成小碎块，加适量冷蒸馏水，振摇洗净后，倾去洗液，加苯甲酸0.2g与热蒸馏水约50ml，时时振摇，待胶块全部溶解后，再加适量蒸馏水使成100ml，即得浓度为35%的胶液。必要时，用前加适量水稀释，但浓度不宜低于10%。也可用桃胶、明胶，配方相似。这是目前丸剂包衣应用最广泛的黏合剂。

② 10%~20%糯米粉糊 取糯米细粉，用调糊法制成。传统中药丸剂包衣多用糯米糊作黏合剂。但用此黏合剂包衣干后易脱落，又浪费粮食，故目前已少用。

③ 单糖浆及胶糖混合浆 取蔗糖加水配成85%的单糖浆，临用时加适量水稀释，浓度不得低于20%；或取胶浆与糖浆以2∶1或1∶1的比例混合使用，效果很好。

2. 包衣操作

（1）药物衣 包衣时将干燥的丸剂置包衣锅中，在丸粒处于滚动状态时加适量黏合剂，均匀润湿丸粒表面，再缓缓撒入朱砂粉。如此反复操作5~6次，将包衣量朱砂全部包严丸粒为止。取出药丸，低温干燥（风干即可）。再放入包衣锅或溜袋（约长3m、宽30~40cm的布袋）内并加入适量的虫蜡粉，转动包衣锅或牵拉溜袋，让丸粒互相撞击摩擦，使丸粒表面光亮，即可取出，分装。朱砂粉用量为干丸质量的10%。

浓缩丸、水蜜丸及糊丸的药物衣均可参照上法包衣。

（2）糖衣、薄膜衣、肠溶衣其包衣方法与片剂包衣相同（详见第十三章的第四节片剂的包衣）。

包衣操作过程中应注意以下事项：①黏合剂的用量第一次应足量，使丸心充分润透，以后逐渐减少，其浓度开始时应高，以后逐渐降低，这样可使黏合力从里向外由强变弱，以便包衣粉料牢固黏结于丸表，否则包衣干燥时由于收缩程度不同而使丸衣碎裂，或发生"脱壳"现象；②上衣后的丸粒必须用低温干燥（最好风干），且不断翻动，切忌曝晒和高温烘烤，否则易使丸剂泛油变色，形成阴阳面或内外两层。

第七节 丸剂的包装与贮藏技术

一、丸剂的包装材料

根据各类丸剂的性质不同，包装材料亦不同。

（1）玻璃瓶、塑料瓶、瓷瓶 适用于微丸、滴丸等小丸包装，为了防止运输时冲击，常用棉花、纸填塞瓶内空隙，并以软木塞浸蜡或塑料内衬浸蜡为内盖，再加外盖密封。

（2）纸盒、铝塑泡罩等 适用于大蜜丸、小蜜丸、浓缩丸等包装。

（3）蜡壳 适用于含有芳香性药物或含贵重药材的丸剂包装。

另外还有塑料袋、塑料小盒等材料包装丸剂。

二、包装方法

小蜜丸、水蜜丸、水丸、浓缩丸等小丸，常按数量分装，可用数丸板、丸剂定量分装器或丸剂联动包装机分装于瓶子中。其他包装方法如下。

（1）手工包装 塑料小圆盒包装，即把药丸先用蜡纸包裹，装于两个螺口相嵌形成的塑料小圆球内，外面蘸取一层蜡衣，将接口封严。

（2）机械包装 生产中多采用此方法。用铝塑大泡罩热封机封口，材料为医用PVC泡罩盒与医用铝箔，齿轮链接传动，网状热压全方位封闭，整个过程约需80s。生产能力达1万~1.5万丸/h。

（3）蜡壳包装 蜡壳包装系指先将蜡制成个圆形空壳，割开两个相连的半球形蜡壳，装入丸剂，再密封而成。其特点：蜡壳通透性差，可隔绝空气、水分、光线，防止丸剂吸潮、虫蛀、氧化，同时能保证有效成分不挥发、贮存期内不发霉、变质。但操作复杂、生产效率低，成本高。

目前，我国已经开发出中药 LW-1500 型蜡丸壳包装机，既可制蜡壳，又可用于包装。

三、丸剂的贮藏

除另有规定外，丸剂应密封贮藏，蜡丸宜密封并置阴凉干燥处贮存。

实　训

（一）实训目的

1. 了解泛制法制备丸剂的工序；掌握泛丸锅等设备的正确使用方法。熟练掌握机械泛丸的操作及注意事项。

2. 熟悉制备大蜜丸的操作过程；掌握塑制法制备丸剂的方法及注意事项。

3. 掌握滴丸的制备工艺及操作技术。

（二）实训设备

泛丸锅（又称包衣锅）　刷子　药筛　烘箱　喷水器　密度计　温度计　天平　捏合机　制丸机　滴丸机

（三）实训内容

1. 防风通圣丸的制备

【处方】　防风 50g　荆芥穗 25g　薄荷 50g　麻黄 50g　大黄 50g　芒硝 50g　栀子 25g　滑石 300g　桔梗 100g　石膏 100g　川芎 50g　当归 50g　白芍 50g　黄芩 100g　连翘 50g　甘草 200g　白术（炒）25g

取 10 倍处方量的药材机械泛丸。

【制法】

（1）原料准备与处理

① 将滑石粉单独粉碎成极细粉，备用（包衣用粉）。

② 方中 17 味药物，除芒硝、滑石外，其余的防风等 15 味药物混合粉碎成细粉，过五号～六号筛，混匀，备用。

③ 芒硝加水溶解、过滤，得芒硝溶液。用于泛丸的赋形剂。

（2）起模　取 100～500g 防风等药物混合细粉为起模用粉，以水作赋形剂泛成直径至 0.5～1mm 的小球，筛选得均匀模子。歪粒等不合格模子用水溶化，在成型时泛在丸上。

（3）成型　以上述制备的模子为中心，取剩余的防风等药物混合粉，用芒硝溶液泛制成丸。

（4）干燥　将水丸置烘箱中于 50～60℃ 干燥（因含有芳香性药物）约 15h。

（5）包衣　用滑石粉为包衣原料，10%～20% 阿拉伯胶浆做黏合剂包衣，打光，干燥即得。

【性状】　本品为白色至灰白色光亮的水丸；味甘、咸、微苦。

【注意】

（1）方中芒硝主要含 $Na_2SO_4 \cdot 10H_2O$，极易溶于水。以芒硝水溶液泛丸，既能赋予成型，又能起治疗作用。

(2) 用滑石粉包衣应注意：丸粒充分干燥，撒粉用量均匀，黏合剂浓度适量。

(3) 在滑石粉中加入 10% 的 $MgCO_3$，可增加洁白度，并增强其附着力。

2. 大山楂丸（蜜丸）的制备

【处方】 山楂 1000g　六曲（焦）150g　麦芽（炒）150g

【制备方法】

(1) 备料　①按实验用量称取处方中三味药材粉碎成细粉，过五号筛（80目筛），混匀，备用。②取生蜂蜜置不锈钢锅中，加入适量水加热煮沸后过三号筛（50目筛）除去杂质，再继续加热炼制至温度在 115～118℃，蜜色棕黄，出现鱼眼泡，手捻拉丝即断，此时为炼蜜（$d=1.37$，含水量约 15%～17%）。③润滑剂。麻油与蜂蜡加热熔融。

(2) 制丸块　另取蔗糖 36g，加水 17ml 后，与 36g 炼蜜混合，加热炼至密度约为 1.38（70℃热测）时，过滤，滤液与上述药粉混匀，制成滋润的团块。

(3) 制丸条　分坨，搓成粗细均匀、适当的丸条。

(4) 分粒、搓圆　将搓好的丸条分割，然后搓圆制成大蜜丸，干燥即得。

【性状】 本品为棕红色或褐色的大蜜丸；味酸、甜。

【注意】 操作过程应保持整洁，减少微生物污染。

3. 六味地黄丸制备

【处方】 熟地黄 160g　山茱萸（制）80g　牡丹皮 60g　山药 80g　茯苓 60g　泽泻 60g

【制法】 以上 6 味，粉碎成细粉，过五号～六号筛，混匀。每 100g 粉末加炼蜜 35～50g 与适量水泛丸，干燥，或加炼蜜（中蜜）80～110g 制成小蜜丸或大蜜丸，即得。

【性状】 本品为棕黑色的水蜜丸、黑褐色的小蜜丸或大蜜丸；味甜而酸。

4. 苏冰滴丸的制备

【处方】 苏合香酯 100g　冰片 200g　聚乙二醇 6000 700g

【制法】

① 聚乙二醇 6000 700g 置容器中，在水浴上加热至 90～100℃，待全部熔融。

② 取苏合香酯 100g、冰片 200g 加入上述熔融的基质中，搅拌溶解，得滴制液。

③ 将滴制液转移至贮液瓶中，密闭并保温在 80～90℃，调节滴液定量阀门，滴入 10～15℃ 的液状石蜡中。

④ 将成形的滴丸沥尽并除尽液状石蜡，干燥，即得。

【性状】 本品为淡黄色滴丸，气芳香，味辛、苦。

思 考 题

1. 什么是丸剂？按其赋形剂不同可分为几类？
2. 简述水丸的制备方法与操作中的注意事项。
3. 水丸的常用赋形剂有几种？各有何作用？
4. 制备蜜丸时蜂蜜炼制目的？根据药物的性质及需要不同，简述炼蜜的种类及应用。
5. 试述塑制法制备蜜丸、蜡丸、糊丸、浓缩丸的工艺流程及操作中的注意事项。
6. 何谓滴丸？其常用基质与冷却剂有何要求？
7. 试述丸剂包衣的目的及种类。

第十二章 颗粒剂的制备技术

第一节 基本知识

一、颗粒剂的含义与特点

颗粒剂是指提取物与适宜辅料或药材细粉制成具有一定粒度的颗粒状制剂,分为可溶颗粒、混悬颗粒和泡腾颗粒。

中药颗粒剂是在中药汤剂和干糖浆等剂型的基础上发展起来的新剂型,既保持了汤剂吸收较快、显效迅速的特点,又克服了汤剂服用临时煎煮不便、服用量大、易霉败变质等缺点。颗粒剂制备工艺适于机械化生产,且产品质量稳定。因其体积较小,携带、服用方便,味甜适口,深受患者及儿童欢迎。

目前国内外已广泛应用颗粒剂,并且在生产工艺、设备、质量控制、新型辅料的应用等方面,都有了较深的研究和较快的发展。在我国颗粒剂已发展成为中成药主要的固体新剂型之一,《中国药典》2010年版(一部)收载中药颗粒剂124种。

二、颗粒剂的分类

根据颗粒剂在水中的分布情况,可将其分为可溶颗粒剂、混悬颗粒剂、泡腾颗粒剂。可溶颗粒剂又可分为水溶颗粒剂(如板蓝根颗粒剂)和酒溶颗粒剂(如木瓜颗粒剂)两类,前者多用。

三、颗粒剂的质量要求

1. 外观性状

本品外观应干燥,颗粒均匀,色泽一致,无吸潮、结块、潮解等现象。

2. 溶化性

按《中国药典》2010年版一部附录ⅠC的规定进行测定,并符合规定。

3. 水分

照《中国药典》2010年版一部附录ⅨH水分测定法测定,除另有规定外,不得过6.0%。

4. 粒度

按《中国药典》2010年版一部附录ⅪB的规定进行测定,不能通过一号筛与能通过五号筛的总和不得超过15%。

5. 装量差异

单剂量按《中国药典》2010年版一部附录ⅠC的规定进行测定,并符合规定。多剂量的按《中国药典》2010年版一部附录ⅫC的规定进行测定,并符合规定。

6. 微生物限度

照《中国药典》2010年版一部附录ⅩⅢC的检查法检查,应符合规定。

第二节 颗粒剂的制备

一、颗粒剂的辅料

水溶性颗粒剂目前最常用的辅料为糖粉和糊精。糖粉系蔗糖结晶的细粉，是可溶性颗粒剂的优良赋形剂，并有矫味及黏合作用。一般经低温（60℃）干燥，粉碎过80～100目筛，备用。糖粉易吸湿结块，应注意密封保存。糊精系淀粉的水解产物，宜选用可溶性糊精。本品1份能在3份热水中溶解成胶体溶液，在醇中不溶。使用前应低温干燥，过筛。其他尚有乳糖、可溶性淀粉、甘露醇、羟丙基淀粉等，尽管这些辅料因来源、价格等原因，目前使用还不多，但因其具有吸湿性、性质稳定等优点，应用前景广阔。

二、水溶性颗粒剂的制备过程

工艺流程：

原料药提取→提取液的精制—辅料→制颗粒→干燥→整粒→包装

（一）药材的提取浓缩

因中药的有效成分不同，不同类型颗粒剂对溶解性的要求也不同，可采取不同的溶剂和方法进行提取。水溶性颗粒剂一般多采用煎煮法提取有效成分，也可采取渗漉法、浸渍法及回流等提取方法。含挥发油的药材则宜采用"双提法"。新的浸提方法尚有超临界流体提取法、半仿生提取法、双向逆流提取法等。有条件最好采用动态浸提新工艺。

颗粒剂生产中提取液的纯化常采用乙醇沉淀法，即将水煎液浓缩至一定浓度时（一般相对密度为1.05左右或浓缩至1ml药液含药材1g），除特别规定外，加入等量乙醇，充分混合均匀，静置冷藏12h以上，过滤，滤液回收乙醇后，再继续浓缩至稠膏［相对密度为1.30～1.35（测定温度50～60℃）］，或继续干燥成干浸膏备用。目前也有采用高速离心、微孔滤膜或超滤膜滤过、大孔树脂吸附、絮凝沉淀等方法除去杂质。精制液也可直接喷雾干燥后湿法或干法制粒。

（二）颗粒的制备

制颗粒是颗粒剂制备过程中关键的工艺技术，它直接影响到颗粒剂的质量。目前生产中常用的有挤出制粒、湿法混合制粒和流化喷雾制粒等方法。

1. 挤出制粒

将赋形剂（混悬性颗粒则为部分药材细粉或加赋形剂）置适宜的容器内混合均匀，加入药物稠膏（或干膏粉）搅拌混匀，必要时加适量一定浓度的乙醇调整湿度，制成"手捏成团、轻按即散"的软材。再以挤压方式通过筛网（板）（10～14目）制成均匀的颗粒。

赋形剂的用量，可根据稠膏的相对密度、黏性强弱适当调整，一般稠膏：糖粉：糊精的比例为1：3：1。也可单用糖粉为辅料，辅料总用量一般不宜超过稠膏的5倍。

挤出制粒，小量制备可用手工制粒筛，大生产多用摇摆式颗粒机，而黏性较差药料宜选用旋转式制粒机制粒（详见第十三章第三节）。

2. 高速搅拌制粒

将固体辅料或药物细粉与稠膏（直接或由送料口加入）置快速搅拌制粒机的盛器内，密闭。开动机器,通过调整搅拌桨叶和制粒刀的转速控制粒度的大小(具体操作方法参看第十三章第三节及图13-3)。

3. 流化喷雾制粒

目前多用于不加糖或低糖型颗粒剂的制备。制粒用辅料粒度40~60目。颗粒呈多孔状,大小均匀,外形圆整,流动性好(具体操作方法参看第十三章第三节及图13-4)。

4. 干法制粒

将喷雾干燥等方法制成的干浸膏粉,加入适宜的干燥黏合剂等辅料,用干挤制粒机压成薄片,再粉碎成颗粒。这种干法制粒新工艺,可防止有效成分损失,提高颗粒的稳定性、崩解性和溶散性,赋形剂用量少。

(三) 颗粒的干燥

湿颗粒制成后,应及时干燥。久置,湿粒易结块变形。干燥温度一般以60~80℃为宜。干燥时温度应逐渐上升,否则颗粒的表面干燥过快,易结成一层硬壳而影响内部水分的蒸发;且颗粒中的糖粉骤遇高温时会熔化,使颗粒变得坚硬;尤其是糖粉与柠檬酸共存时,温度稍高更易黏结成块。

颗粒的干燥程度应适宜,一般含水量控制在2%以内。生产中常用的干燥设备有沸腾干燥床、烘箱、烘房等。

(四) 整粒

湿粒干燥后,可能会有部分结块、粘连。因此,干颗粒冷却后需再过筛。一般过12~14目筛除去粗大颗粒(磨碎再过),然后过60目筛除去细粉,使颗粒均匀。筛下的细粉可重新制粒,或并入下次同一批号药粉中,混匀制粒。

处方中芳香挥发性成分,一般宜溶于适量乙醇中,雾化喷洒于干燥的颗粒上,密闭放置一定时间,待闷吸均匀后,才能包装。也可制成β-环糊精包合物后混入。

(五) 包装

整粒后的干燥颗粒应及时密封包装。生产上一般采用自动颗粒包装机进行分装。因颗粒剂中含有较多的浸膏和糖粉,极易吸湿软化,以致结块霉变,故应选用不易透气、透湿的包装材料,如复合铝塑袋、铝箔袋或不透气的塑料瓶等,并应干燥贮藏。

实　　验

(一) 实验目的

掌握颗粒剂的制备过程及制备时的注意事项。

(二) 实验用品

蒸馏装置　烧杯　电炉　渗漉装置　药筛　烘箱　量筒　温度计

(三) 实验内容

1. 小青龙颗粒的制备

【处方】 麻黄154g　桂枝154g　白芍154g　干姜154g　细辛77g　甘草(蜜炙)154g　法半夏231g　五味子154g

【制法】

(1) 细辛、桂枝切碎洗净,加入2000ml水直火蒸馏,提取挥发油,收集蒸馏液。

(2) 细辛、桂枝药渣与白芍、麻黄、五味子、甘草加水煎煮至味尽，合并煎液，滤过，滤液和蒸馏后的水溶液合并，浓缩至约 1000ml。

(3) 法半夏、干姜粉碎成粗粉，用 70%乙醇（药材量的 6~8 倍）作溶剂，浸渍 24h 后，进行渗漉，收集渗漉液约 2000ml，回收乙醇，与上述药液合并，静置，滤过，滤液浓缩至相对密度为 1.35~1.38（80℃）的清膏。

(4) 制颗粒　加入清膏 3 倍量的蔗糖粉（过 80~100 目筛），混匀制成软材，过 10~14 目制成湿颗粒。

(5) 干燥　将湿颗粒置烘箱内，60~80℃烘干。

(6) 整粒　将颗粒用一号（10 目）和四号（60 目）双层筛进行筛选，收集通过一号筛，不通过四号筛的颗粒，喷入上述细辛、桂枝的挥发油，混匀，制成 1000g，即得。

2. 双黄连颗粒剂的制备

【处方】　金银花 150g　黄芩 150g　连翘 300g

【制法】　黄芩加水煎煮三次，第一次 2h，第二、三次各 1h，合并煎液，滤过，滤液浓缩至相对密度 1.05~1.10（80℃），于 80℃加 2mol/L 盐酸溶液调节 pH 值 1.0~2.0，保温 1h，静置 24h，滤过，沉淀用水洗至 pH 值 5.0，继续用 70%乙醇洗至 pH 值 7.0，低温干燥，备用。金银花、连翘加水温浸 30min 后，煎煮 2 次，每次 1.5h，分次滤过，合并滤液，浓缩至相对密度 1.20~1.25（70~80℃）的清膏，冷至 40℃时，搅拌下缓缓加入乙醇，使含醇量达 75%，充分搅拌，静置 12h，滤取上清液，残渣加 75%乙醇适量，搅匀，静置 12h，滤过，合并乙醇液，回收乙醇至无醇味，并浓缩成相对密度 1.30~1.32（60~65℃）的清膏，减压干燥，与上述黄芩提取物粉碎成细粉，加入糊精等辅料适量，混匀，制成颗粒，干燥。

思 考 题

1. 简述水溶性颗粒剂的制备工艺流程。
2. 试述颗粒剂质量要求有哪些？

第十三章 片剂的制备技术

第一节 基本知识

一、片剂的含义与特点

中药片剂是指提取物、提取物加饮片细粉或饮片细粉与适宜的辅料混匀压制或用其他适宜方法制成的圆片状或异形片状的固体制剂。主要供内服亦有外用。

中药片剂的研究和生产始于 20 世纪 50 年代,它是在汤剂、丸剂等传统剂型的基础上改进而成。随着现代工业药剂学的发展以及对中药现代化技术的不断研究,逐步摸索出了一套适合于中药片剂生产的工艺条件,例如怎样制备含脂肪油、挥发油的中药片剂,如何提高中药片剂硬度、改善崩解度,选择适合中药片剂的包衣工艺等。目前,随着中药片剂的剂型理论、生产技术日臻完善,中药片剂已成为品种多、产量大、用途广、服用和贮运方便、质量稳定的中药主要剂型之一。

中药片剂的特点如下。

主要优点:①剂量准确,片剂内药物含量差异较小;②质量稳定,片剂为干燥固体,且某些易氧化变质及易潮解的药物可借包衣加以保护,光线、空气、水分等对其影响较小;③服用、携带、运输和贮存等都比较方便;④溶出度及生物利用度较丸剂好;⑤机械化生产,产量大,成本低。

但片剂也有不少缺点:①片剂经过压缩成型,溶出度较散剂以及胶囊剂差;②儿童及昏迷患者不易服用;③某些中药片剂易引湿受潮,含挥发性成分的片剂久贮时含量下降。

二、片剂的分类

(一) 按给药途径结合制备方法与作用特点分

1. 口服片剂

口服片剂是应用最广泛的一类,在胃肠道内崩解吸收而发挥疗效。

(1) 普遍压制片(素片) 系指药物与赋形剂混合,经压制而成的片剂,应用广泛。如葛根芩连片、安胃片。

(2) 包衣片 系指在片心(压制片)外包有衣膜的片剂,如元胡止痛片、三七伤药片等。

(3) 咀嚼片 系指在口腔内咀嚼后吞服,在胃肠道中发挥作用或经胃肠道吸收发挥全身作用的片剂。适用于小儿或胃部有疾患的患者。生产时一般用湿法制粒,不需加入崩解剂,口感与外观均应良好,硬度小于普通片剂。药片嚼碎后便于吞服,并能加速药物溶出,提高疗效。如干酵母片、乐得胃片等。

(4) 泡腾片 系指含有碳酸氢钠和有机酸,遇水可产生气体而呈泡腾状的片剂。泡腾片中的药物应是易溶性的,加水产生气泡后应能崩解。这种片剂特别适用于儿童、老年人和不能吞服固体制剂的患者。又因可以溶液形式服用,药物奏效迅速,生物利用度高,而与液体制剂相比携带更方便。如大山楂泡腾片、活血通脉泡腾片（内服）、百花泡腾片（阴道用）等。

（5）分散片　系指在水中能迅速崩解并均匀分散的片剂。

2. 口腔用片剂

（1）口含片　系指含于口腔中，药物缓慢溶解产生持久局部或全身作用的片剂。含片中的药物应是易溶性的，主要起局部消炎、杀菌、收敛、止痛或局部麻醉作用。口含片比一般内服片大而硬，味道适口。如四季青消炎喉片、银黄含片等。

（2）舌下片　系指置于舌下能迅速溶化，药物经舌下黏膜吸收发挥全身作用的片剂。舌下片中的药物与辅料应是易溶性的，主要用于急症的治疗。舌下片不仅吸收迅速显效快，而且可避免胃肠液 pH 及酶对药物的不良影响和肝脏的首过效应。如硝酸甘油片、喘息定片等。

（3）口腔贴片　系指粘贴于口腔，经黏膜吸收后起局部或全身作用的片剂，如冰硼贴片。口腔贴片应进行溶出度或释放度的检查。

3. 外用片

（1）阴道片与阴道泡腾片　系指置于阴道内应用的片剂。如鱼腥草素泡腾片。

（2）可溶片　系指临用前能溶解于水的非包衣片或薄膜包衣片剂，可溶片应溶解于水中，溶液可呈轻微乳光，可供外用、含漱等。

4. 其他片剂

（1）缓释片　指在水中或规定的释放介质中缓慢地非恒速释放药物的片剂。缓释片应符合缓释制剂的有关要求。

（2）控释片　指在水中或规定的释放介质中缓慢地恒速或接近恒速释放药物的片剂。控释片应符合控释制剂的有关要求。

（3）肠溶片　指肠溶性包衣材料进行包衣的片剂。

（二）按其原料特性分

（1）提纯片　系将处方中药材经过提取，得到单体或有效部位，以此提纯物细粉作为原料，加适宜的辅料制成的片剂。如北豆根片、银黄片等。

（2）全粉末片　系指将处方中全部药材粉碎成细粉作为原料，加适宜的辅料制成的片剂。如参茸片、安胃片等。

（3）全浸膏片　系指将药材用适宜的溶剂和方法提取制得浸膏，以全量浸膏制成的片剂。如通塞脉片、穿心莲片等。

（4）半浸膏片　系指将部分药材细粉与稠浸膏混合制成的片剂。如藿香正气片、银翘解毒片等。此类型片剂在中药片剂中占的比例最大。

三、片剂的质量要求及检查

片剂质量直接影响其药效和用药的安全性。因此，在片剂的生产过程中，除要对生产处方、原辅料的选用、生产工艺的制定、包装和贮存条件的确定等方面采取适宜的技术措施外，还必须按药典或有关质量标准的规定进行质量检查，经检查合格后可提供临床使用。片剂的质量检查主要有以下几个方面。

（1）外观　片剂外观应完整光洁，色泽均匀，有适宜的硬度，以免在包装、贮存过程中发生磨损或破碎。

(2) 重量差异　按《中国药典》2010年版一部附录ⅠD的规定进行检查，并符合规定。

(3) 崩解时限　按《中国药典》2010年版一部附录ⅫA的规定进行检查，并符合规定。含片、咀嚼片不进行崩解时限检查。

(4) 发泡量　阴道泡腾片除应符合泡腾片规定外，按《中国药典》2010年版一部附录ⅠD的规定进行检查，并符合规定。

(5) 微生物限度　按2010版《中国药典》一部附录ⅩⅢC的规定进行检查，并符合规定。

第二节　片剂的辅料

片剂的辅料是指除药物以外的一切附加物料的总称，亦称赋形剂。片剂的辅料一般包括稀释剂和吸收剂、润湿剂和黏合剂、崩解剂、润滑剂等。辅料必须具有较高的化学稳定性，不与主药起反应，不影响主药的释放、吸收和含量测定，对人体无害，来源广，成本低。

若要制备优良的片剂，压片所用的药物应具备以下性质：良好的流动性和可压性；一定的黏结性，遇液体能迅速崩解、溶解、吸收而产生应有的疗效。但实际上很少有完全具备这些性质的药物，因此必须另加物料或适当处理使之达到上述要求。

同时，应当注意，中药片剂有它特殊的一面，如中药浸膏可以作黏合剂，中药原粉既是处方中的药物，又可作为稀释剂、吸收剂或崩解剂。所以在中药片剂中一般使用辅料较少。

一、湿法制颗粒压片的辅料

(一) 稀释剂与吸收剂

稀释剂与吸收剂统称为填充剂，用来增加片剂的重量和体积。凡中药片剂中含浸膏量多或黏性太大时，均需加稀释剂。若原料中含有较多的挥发油、脂肪油或其他液体药物时，则需先加适量吸收剂将药物吸收后再压片。中药细粉在中药制片中可兼作吸收剂与稀释剂。常用的稀释剂与吸收剂有以下几种。

1. 淀粉

本品为白色细腻的粉末，性质稳定，含水量一般为12%～15%，亦可作崩解剂。药用淀粉多是由玉米、马铃薯等提出的淀粉的精制品。

淀粉的可压性不好，单独做稀释剂使用时，黏性较差。此时可与适量糖粉或糊精混合使用，以增加其黏性改善其可压性。制作片剂时用作稀释剂的混合物常用的比例为淀粉：糖粉：糊精为7:2:1。

中药片剂往往选用处方中含淀粉多的中药粉碎成细粉，作为该片剂的吸收剂和稀释剂，这样可使药材充分物尽其用，同时节约了辅料。

2. 糊精

本品为白色或微黄细腻的粉末，不溶于醇，微溶于水，能溶于沸水成黏胶状溶液，呈弱酸性。常与淀粉合用作填充剂，兼有黏合作用。对不能使用淀粉的药物，当用量超过50%时，需用40%～50%的乙醇为润湿剂制粒，否则会使颗粒过硬而造成片面出现麻点、水印等现象。糊精有特殊不适臭味，所以无芳香药物的含片中最好不单独用糊精。对于主药含量极小的片剂，使用糊精、淀粉作稀释剂时，影响主药提取，对含量测定有干扰。

3. 糖粉

本品色白、味甜，溶于水，露置空气中易吸潮结块。本身具有一定黏性，是片剂的优良稀释剂，并兼有矫味、黏合作用。在口含片及咀嚼片等可溶性片剂中多用之。由于糖粉在干燥状态也具有一定的黏性，可减少片子的松散现象，并使片剂表面光洁，成品具有较好的硬度。中药中凡药粉质地疏松或纤维性强或黏性较差时，应用糖粉作稀释剂。糖粉具有引湿性，若用量过多会使制粒、压片困难，久贮会使片剂硬度增加。处方中有酸性或碱性较强的药物时，因能导致蔗糖的转化而增加其引湿性，故不宜选用。

4. 乳糖

本品为白色结晶性粉末，微具甜味，能溶于水（1∶5），难溶于乙醇，无吸湿性，与大部分药物配伍不起化学变化，具有良好的流动性、可压性，是一种优良的稀释剂。制成的片剂光洁美观、硬度适中、释放药物较快，对主药含量测定影响较小，久贮也不影响该片的崩解时限，特别适用于引湿性药物。但国内乳糖产量较少，价格高，因此在片剂生产中应用不多，国内多用淀粉、糊精、糖粉三者不同的比例的混合物代替（常用7∶1∶1）。其可压性较好，但片剂的外观、药物的溶出不如乳糖。

5. 其他

碳酸钙、氧化镁、碳酸镁、氢氧化铝凝胶粉、活性炭等都可以作为片剂的吸收剂或稀释剂。尤其适用于含挥发油和脂肪油较多的中药片剂。一般使用方法是：①吸收剂先与含油量大的药粉混合，使其充分吸油后再与其他药粉混合；②将吸收剂制成空白颗粒，充分干燥后与挥发油混合，吸油后再与其他颗粒混合。吸收剂的用量视药物的含油量而定，一般用量为颗粒量的10%左右。应注意酸性药物不适用。

甘露醇，作为咀嚼片的稀释剂，常与糖粉配合使用。制得片剂光洁美观，味佳，于口腔中可溶化，且有清凉感。山梨醇，可压性好，亦可作为咀嚼片的填充剂和黏合剂。经提取成分后的中药渣，干燥、粉碎成细粉可作为中药片剂的稀释剂与吸收剂。

（二）湿润剂与黏合剂

若药物自身具有黏性，如中药浸膏粉，则只需加入润湿剂即可制粒；若药物自身没有黏性或黏性不足，则需加入黏合剂才可制粒。本身无黏性，但可润湿药粉，引发药物自身黏性的液体为润湿剂。本身具有黏性，能使药粉黏结成颗粒便于制粒压片的物质称为黏合剂。以固化状态直接应用的具有黏性的赋形剂称为干燥黏合剂。黏合剂可以是液体也可以是固体细粉，一般来说，液体的黏合作用较大，容易混匀；固体黏合剂往往兼有稀释剂和崩解剂的作用。应根据药物的性质、用途和制片工艺而选用黏合剂。

黏合剂的选择要恰当，若选用不当，用量不足或黏性较小时压成的片子疏松易碎；用量太大或黏性太强时则片子过于坚硬不易崩解。因此，必须通过实践摸索调查。在中药制片中常用的润湿剂与黏合剂如下。

1. 蒸馏水

水为润湿剂。凡药物本身具有一定黏性，如中药浸膏粉或其他黏性物质将水以雾状喷入，使物料润湿，即能黏结制粒。以水为润湿剂时，因干燥温度较高，故对不耐热、遇水易变质或易溶于水的药物不宜应用。另外，应注意使水分散均匀，以免产生结块现象。

2. 淀粉浆（糊）

为最常用的黏合剂，系由淀粉与水在70℃左右糊化而成的稠厚胶体溶液，放冷后呈冻胶状。因冻胶中含有大量水分，它可使水逐渐扩散到药粉中去，使药粉均匀润湿。淀粉浆本身有一定的黏合作用，制出的片剂崩解性能好，对药物溶出的不良影响小。本品适用于对湿热较稳定而且本身不太松散的品种。一般浓度为8%～15%，以10%为最常用。淀粉浆的制法有①冲浆法：取淀粉加少量冷水搅匀，然后冲入一定量的沸水并不断搅拌使之糊化而成。②煮浆法：取淀粉徐徐加入全量的冷水搅匀，置夹层容器内加热搅拌使糊化而成。因淀粉粒糊化完全，故黏性较强。此法不宜使用直火加热，以防焦化。

3. 乙醇

为中药制片中最常用的润湿剂。凡药物本身具有黏性，遇水受热不稳定或用水润湿时黏性太强，易结块而造成润湿不均或水中溶解度大，操作困难者以及用水不能制粒或颗粒干燥后太硬，压片后片面花斑、崩解时限延长者均应采用乙醇为润湿剂。此外，用大量淀粉、糊精、糖粉作赋形剂的药物、中药浸膏粉、半浸膏粉等制粒常用乙醇为润湿剂。所用乙醇的浓度应视药物的性质、温度的高低、湿度的大小而定，常用浓度为30%～70%。当药物的黏性大、水溶性以及气温高时，乙醇的浓度应高些。反之，则浓度可稍低。乙醇浓度越高，药物被润湿后黏性越小。当用乙醇为润湿剂制粒时，应迅速搅拌立即制粒，以免乙醇挥发而使软材结块，不易制粒；所制得的颗粒应迅速干燥，以免已制成的颗粒变形结团。

4. 糊精

主要作为干燥黏合剂，润湿后产生黏性，亦有配成10%糊精浆与10%淀粉浆混合使用。糊精浆黏性介于淀粉浆与糖浆之间，其作用主要使药粉表面黏合。故纤维性或弹性大的药物用糖粉更为适宜。

5. 糖浆、饴糖、炼蜜、液状葡萄糖

这4种液体黏性都很强，适用于中药纤维性强、质地疏松或弹性较大的药物。

糖浆一般浓度为50%～70%（g/g），酸性或碱性较强的药物不宜用糖浆制粒。

饴糖俗称麦芽糖，常用浓度为25%或75%，本品呈浅棕色稠厚状液体，不宜用于白色片剂，制成的颗粒不易干燥，压成的片子易吸潮。

经105～110℃炼制的蜂蜜是很好的黏合剂，其性质与饴糖大致相似。

液体葡萄糖常用浓度有25%与50%两种。本品对易氧化药物如亚铁盐等有稳定作用。有引湿性，颗粒不易干燥，压成的片子也易吸潮。

6. 阿拉伯胶浆、明胶浆

两种胶浆黏合力均大，压成的片剂硬度也大。适用于松散药物（如生药原粉片）或要求硬度比较大的片剂，如口含片。常用浓度阿拉伯胶浆为10%～20%，明胶浆为10%～15%。使用时必须注意浓度和用量。当浓度过大或用量过多时，会影响片剂的崩解度。

7. 其他黏合剂

（1）纤维素衍生物　低取代羟丙基纤维素（L-HPC）、羧甲基纤维素钠（CMC-Na）、羟丙基甲基纤维素（HPMC）等均可作黏合剂，且都兼有崩解作用。可用其溶液，也可用其干燥粉末，加水后润湿制粒。溶液常用浓度为5%，配方中加入量一般为1%～4%。纤维素衍生物的聚合度和取代度不同，其黏度等性质亦不同。

（2）聚乙烯吡咯烷酮（PVP）　本品溶于乙醇或水，可用其10%左右水溶液作为某些片剂的黏合剂。或用3%～15%的乙醇溶液作为对水敏感药物的黏合剂。

（3）中药稠膏　既是药物原料，能起治疗作用，又有黏性起黏合作用，稠膏的浓度视药粉的量和性质而定。

（三）崩解剂

能使药片在胃肠道中迅速溶解或崩解，从而迅速发挥药效的一类物质。除口含片、舌下片、缓释片、控释片要缓慢溶解释放药物外，一般均需加入崩解剂。

崩解剂多为亲水性物质，有良好的吸水性和膨胀性，进而使片剂迅速崩解。常用的崩解剂如下。

（1）干燥淀粉　为应用最广泛的崩解剂。常用量为干颗粒重的5%～20%，用前应于100～105℃先行活化，使含水量在8%～10%。本品适用于不溶性或微溶性药物的片剂，对易溶性药物的片剂作用差。

（2）羧甲基淀粉钠（CMS-Na）　为白色无定形粉末，用量一般为片重的2%～6%。具有良好的流动性和可压性，吸水后体积可膨胀200%～300%，是一种性能优良价格较低的崩解剂。

（3）低取代羟丙基纤维素（L-HPC）　是国内近来应用较多的一种崩解剂。有很好的吸水速度和吸水量，吸水膨胀率500%～700%，崩解后颗粒细小，有利于药物的溶出。一般用量为2%～5%。

以上崩解剂的加入方法如下。

① 内加法　即崩解剂与主药共同混合制粒，崩解作用起自颗粒内部，能使颗粒全部崩解。但因崩解剂在颗粒内受黏合剂包围，崩解作用不强。

② 外加法　即将崩解剂与干燥后颗粒混匀压片。崩解作用起自颗粒之间，崩解较快，但不完全。同时，由于干淀粉的加入，增加了细粉量，且分布不均匀，使片剂出现含量不均或裂片等现象。为克服之，可将干燥淀粉用淀粉浆先制成空白颗粒，然后与含药颗粒混匀压片。但若两种颗粒相对密度有一定差距时，也易造成片剂含量不均，崩解时间不等的后果。

③ 两步法（内外加）　即将部分崩解剂（约为全部崩解剂用量的50%～75%）与药物混合制颗粒，其余部分（为全部崩解剂的50%～25%）在压片前加入干燥颗粒中混匀后压片，这样片剂遇水能立即崩解成颗粒，颗粒又很快进一步崩解。

以上各法可根据不同情况具体选用。

（4）泡腾崩解剂　这是很有效的崩解剂。由酸-碱系统组成，遇水产生气体而使片剂迅速崩解，药物迅速释放。最常用的是酒石酸、枸橼酸或富马酸与适量碳酸氢钠组成的混合物。本品可用于阴道泡腾片等。此种片剂应妥善包装，避免受潮造成崩解剂失效。

此外粉性好的中药细粉、微晶纤维素、海藻酸钠等也都是良好的崩解剂。

（四）润滑剂

压片前，药物干颗粒或粉末中应加入适量的具有润滑作用的物料，以增加粉末或颗粒的流动性，减少其与冲模之间的摩擦力，防止黏冲，以利于将片剂推出模孔，并使片剂剂量准确，片面光洁美观，此类物料称为润滑剂。一般润滑剂应具有或兼有以下作用：①助流性；②抗黏附性；③润滑性。用量多时会影响片剂的硬度和延长崩解时间，使用时应先过80～100目筛，加入方法有①直接加到待压的颗粒中（此法可能混合不均）；②从干颗粒中用60目筛筛出部分细粉，与润滑剂充分混合后再加入到干颗粒中，再行压片。常用的有以下几种。

（1）硬脂酸镁　为白色粉末，细腻轻松，有良好的附着性，与颗粒混合后分布均匀而不易分离，制得片剂光滑美观。本品为最常用的润滑剂。一般用量为0.25%～1%。用量过大时，由于其具有疏水性，会造成片剂的崩解迟缓或产生裂片。适用于易潮解、吸水的颗粒。本品润滑性强，抗黏附性好，助流性差，若与其他润滑剂混合应用，效果更佳。由于含有微量碱性杂质，遇碱易起变化的药物不宜使用。

另外，硬脂酸和硬脂酸钙也是良好的润滑剂，与其性质大致相似。

（2）滑石粉 为白色至灰白色结晶性粉末，以白色者为佳。不溶于水，助流性、抗黏着性好，润滑性及附着性较差，一般用量为3%~5%，本品相对密度大，易与颗粒分离，不宜单独使用。

二、粉末直接压片的辅料

粉末直接压片的重要条件之一是加入具有良好流动性和可压性的辅料。用于粉末直接压片的辅料主要有干燥黏合剂、助流剂、崩解剂、润滑剂。

1. 干燥黏合剂

（1）微晶纤维素 本品为天然或人造纤维经强酸在加热条件下水解后，除去其中的无定形纤维而得到的微小棒状结晶，直径1~10μm，有较好的流动性、黏合性和可压性。当它受压时，粒子间借氢键的结合力，压成的药片有较大的硬度，崩解作用也好。由于价格较高，很少单独用作稀释剂，而作为稀释-黏合-崩解的多功能辅料使用。本品有吸湿性，应存放在干燥处。

（2）改性淀粉 本品由玉米淀粉经部分水解而得，流动性和可压性较常用淀粉为好，多用于粉末直接压片，既可作为填充剂又兼作黏合剂和崩解剂。

此外，聚乙二醇（4000或6000）、糊精、糖粉、羧甲基纤维素、氢氧化铝凝胶等，亦可用作干燥黏合剂。

2. 助流剂

（1）微粉硅胶 又称为黑白炭。为轻质白色无定型粉末，不溶于水，具有强亲水性；有良好的流动性、可压性、附着性。为粉末直接压片优良的助流剂。常用量为0.15%~3%。当用量在1%以上时，可加速片剂的崩解。但因价贵，尚不能普遍应用。

（2）氢氧化铝凝胶 本品为极轻的凝胶粉末，表面积大，有良好的可压性，可使药料排列紧密，体积缩小，增加了黏性，所以它既是直接压片的干燥黏合剂，也是助流剂。

此外，氧化镁也可作某些药粉的助流剂，用量为1%~2%。

3. 崩解剂

除干燥淀粉、羧甲基淀粉钠、微晶纤维素等以外，在生产上常用羧甲基纤维素钠作崩解剂。

4. 润滑剂

粉末直接压片的润滑剂，常用1%的硬脂酸镁，有时也加入3%~5%的滑石粉。

第三节 片剂的制备

片剂的制备归纳起来有颗粒压片法和直接压片法两大类，以颗粒压片法应用最多。颗粒压片法根据主药性质及制备颗粒的工艺不同，又可分为湿颗粒法和干颗粒法两种，以前者应用最广。本节重点叙述湿颗粒法压片的工艺，同时简单介绍干颗粒法压片和粉末直接压片。

一、湿法制颗粒压片技术

工艺流程：

主药 { 中药材（洁净、炮制、粉碎、提取）→ 全部粉末 / 部分粉末加稠膏 / 全浸膏；化学药物（检验合格）→ 粉碎过筛 } → 加辅料 → 混合 → 润湿剂或黏合剂 → 制软材 → 制颗粒 → 干燥 → 化验 → 整粒 → 润滑剂 → 压片 →（包衣）→ 质量检查 → 包装

（一）原料的处理

中药原料处理的一般原则如下。

(1) 按处方选用合格的药材，并进行洁净、灭菌、炮制和干燥处理。

(2) 含淀粉较多的药材（如淮山药、贝母等）；用量较少的贵重药、毒性药（如牛黄、麝香等）；某些含有少量芳香挥发性成分药材（如冰片、砂仁等）及某些矿物药（如石膏等），宜粉碎成100目左右细粉。直接制成中药细粉，作为赋形剂的药材占全部药材的1/3或1/5。

(3) 含挥发性成分较多的药材（如荆芥、薄荷等）单提挥发油，或采用双提法。

(4) 含醇溶性成分的药材，可用不同浓度的乙醇以渗漉法、浸渍法或回流提取法提取，提取液回收乙醇后制成稠膏，保留有效部位，如刺五加浸膏。

(5) 含水溶性有效成分的药材，或纤维较多、质地泡松、黏性较大及质地坚硬的药材，可用水煎煮浓缩成稠膏备用，如大腹皮、丝瓜络、桂圆肉等；有时为进一步缩小剂量减少药片引湿性，可在水煎液浓缩到1∶1时，加适量乙醇使含醇量为60%～80%，除去部分醇不溶性杂质，回收乙醇后，再浓缩成稠膏或干浸膏。

提取液浓缩成的稠膏一般相对密度1.2～1.3，有的亦可达到1.4。如为全浸膏片必须将浓缩液喷雾干燥，或稠浸膏真空干燥，也可在常压下烘干，再粉碎成粉末或颗粒（若用浸膏颗粒直接压片，片剂易产生麻点和崩解困难）。大部分中药片剂属于半浸膏片。

（二）颗粒的制备

1. 制粒的目的

中药片剂绝大多数都需要事先制成颗粒才能进行压片。药物制成颗粒的目的如下。

(1) 增加物料的流动性。

(2) 减少细粉吸附和容存的空气以减少药片的松裂。

(3) 避免粉末分层，保证片剂含量均匀。

(4) 避免细粉飞扬及黏冲挂模等现象。

因此，制成颗粒后再压片，在一定程度上可改善物料的流动性和可压性。

2. 制颗粒的过程

(1) 制软材　将原、辅料细粉混匀再加入适量的润湿剂或黏合剂，搅拌均匀即成软材。小量生产可手工拌和，大量生产则用混合机。软材的软硬程度应适宜，生产中多凭经验掌握，以"手捏成团，轻触即散"为宜。润湿剂或黏合剂的用量应以能制成适宜软材的最少量为原则。润湿剂或黏合剂的用量还应根据物料的性质而定，如粉末细、质地疏松、干燥及黏性较差的药粉，用量可多些；反之，用量则要少一些。黏合剂的用量及混合条件等对所制得颗粒的硬度有一定的影响，一般黏合剂用量多、混合时的强度大、时间长则所制得颗粒的硬

度大。

中药片剂制备中几种制软材的类型如下。

① 全粉制软材 即取处方中的全部中药制成细粉混匀，加适量黏合剂或湿润剂制成软材。适用于药味不多、剂量较小的处方，如三七片、参茸片等贵重药的片剂。

② 粉膏制软材 即部分药物经浸提、浓缩制成稠膏，部分药物制细粉。二者混合后，若黏性适中，直接制软材；若黏性不足，兑入适量黏合剂混匀后再制软材；若黏性太大，则将二者混匀，烘干，粉碎成细粉，加润湿剂制软材。此法应用广泛，适用于大多数片剂颗粒的制备，如牛黄解毒片、元胡止痛片等。该法最大的优点是节省辅料，操作简便。

③ 全膏制软材 即将全部药物提取制成稠膏，烘干成干浸膏。生产中具体有两种情况：一是将干浸膏直接磨成粗粉（颗粒），此法所制颗粒粗且硬，易使片子出现麻点和花斑。如果干浸膏是用真空干燥法干燥，则色泽淡而质地疏松，所制得颗粒及所压片质量均较好。二是将干浸膏磨成 100 目细粉，以适量的一定浓度乙醇搅拌，制软材，制颗粒。此法制得的片剂光滑美观，色泽一致，硬度适宜。

近年来，有将中药水煎液浓缩至相对密度约为 1.1~1.2 后，用喷雾干燥法制得浸膏颗粒，或得到浸膏细粉进而喷雾转动制粒。这些方法可提高生产率，防止细菌污染，提高片剂质量。

全浸膏片因不含药材细粉，服用量少，易达到卫生标准，尤其适用于有效成分含量较低的中药材制片。如穿心莲片。

④ 提纯物制软材 即用中药有效成分、有效部位或中西结合组方制备片剂，可根据原料性质选用适宜稀释剂、崩解剂等混匀后，加入黏合剂或润湿剂混合制成软材，如盐酸黄连素片。

（2）制颗粒 制颗粒的主要方法有挤出制粒法、高速搅拌制粒法、转动制粒法、流化喷雾制粒法、喷雾干燥制粒法等。

① 挤出制粒法 将软材挤压通过筛网的制粒方法，为目前生产中应用最多的制粒方法。

小量生产时，可用手将软材挤过筛网，颗粒由筛孔落下时如成长条状，表明软材过软，黏合剂或润湿剂用量过多。相反若软材通过筛网后呈粉状，表明软材过干，应适当调整黏合剂或润湿剂的用量。通常软材只要通过筛网一次即可制成湿颗粒，称单次制粒法。但对有色药粉以及黏合剂或润湿剂用量不当而颗粒质量较差时，可常用多次制粒，即先用较粗（8~10 目）的筛网通过 1~2 次，再用较细的筛网通过一次，这样制得的颗粒质量较好，且比单次制粒法少用黏合剂 10%~15%。大量生产则采用摇摆式或旋转式制粒机制粒。见图 13-1、图 13-2。

制粒用筛网按片重大小进行选择。通常 0.5g 以上的片剂，选用 12~16 目筛，0.4g 以下的片剂选用 14~20 目筛。

② 高速搅拌制粒法 系将药料置快速搅拌制粒机的密封容器内，将混合、制软材、分粒与滚圆一次完成的制粒方法。所制颗粒圆整均匀，流动性好。高速搅拌制粒机如图 13-3 所示。

③ 转动制粒法 将药粉和辅料的混合物置包衣锅或适宜的容器中转动，将黏合剂或润湿剂呈雾状喷入，使粉末黏结成小颗粒，继续滚动至颗粒干燥。此法适于中药浸膏粉、半浸膏粉或黏性较强的药物细粉制颗粒。

④ 流化喷雾制粒法 又称"沸腾制粒"或"一步制粒法"。指利用气流使药粉呈悬浮流化状态，再喷入润湿剂或液体黏合剂，使粉末凝结成粒的方法。流化喷雾制粒设备见图 13-

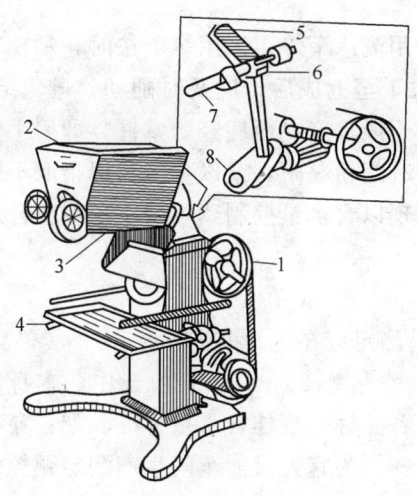

图 13-1 摇摆式制粒机外形图

1—皮带轮；2—加料漏斗；3—滚筒；4—支架；
5—齿条；6—小齿轮；7—转轴；8—偏心轮

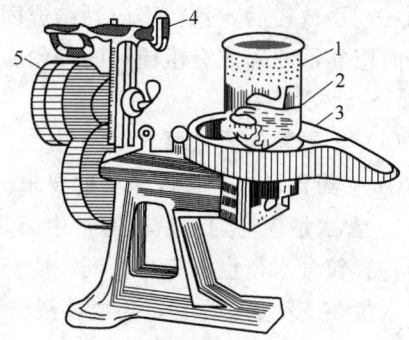

图 13-2 旋转式制粒机外形图

1—钢皮筛网；2—挡板；
3—四翼刮板；4—开关；5—皮带轮

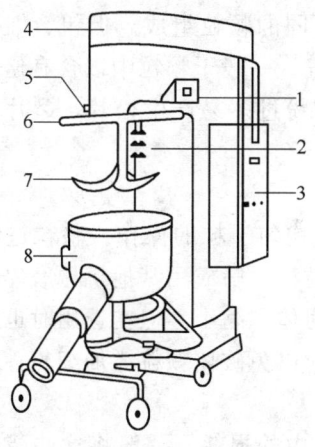

图 13-3 高速搅拌制粒机

1—视孔；2—制粒刀；3—电器箱；4—机身；
5—送料口；6—安全环；7—浆叶；8—盛器

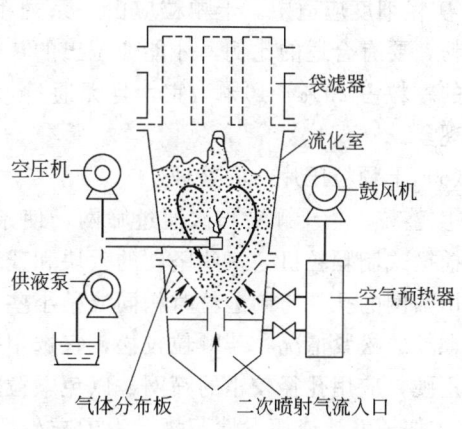

图 13-4 流化喷雾制粒设备

4 所示。

其工作原理是先将 40～60 目的制粒用辅料置于流化室内，通入滤净的加热空气，使粉末预热干燥并处于沸腾状态。再将经预处理的药液以雾状间歇喷入，使粉末被湿润而凝结成多孔状颗粒，继续流化干燥至颗粒中含水量适宜即得。

⑤喷雾干燥制粒法　将中药浓缩液，经特殊雾化器雾化成大小适宜的液滴喷入干燥室中，并在热气中干燥得到近于球形的细小颗粒。干颗粒可直接压片或再经喷雾转动制粒。

(3) 湿粒干燥　湿粒应及时干燥，干燥温度一般以 60～80℃ 为宜。温度过高时会使淀粉糊化或糖粉熔化，降低片剂的崩解度，并可使颗粒软化结块，药物受到破坏。含挥发性或遇热不稳定的药物应控制在 60℃ 以下干燥。干燥时的温度应逐步升温以防颗粒表面水分迅速蒸发形成干燥硬膜，影响颗粒内部水分的散发。对热稳定的药物，干燥温度可提高到

80～100℃，缩短干燥时间。

目前常用的湿粒干燥设备为烘箱、烘房，亦可采用流床干燥。采用烘干法时，颗粒一般用烘盘盛装，铺摊的厚度以不超过2cm为佳。待颗粒干至七成后，应及时翻动，避免结块。并可将烘盘位置上下调换，以保证均匀受热。颗粒的干燥程度一般凭经验掌握，即用手紧握干颗粒，手放松后，颗粒不应黏结成团，手握也不应有细粉黏附，或以食指和拇指取干颗粒捻搓时应立即粉碎成有粗糙感的细粉，且无潮湿感；现以含水量控制，一般中药颗粒含水量约3%～5%为宜。

(4) 干颗粒的质量要求

① 主药含量应符合该品种的要求。干颗粒的含量测定应在压片前进行。

② 含水量应均匀适量。通常中药片剂的干颗粒含水量为3%～5%。由于中药本身性质各异，颗粒含水量也不完全相同。应反复试验，找出各品种的最佳含水量标准。如：穿心莲片含水量在5%左右为宜，鸡血藤浸膏片含水量4%～6%为宜。目前车间生产测定颗粒水分多使用红外线水分快速测定仪。

③ 松紧度应适当。颗粒的松紧度与片剂的外观有关。颗粒太硬、太紧，片面易出现麻点，崩解时间延长。颗粒太松则易碎成细粉，产生松片现象。干颗粒的松紧度没有客观指标，以颗粒用手搓捻能成有粗糙感的细粉为宜。

④ 粗细度应适中。干颗粒应由一系列粗细（大、小）不同的颗粒组成。但粗、细颗粒及细粉，要有合适的比例，才能使压出的片子片重和含量准确。一般干颗粒中以含有通过二号筛的颗粒占20%～40%为宜，且无通过六号筛的细粉。细粉过多易产生松片、裂片、黏冲等现象。

(5) 干颗粒压片前的处理

① 整粒。指干颗粒再次通过筛网，使条、块状物分散成均匀干粒的操作。整粒过筛一般用摇摆式制颗粒机，一些坚硬的大块和残料可用旋转式制粒机过筛或用其他机械磨碎，这时所用筛网的孔径与制湿粒时相同或稍小些，因颗粒在干燥时体积缩小。但在选用时也应考虑干颗粒的松紧情况，若颗粒较松，宜选用孔径较大的筛网，以免破坏颗粒增加细粉；若颗粒较粗硬，应用孔径较小的筛网，以免颗粒过于粗硬。

② 加挥发油或挥发性药物。为了减少挥发性药物在制备中的损耗，一般将这些药物在整粒时加入，具体操作方法如下。

a. 从颗粒中筛出部分细粉，加入油液或液体药料或贵细药料混匀，再以等量递增法与全部干颗粒混匀，以免混合不匀产生花斑。

b. 当挥发油量超过0.6%时，需先加适量吸收剂吸收后，再与颗粒混合均匀。

c. 油溶液或挥发性固体（如薄荷脑、冰片等）可先用少量95%乙醇溶解，或与其他成分研磨共熔后，均匀喷入颗粒中。

以上各法最后均应将颗粒置桶内加盖密闭数小时，使挥化性成分在颗粒中均匀渗透。近年来有将挥发油微囊化，或应用包合物方法加入的。这样可减少其在贮藏过程中的挥化损失。

③ 加润滑剂与崩解剂。润滑剂常在整粒后用细筛筛入干颗粒中混匀。有些品种如需加崩解剂，则需将崩解剂先干燥，在整粒时加入干粒中，充分拌和均匀，抽样检验合格后，压片。

(三) 压片机与压片操作

目前我国药厂生产使用的压片机多为多冲旋转式。常用的有19冲、33冲等。现在正在我国制药行业中大力推广 GMP 制度，向世界先进制药水平靠拢，国家医药管理局（现食品药品监督管理局）委托航天部推出了世界上较为先进的封闭式全自动、高速旋转式 37 冲、28 冲压片机。目前在实验室里，单冲压片机仍在广泛使用。单冲、多冲压片机其压片基本原理是一样的。

（1）单冲压片机　构造如图 13-5（a）所示，主要由转动轮、冲模系统、调节器、饲料器四部分组成。

图 13-5（b）为单冲压片机的主要部件；冲模系统包括上、下两个冲头和一个模圈。是压片机的压片部分，模圈嵌入模台上，上下冲头固定于上下冲杆上。上冲连接一个压力调节器，借以调节上冲头在模圈内上、下的位置。下降位置越低，压力就越大，压制出来的片子就越硬、越薄。下冲连接出片调节器和片重调节器。出片调节器又称上调节，用来调节下冲上升的位置，使与模台面平，将压成的片剂从模孔内顶出。片重调节器用以调节下冲在冲模圈内上下的位置，实际是调节颗粒在模孔中的填充量，如果位置越低，填充量就越大，片重就重。反之，片重则轻。

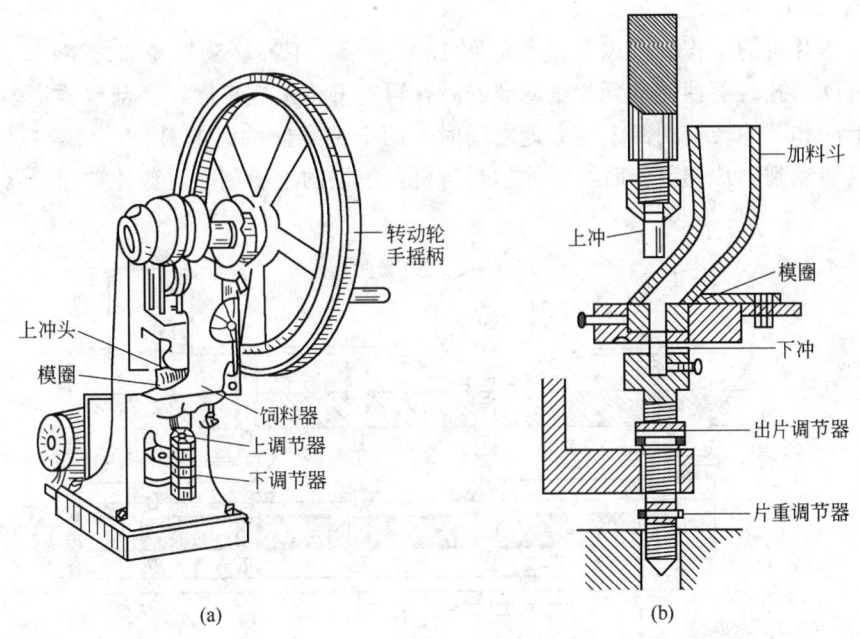

图 13-5　单冲压片机
(a) 外形图；(b) 重要部件剖面图

片剂本身的形状取决于冲头与模圈的形状和直径。除压制异形片的冲模外，通常为圆形，冲头可设计有不同弧度，能压成不同凸度形状的药片。常见的药片形状有浅凸片，深弧度的一般用于包糖衣的双凸片的压制。冲头上可刻上药品的名称、主药含量，或刻上通过直径的线条，使片剂易于识别或折断分份。一般冲模的直径（包括冲头、模圈）应随片重而定，一般为 6.5～12.5mm。

单冲压片机一般为手摇、电动两用。每分钟能压片 80 片，用于新产品的试制或小量生产。压片时是由单侧加压（由上或下冲加压），所以压力分布不够均匀，易出现裂片，且噪声较大。

压片时先将机器和零件擦拭清洁，选择适当的上、下冲和模圈装于压片机上。调节下冲上升的最大高度，使之恰与模圈台面相平。另称取一片重的颗粒量置模圈孔中，调节下冲下降的适宜深度，使颗粒恰能填满模子，与模圈台面相平，然后调节上冲压力，使压制的片剂硬度与片重均合乎要求。上、下冲头与模圈固定后，再安装饲料器和加料斗，将颗粒置加料斗中，用手摇柄转动数圈，转动正常后试压，片重和硬度均符合要求，即可正式压片。

（2）旋转式压片机　是目前生产中广泛使用的压片机。主要由动力部分、转动部分及工作部分组成。

旋转式压片机的工作部分中有绕轴而转动的机台，机台分为三层，机台的上层装着上冲，中层装模圈，下层装着下冲；另有固定不动的上下压力盘、片重调节器、压力调节器、饲粒器、刮粒器、出片调节器以及吸尘器和防护装置等。机台装于机器的中轴上并绕轴而转动，机台上层的上冲随机而转动并沿固定的上冲轨道有规律地上、下运动；下冲也随机台转动并沿下轨道作上、下运动；在上冲之上及下冲下面的适当位置装着上压力盘和下压力盘，在上冲和下冲转动并经过各自的压力盘时，被压力盘推动使上冲向下、下冲向上运动并加压；机台中层之上有一固定位置不动的刮粒器，饲粒器的出口对准刮粒器，颗粒可源源不断地流入刮粒器中，由此流入模孔。

旋转式压片机的工作部分以及过程如图13-6所示，下冲转到饲粒器之下时，其位置较低，颗粒流满模孔；下冲转动到片重调节器时，再上升到适宜高度，经刮粒器将多余的颗粒刮去；当上冲和下冲转动到两个压力盘之间时，两个冲之间的距离最小，将颗粒压缩成片。当下冲继续转动到出片调节器时，下冲抬起与机台中层的上缘相平，药片被刮粒器推开。

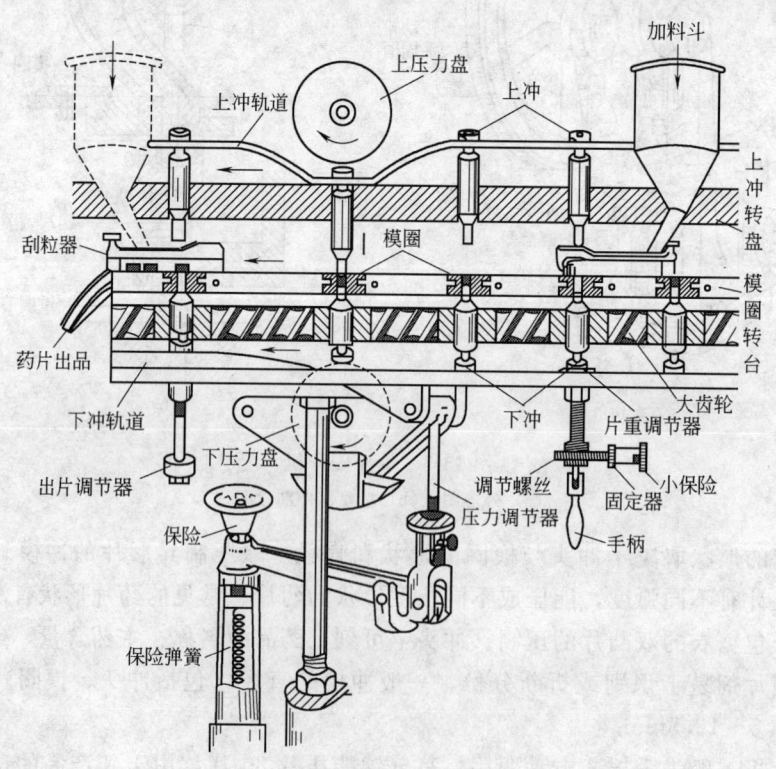

图13-6　旋转式压片机压片过程示意

旋转式压片机有多种型号，按冲数来说有16冲、19冲、27冲、33冲、35冲、55冲等。按流程来说有单流程及双流程等，单流程的仅有一套压力盘（上、下压力盘各一个）；

双流程的有两套压力盘,旋转一圈可压两个药片;双流程压片机的能量利用更合理,生产能力较高。较适合于中药片剂生产的为 ZP_{19}、ZP_{33}、ZP_{35} 型压片机。

现代的自动压片机都装置着自动剔除废片(片重及压力不合格),以及自动调节片重等的机构,且有性能良好的除尘设备,以满足 GMP 的要求。

旋转式压片机的特点:饲粒方式合理,片重差异较小;由上、下两侧加压,压力分布均匀;生产效率较高,是目前生产中广泛使用的压片机。

(四) 压片中可能出现的问题及解决办法

在压片过程中,有时因为:颗粒不符合要求,压片机故障,药物本身的性质,环境改变的影响,往往会发生如下问题。

1. 松片

片剂的硬度试验不符合要求,片剂压成后置食指与中指间,拇指轻压即碎裂。或取数片,两手合拢,振摇后片子边缘起毛,或用硬度计测量硬度不合格,都为松片,或称硬度不合要求。松片的原因及解决办法如下。

(1) 中药细粉过多,或其中含纤维较多,缺乏黏性,又有弹性,致使颗粒松散流动性差,常使颗粒填入模孔量不足而产生松片。可将原料粉碎成通过六号筛的细粉,再加适量润湿剂或黏性较强的黏合剂等重新制粒克服之。

(2) 片剂原料中含有较多的挥发油、脂肪油等,易引起松片。加适当的吸收剂,如磷酸氢钙、碳酸钙等来吸油即可克服。

(3) 颗粒中含水量不当,完全干燥的颗粒有较大的弹性变形,所压成的片子硬度较差。故每一种颗粒应控制最适宜的含水量。

(4) 制剂工艺不当,如药液浓缩温度过高,部分浸膏炭化降低了黏性;或浸膏粉细度不够;或制粒时乙醇浓度过高,致使其黏性不够,应改进制剂工艺。

2. 裂片

片子受到震动或经放置从腰间裂开称为"裂片",从片子顶部脱裂一层,叫"顶裂"。

检查的方法是取 20~30 片放入手中,两手相合,用力振摇数次,检查有无裂片;或取数片置小瓶内轻轻振摇或自高处投向硬木板地面,应不产生裂片。裂片的原因及解决办法有如下几种。

(1) 黏合剂或润湿剂选择不当或用量不足,致使黏性太差,细粉过多或颗粒过粗、过细。在不影响含量的情况下可筛去部分细粉或加入干燥黏合剂混匀后再压片。

(2) 颗粒含油性成分太多,减弱了颗粒间黏合力或纤维性成分较多,富有弹性而引起裂片,可在制粒时加入吸收剂或糖粉克服。

(3) 颗粒过分干燥引起裂片,可喷入适量乙醇润湿,或与含水量较高的颗粒混合后压片。

(4) 压力过大或车速过快使颗粒所含空气来不及逸出而造成裂片,可调整压力或减慢车速解决。

(5) 冲模不合要求。由于冲模使用日久,逐渐磨损,使上冲与模圈不吻合或冲头向内卷边,压力不均匀,使片剂部分受压过大而造成顶裂。当模圈使用时间长后,模孔中间因摩擦而变大,造成孔径大于上部直径,这样片剂顶出时会产生裂片。及时调换上冲或模圈,即可解决。

3. 黏冲

压片时冲头和模圈上常有细粉黏着,致片剂表面不光、不平或有凹痕,此种现象,称为黏冲。其产生的原因及解决办法如下。

(1) 颗粒太潮,药物易吸湿,室内温度、湿度过高均易产生黏冲。应将颗粒重新干燥,严格控制压片室的湿度和温度,并注意冲模及其他附件不要受潮。

(2) 润滑剂用量不足或混合不均,可以引起黏冲。可适当增加用量,充分混合后,再行压片。

(3) 冲模表面粗糙或有缺损,冲头刻字或刻线太深或笔画具有棱角而未形成圆钝形,或冲头表面不洁净等均可造成黏冲。可将冲头擦净或调换新冲。

4. 崩解迟缓

崩解迟缓,即片剂的崩解时间超过药典规定的时限。崩解迟缓的原因及解决办法如下。

(1) 崩解剂选择不当,用量不足或干燥不够,均影响片剂的崩解和溶出。应调整崩解剂品种或用量,并改进加入方法。

(2) 胶黏剂黏性太强或用量太多或疏水性润滑剂用量过大,应选用适宜的胶黏剂或润滑剂并调整其用量,或适当增加崩解剂用量来解决。

(3) 颗粒过硬、过粗或压力过大,致使片剂过于坚硬,崩解迟缓。应将颗粒粉碎成20~40目左右,或适当减少压力。

(4) 含胶、糖或浸膏的片子贮存条件不当,温度较高或受潮。均能明显延长崩解时间,应注意存放条件。

5. 叠片

叠片即两片压在一起。压片时由于黏冲或上冲卷边等原因引起压成的片子黏着在上冲,再继续压入已装满颗粒的模孔内,压成双片。或由于下冲上升位置太低,没有及时将压好的片子送出,又将颗粒送入模孔中,重复加压成厚片。这样压力相对过大,机器容易受损。可用砂纸擦光冲头或调换合格的冲头,或调节机器解决之。

6. 片重差异超限

片重差异超限是指片重差异超过《中国药典》规定的限度。产生的原因及解决办法如下。

(1) 颗粒粗细相差悬殊引起压片时颗粒流速不匀,填入模孔的颗粒重量不均等原因造成。筛出过多的细粉,或重新制颗粒使颗粒尽量均匀即可解决。

(2) 润滑剂用量不足或混合不匀,致使加料时颗粒流速不一、填充量不等,片重差异变大。可适当增加润滑剂用量并混合均匀。

(3) 加料器不平衡或堵塞引起颗粒流速不一,或下冲不灵活,致使颗粒填充量不一。或前后两只加料斗和加料器高度不同,应停车检查,调整后再压片。

7. 变色或表面斑点

变色或表面斑点是指片剂表面出现花斑或色差。产生的原因及解决办法如下。

(1) 中药浸膏制成的颗粒过硬,有色颗粒的松紧不匀,或润滑剂混合不均匀等,均易造成花斑。采用乙醇为湿润剂或将原料、辅料充分混匀,并改进制粒方法。

(2) 挥发油分散不匀出现油斑,应增加密闭闷吸时间,或改进加入方法。

(3) 上冲油垢过多,落入颗粒产生油点。可在冲头上装一橡皮圈防止油垢落入颗粒中,并应经常擦拭冲头和橡皮圈。

8. 吸湿或受潮

中药片剂吸湿或受潮是由于浸膏中含有容易引湿的成分如糖类、黏液质、树胶、蛋白质、鞣质、无机盐等所引起。浸膏片在制备过程中及压成片后常出现受潮和粘连现象，解决的办法如下：

（1）提取时加乙醇沉淀，除去浸膏中的部分水溶性杂质与高分子化合物如糖类、蛋白质等。

（2）在干浸膏中加入适量辅料如活性炭、氢氧化铝凝胶粉、淀粉、糊精等。

（3）在干浸膏中加入部分中药细粉，一般为原药总量的10‰～20‰。

（4）用5‰～15‰的玉米朊醇溶液喷雾或混匀于浸膏颗粒中，待干燥后进行压片。

二、干法制颗粒压片技术

干法制颗粒压片是指不用润湿剂或液态黏合剂制成颗粒进行压片的方法。干法制颗粒压片与湿法制粒压片工艺相同，只是制粒方法不同。中药干浸膏直接粉碎成颗粒进行压片，就是本法的一种类型。在生产中还常采用滚压法和重压法制备干颗粒。干法制粒的优点在于：物料未经湿、热处理，可缩短工时，且能提高对湿、热敏感药物产品的质量；不用或仅用少量干燥黏合剂，辅料用量较湿法制颗粒大大减少，节省辅料和成本。但也存在着对物料性质、晶形要求高，需要特殊制粒设备等困难。在实际生产中只有干浸膏直接粉碎成颗粒应用较多。干法制粒的主要方法有以下几种。

（1）滚压法　将粉状药料与干燥黏合剂等辅料混合均匀后，通过滚压机压成所需硬度的薄片，再通过制粒机粉碎成所需大小的颗粒，加润湿剂即可压片。该法的优点在于薄片的厚度较易控制，硬度亦较均匀，压成的片剂无松片现象。

（2）直接筛选法　将干浸膏直接粉碎成颗粒，或将某些有良好流动性和可压性的结晶性药物，筛选出适宜大小的颗粒，必要时进行干燥，加入润滑剂和崩解剂，即可进行压片。

（3）重压法　又称大片法，是将药物与辅料混合均匀后，用较大压力压成大片，直径一般为19mm或更大些，然后碎解成适宜的颗粒压片。因机械和原料损耗较大，现已少用。

三、粉末直接压片技术

粉末直接压片是指将粉末状药物与适宜辅料混匀后，不经制颗粒而直接压片的方法。粉末直接压片无需制颗粒，不仅缩短了工艺过程，简化了设备，降低了生产成本，而且无湿热过程，提高了药物的稳定性，更利于药物的溶出，提高疗效。但其最大的缺点是：粉末的流动性和可压性较差，生产中粉尘较多，片剂在加工过程中易分层。要解决上述问题，目前主要从以下两方面入手。

（1）改善片剂原料的性能　采用重结晶法、喷雾干燥法等方法改变药粉的物理性状，加入具有良好流动性和可压性且具备较大的药品"容纳性"（即能与较多的药粉配合而不影响其压片性能）的辅料。

（2）改进压片机械的性能　在加料斗上加装电磁震动器，在压片机上增设预压装置。为防止药粉飞扬漏粉，还可采用自动密闭加料装置，并可安装吸粉器加以回收。

第四节　片剂的包衣技术

一、片剂包衣的目的、种类与要求

为了进一步保证片剂质量和便于服用，有些压制片还需要在它的表面上包一层物质，使片中的药物与外界隔离,这一层物质称为"衣"或"衣料",待包衣的压制片称为"片心",包衣后的片剂称为包衣片。

一般不主张片剂包衣,这样既降低了成本,服后又易崩解吸收。

(一) 包衣的目的

①增加药物的稳定性。②掩盖药物的不良气味。③控制药物的释放部位和释放速度。④改善片剂的外观、便于识别。

(二) 包衣的种类

目前主要分为糖衣、薄膜衣、肠溶衣三大类,有些多层片也起到包衣作用,但在我国还不多。不仅片剂包衣,丸剂也可包衣。

(三) 包衣片剂的质量要求

(1) 片心要求　除符合一般片剂质量要求外,片心在形状上应具有适宜的弧度;片心的硬度要较大、脆性较小,以免因多次滚转碰撞、摩擦而造成破碎。

(2) 衣层要求　均匀牢固,与片心不起作用,崩解度应符合治疗要求,在较长的贮藏时间内保持光亮美观,颜色一致,并不得有裂纹等。

二、片剂包衣的方法与设备

包衣的方法有以下几种:①滚转包衣法;②悬浮包衣法;③干压包衣法。

1. 滚转包衣法

滚转包衣法又称锅包衣法,是目前最常用的包衣方法之一。片剂的滚转包衣在包衣机内进行(图13-7)。包衣机包括包衣锅、动力部分、加热部分、鼓风设备四部分。

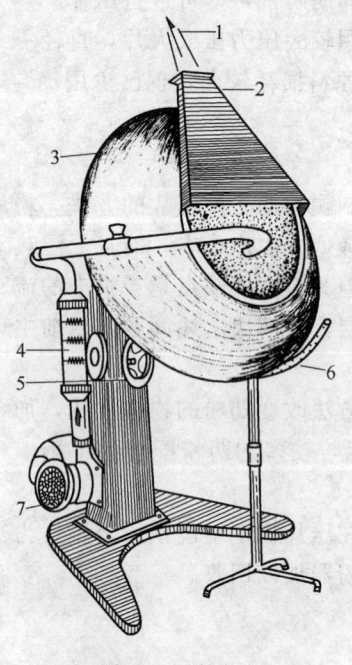

图 13-7 包衣机
1—接排风;2—吸粉罩;3—包衣锅;4—电热丝;5—衣锅角度调节器;6—煤气管加热器;7—鼓风机

包衣锅由紫铜或不锈钢等化学活性较低、传热较快的金属制成。常见包衣锅的式样有两种:荸荠形及球形。片剂包衣一般多用荸荠形,荸荠形锅底浅、口大,片剂在锅中滚动快,相互摩擦的机会比较多,散热快,因而水分蒸发也快,手搅拌操作方便,常用于片剂包衣及包衣后的加蜡打光。各种包衣锅大小不一,我国常用的荸荠形锅直径约为1000mm,深度约为550mm。包衣锅的转轴均为倾斜的,一般与水平成30°~45°。这样的角度范围在转动时能使锅内片剂得到最大幅度的上下前后翻动。一般说,锅体直径大时角度宜小;反之,锅体直径小时角度则宜大一些。

包衣锅的转速直接影响片剂的运动效率。根据锅的直径及包衣片本身的大小、重量及片剂的硬度等情况来调节适宜的转速。一般锅的转速控制在20~40r/min为宜。

包衣锅的附属设备有加热装置、吹风装置及除尘装置。加热的方式有两种:一种是电热器或煤气加热装置,由外部通过锅壁向锅内加热;另一种是直接对锅内吹入热风,加热于上衣片剂。后一种方法锅内受热均匀,但热量达不到包衣要求。在实际操作中,大都采用两种加热方法相结合,以取得较好的包衣效果。在吹风过程中,吹入热风兼有加快空气流动,提高温度的作用从而使水分迅速蒸发,吹入冷风还有冷却作用。因此，可借吹风以调节锅内温度。此外，吹风尚可吹去包衣片表面多余的细粉，使其表面光滑、平整。吹风装置都是用鼓风机，连接内设加热（蒸汽管道或电热丝）管道。冷风、热风可任意调节。在包衣锅的上方应装一除尘罩，与室内排风机共同组成除尘系统，用于包衣时排除粉尘及湿热空气，保持操作室内的清洁与干燥。为了减少操作室内的粉尘飞扬，应将包衣锅安装在隔离室内或"墙壁"之内，锅口对着活动玻璃门，便于操作。

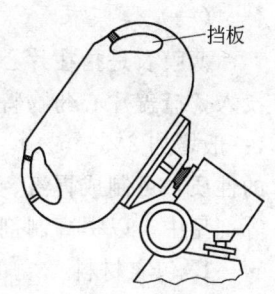

图 13-8　改进的包衣锅 Freund

近年来锅包衣设备有很多改进，例如 Freund 式，在包衣锅内部装有特殊挡板，以增加片剂在锅内的翻动，见图 13-8。也有在锅壁上开有数千个直径数毫米的小孔，使热量充分利用，缩短包衣时间，其干燥速度可比传统的锅包衣法约快 10 倍。另有埋管式包衣装置，见图 13-9，是在普通包衣锅内采用埋管装置，气流式喷头装在埋管内，插入包衣锅中翻动的片床内，压缩空气与包衣液通过喷头直接喷在片剂上，同时干热空气从埋管吹出穿透整个片床，干燥速度快。

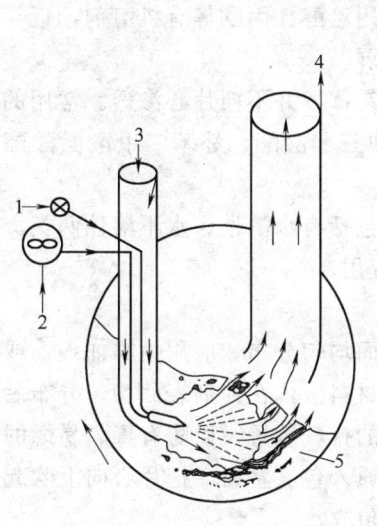

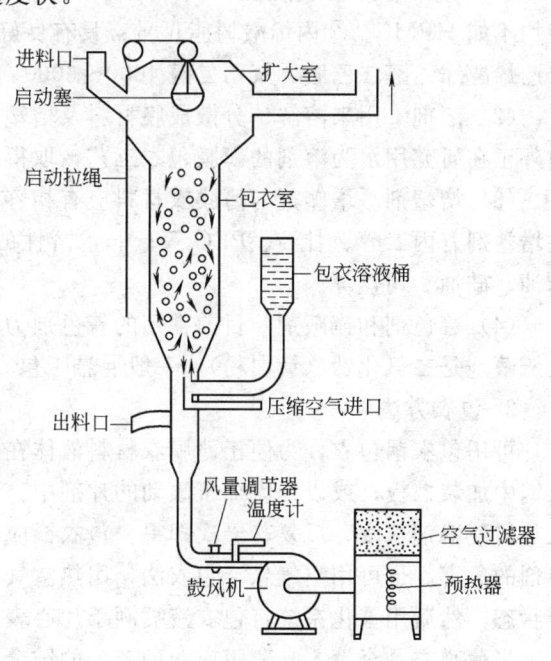

图 13-9　Strunck 埋管式糖衣锅
1—压缩空气进口；2—液体进口；3—热空气进气管；4—排气管；5—片床

图 13-10　空气悬浮包衣机

2. 悬浮包衣法

本法又称流化包衣法，是借急速上升的空气气流使片剂悬浮空中，上下翻动，同时将包衣液喷于片剂上迅速干燥而成衣膜的方法，如图 13-10 所示。其包衣装置的原理与沸腾制粒基本相同。

3. 干压包衣法

干压包衣法是指将包衣材料制成干颗粒，利用特殊的干压包衣机，把包衣材料的干颗粒压在片心的外面，形成一层干燥衣。包衣的材料和厚度可按需要选用调整。

三、包衣的物料与工序

(一) 薄膜衣

薄膜衣是指在片心外包上一层比较稳定的高分子材料衣层。对药片可防止水分、空气的浸入,掩盖片心药物特有气味的外溢。与包糖衣相比具有生产周期短、效率高、片重增加小(一般增加 2%~5%)、包衣过程可实现自动化、对崩解的影响小等特点。根据高分子衣料的性质,可制成胃溶、肠溶及缓释制剂。近年来已广泛应用于片剂、丸剂、颗粒剂、胶囊剂等剂型中,以提高制剂质量,拓宽了医疗用途。

1. 包衣材料

(1) 薄膜衣料 ①纤维素衍生物类:羟丙基甲基纤维素(HPMC),是目前应用较广泛、效果较好的包衣材料,其特点是成膜性能好,膜透明坚韧,包衣时没有黏结现象,其胃溶型用量为片心重的 2%~3%,肠溶型用量为片心重的 6%~10%;羟丙基纤维素(HPC)其最大缺点是干燥过程中产生较强的黏性,因此常与其他薄膜衣料混合使用;羟乙基纤维素(HEC)、羧甲基纤维素钠(CMC-Na)、甲基纤维素(MC)等都可作薄膜衣料,但其成膜性能均不如 HPMC。②丙烯酸树脂Ⅳ号:具有良好的成膜性,是较理想的薄膜衣料。③其他:聚乙烯醇缩乙醛二乙胺、聚乙二醇 4000~6000、玉米朊。

(2) 溶剂 用来溶解、分散成膜材料及增塑剂,常用乙醇、丙酮等有机溶剂,近年来国内外正在研究用水为溶剂的薄膜包衣工艺,取得一定进展。

(3) 增塑剂 增塑剂与薄膜衣材料应有相容性、不易挥发并不向片心渗透。常用的水溶性增塑剂有丙二醇、甘油、PEG 等;非水溶性的有甘油三醋酸酯、邻苯二甲酸醋酸酯、蓖麻油、硅油、司盘等。

(4) 着色剂和掩蔽剂 目前常用的着色剂为色素,包括有水溶性、水不溶性两类。常用的掩蔽剂是二氧化钛(钛白粉),一般混悬于包衣液中应用。

2. 包衣方法

可用包衣锅包衣,为便于薄膜衣材料液体在片剂表面均匀分布,应用喷雾加入;或在包衣锅中加装挡板;或以细流加于滚动的片剂中。薄膜衣材料液体在片剂表面均匀分布后,通入热风使溶剂蒸发,反复若干次即得。包衣锅应有良好的排气装置,以防有毒、易燃的有机溶剂的危害。也可用空气悬浮包衣法,用热空气流直接通入包衣室后,把片心向上吹起呈悬浮状态,然后用雾化系统将包衣液喷洒于片心表面进行包衣。

半薄膜衣是全糖衣与薄膜衣两种工艺的结合。即在减少糖衣层的基础上再包以薄膜。

半薄膜衣发挥了全薄膜衣的优点,衣层牢固,抗湿抗热性能好,不会引湿霉变,操作相对简便,省时节料,但它的外观不如全糖衣片光亮美观。

(二) 糖衣

糖衣是指在片心之外包一层以蔗糖为主要包衣材料的衣层。糖衣层可迅速溶解,对片剂崩解影响不大,是目前广泛应用的一种包衣方法。

1. 包衣材料

包糖衣常用的物料有糖浆、有色糖浆、胶浆、滑石粉、打光剂等。

(1) 糖浆 浓度为 65%~75%(g/g)的蔗糖水溶液。用于粉衣层与糖衣层。包衣用糖浆应于临用前配制,保温使用。每千克素片约需蔗糖 300~500g。

(2) 有色糖浆 又称色浆,系在糖浆中加入可溶性食用色素制成。食用色素的用量一般为0.03%左右。目前国家允许使用的食用色素有柠檬黄、苋菜红、胭脂红、靛蓝等。除用以上4种颜色单独上衣外，许多片剂要上其他颜色。此时红、黄、蓝三色为三原色，可用这三种颜色以适当比例混合调成很多色。

(3) 胶浆　多用于包隔离层或作胶黏剂。常用品种有15%明胶浆，35%阿拉伯胶浆，1%西黄蓍胶浆或4%白胶浆、桃胶浆等。这些天然胶类，可增加黏性和塑性，提高衣层的牢固性，多用于包隔离层。对含有酸性、易溶或吸潮成分的片心可起到保护作用。除胶浆以外，也可选用玉米朊的醇溶液、甲基纤维素、苯二甲酸醋酸纤维素（CAP）等。

(4) 滑石粉　为粉衣料，有时为了增加片剂的洁白度和对油类的吸收，可在滑石粉中加入10%~20%的碳酸钙、碳酸镁或适量淀粉混合使用。但它们不适用于含酸性成分药物的包衣，因为碳酸钙遇酸会起化学变化。

(5) 打光剂　一般是指四川产的白色米心蜡，又名川蜡、虫蜡。用前应精制，其方法是：将虫蜡加热至80~100℃，使熔化后过100目筛，除去悬浮杂质，兑入2%硅油，混合均匀，冷却后锉成（80目）细粉备用。用于包衣时能增加片衣的光亮度，防止片衣吸潮。每片用量约3~5g。

2. 包衣方法

用包衣机包糖衣的工序一般分为5个步骤，依次为：隔离层→粉衣层→糖衣层→有色糖衣层→打光。

(1) 隔离层　凡含引湿性、水溶性或酸性的药物，以及含浸膏的中药片剂均需包隔离层，一般药物，大多数不需包隔离层。包隔离层的物料大多用胶浆或胶糖浆，另加少量滑石粉。

操作时将筛选好的片心置包衣锅中转动，加入适量胶浆，快速搅拌，使锅内片子全部湿润，胶浆均匀地分布在片心表面。加入适量滑石粉至恰好不粘连，吹热风（30~50℃）30min左右，使衣层充分干燥。依次重复包衣4~5层即可。

操作时要注意每层充分干燥后再包下一层。干燥与否主要凭经验，听锅内片子运动的响声，或用指甲在片剂表面刮，以有坚硬感和不易刮下为准。

(2) 粉衣层　又称粉底层。不需包隔离层的片子可直接包粉衣层。

操作时将片心在包衣锅内滚动，加入糖浆使表面均匀湿润后，撒入适量滑石粉，使之均匀附着于片剂表面，继续滚动吹热风干燥（35~50℃），如此反复操作，直至片子的棱角全部消失，片面圆整、平滑为止。一般需包15~18层。

包粉衣层时应注意以下几点：①一定要层层干燥；②温度应控制在35~50℃之间，开始时温度应逐渐升高，到片子棱角基本包平后温度开始下降；③要掌握滑石粉与糖浆的用量，开始时逐层增加，到片子基本包平后，糖浆的量基本保持不变，而滑石粉的量大幅度减少，以便过渡到糖衣层。在开始包粉衣层的前1~4层时，加糖浆搅匀后应立即加入滑石粉，否则水分渗入片心，难以干燥。包完4层以后，滑石粉加入速度可适当放慢，加量也应随之减少。

(3) 糖衣层　具体包法与粉衣层基本相似，唯包衣物料只用糖浆而不用滑石粉。操作时，每次加入糖浆后，先停止吹风，待片剂表面略干后再吹热风（40℃左右）。一般需包至10~15层，使片剂表面光滑即可。

(4) 有色糖衣层　亦称色层或色衣，包衣的物料是带色的糖浆。见光易分解破坏的药物，包深色糖衣层有保护作用。包完糖衣后，药片表面出现细腻的白霜，可开始进行色衣层操作。

按包糖衣操作，分次加入不同浓度的有色糖浆，颜色应由浅至深。一般包8~15层。最后几层色糖浆用量要少，色要浅，然后缓缓晾干，应停车将糖衣锅封闭，每隔片刻翻动一次，使剩余水分漫漫散去而析出微小结晶，这种操作叫作"出水色"。上色衣层的温度开始应掌握在37℃左右，逐步降至室温，并注意层层干燥。

(5) 打光　出完水色后，转动锅体，同时撒入2/3量所需的蜡粉，转动摩擦至有光泽时，再慢慢加入剩余蜡粉，继续转动锅体直至片面极为光亮。将片子移入石灰干燥橱放置12~24h，或在硅胶干燥器内吸湿干燥10h左右，除去水分即可包装。

(三) 肠溶衣

肠溶衣指用肠溶性包衣材料进行包衣的片剂。可在胃中保持完整，而在肠道中崩解或溶解并释放药物。凡药物易被胃液破坏或对胃有刺激性，或要求在肠道吸收发挥特定疗效者，均宜包肠溶衣。

1. 包衣材料

(1) 邻苯二甲酸醋酸纤维素 (CAP)　是一种应用历史较久而目前仍在使用的较好的肠溶衣料，为白色纤维状粉末，不溶于水和乙醇，可溶于丙酮或乙醇与丙酮的混合液。包衣时一般用8%~12%的乙醇丙酮混合液，成膜性能好，操作方便，在肠中的溶解性能也好。

(2) 丙烯酸树脂类聚合物　本类材料系丙烯酸、丙烯酸甲酯、甲基丙烯酸及甲基丙烯酸甲酯等共聚而成。国内产品称Ⅱ号、Ⅲ号丙烯酸树脂，有良好的成膜性，其中Ⅱ号树脂在人体肠液中的溶解时间比较容易控制，Ⅲ号树脂成膜性能较好，外观细腻，光泽较Ⅱ号树脂为优。因此，采用Ⅱ号、Ⅲ号树脂混合使用可起到互补作用。

(3) 虫胶　俗称洋干漆，是昆虫分泌的一种天然树脂，为棕色半透明薄片。主要成分为带羟基的直链有机酸，不溶于胃液，在pH6.4以上的体液中能迅速崩解。它有良好的抗水性能，所以可以用来包隔离层，防止水分浸入片心，特别是防止糖浆中的水分浸入片心。利用它在酸性溶液中不溶解的性质，可以用于包肠溶衣。用时配成15%~30%的乙醇溶液。由于其在胃中具有崩解性，近年来由于新的肠溶衣材料的发展，本品逐渐被淘汰。

2. 包衣方法

包肠溶衣的工序同包糖衣。可用滚转包衣法、压制法或空气悬浮法等。包衣锅法首先包粉衣层至包没片剂棱角，再用肠溶衣液包裹数层，最后在肠溶衣层外包糖衣层、色衣层。也可直接在片心上包肠溶性全薄膜衣。

第五节　片剂的包装与贮藏技术

片剂完成生产工序及质量检查合格后，要及时妥善地包装。要根据片剂的性质，选用适当的包装材料和操作方法。成品必须包装严密、美观牢固，便于分发、使用，有的还应具备一定的防震性能。

一、片剂的包装

片剂的包装一般有多剂量和单剂量两种形式。

(1) 多剂量包装　指几十、几百片合装在一个容器中。常用的容器有玻璃瓶（管）、塑料瓶（盒）及由软性薄膜、金属箔复合膜等制成的药袋。

(2) 单剂量包装

① 泡罩式 是用底层材料（无毒铝箔）和热成型塑料薄板（无毒聚氯乙烯硬片），经热压成的水泡状包装。铝箔为背层材料，背面印有药名等，聚氯乙烯为泡罩，坚硬而美观。

② 窄条式 是由两层膜片（铝塑复合膜、双纸铝塑复合膜等）经黏合或加压形成的带状包装。较泡罩式简便，成本也稍低。

单剂量包装均为机械化操作，包装效率较高，但还有许多问题有待改进。如包装材料应从防潮、轻巧及美观等方面加以改进，包装速度、劳动效率还可以进一步提高。

二、片剂的贮藏

《中国药典》规定片剂宜密封贮藏。

实 训

（一）实训的目的

1. 通过实训掌握片剂的生产工艺流程及制备方法。
2. 掌握提取设备、颗粒机、压片机、包衣机的使用方法及维护和保养方法。
3. 了解片剂的质检项目和方法。

（二）实训设备

颗粒机 压片机 包衣机 烘箱。

（三）实训内容

1. 牛黄解毒片的制备

【处方】 牛黄10g 石膏400g 大黄400g 黄芩300g 雄黄100g 桔梗200g 冰片50g 甘草100g

【制法】 以上8味，雄黄水飞或粉碎成极细粉；大黄粉碎成细粉；牛黄、冰片研细；其余黄芩等4味加水煎煮2次，每次2h，合并煮液，滤过，滤液浓缩成稠膏；加入大黄、雄黄粉末，制成颗粒，干燥，再加入牛黄、冰片粉末，混匀，压制成2000片，包衣。

【性状】 本品为包衣片。除去包衣后的片心显棕黄色，有冰片香气，味微苦、辛。

2. 银翘解毒片的制备

【处方】 金银花200g 连翘200g 薄荷120g 荆芥80g 淡豆豉100g 牛蒡子（炒）120g 桔梗120g 淡竹叶120g 甘草100g

【制法】 以上9味，金银花、桔梗分别粉碎成细粉，过筛；薄荷、荆芥提取挥发油，蒸馏后的水溶液另器收集；药渣与连翘、牛蒡子、淡竹叶、甘草加水煎煮2次，每次2h，合并煎液，滤过。淡豆豉加水煮沸后，于80℃温浸2次，每次2h，合并浸液滤过。合并以上各药液，浓缩成稠膏，加入金银花、桔梗细粉及辅料，混匀，制成颗粒，干燥，放冷，喷加薄荷、荆芥之挥发油，混匀，压制成1000片，即得。

【性状】 本品为浅棕色至棕褐色片剂，气清凉芳香，味苦、辛。

3. 全粉末压片-穿心莲内酯片的制备

【处方】 穿心莲内酯50.0g 微晶纤维素12.5g 淀粉3.0g 微粉硅胶2.0g 滑石粉1.5g 硬脂酸镁1.0g

【制法】 将主、辅药混合，过五号筛，混匀，压片，共制得1000片，每片含穿心莲内酯 50mg。

【性状】 本品为白色片,味苦。

思 考 题

1. 试述片剂的定义及作用特点。
2. 片剂的辅料有哪几类?简述各类辅料的使用目的,并写出几种常用品种。
3. 中药片剂常用的制颗粒方法有几种?为什么多数片剂压片前要先制颗粒?
4. 简述片剂制备的工艺流程,中药片剂制片中常发生的问题、造成的原因及解决办法。
5. 片剂包衣目的是什么?写出包糖衣的工艺流程。
6. 片剂质量检查有哪些项目?标准是什么?

第十四章 胶囊剂的制备技术

第一节 概 述

一、胶囊剂的含义与分类

中药胶囊剂（capsules）系指将饮片用适宜的方法加工后，加入适宜辅料填充于空胶囊或密封于软质囊材中的制剂。空胶囊一般均以明胶为原料制成。近年来也有应用甲基纤维素、海藻酸钙（或钠盐）、聚乙烯醇、变性明胶及其他高分子材料，以改变胶囊剂的溶解度或产生肠溶性。

胶囊剂可分为硬胶囊剂、软胶囊剂和肠溶胶囊剂。在口服固体剂型中，胶囊剂已发展成为产量仅次于片剂的主要剂型。但中药浸膏粉末或颗粒极易吸潮变质，且分装困难，长期以来中药胶囊剂发展受到一定的限制。随着各种新技术的应用，包括前处理技术、制药机械的进步，近十多年来，中药软胶囊的应用也逐渐增多，如感冒软胶囊、藿香祛暑软胶囊、天麻软胶囊等。

胶囊剂具有外形美观、分散均匀、增加药物稳定性、装量准确、毒副作用小，生物利用度高等优点。

二、胶囊剂的质量要求

（1）外观 胶囊剂应整洁，不得有黏结、变形渗漏或囊壳破裂现象，并应无异臭。

（2）水分 硬胶囊剂的内容物，除另有规定外，水分不得超过9.0%。测定方法按《中国药典》2010年版一部附录ⅨH规定的水分测定法测定。硬胶囊剂内容物为液体或半固体，不检查水分。

（3）装量差异 按《中国药典》2010年版一部附录ⅠL规定的检查方法进行检查，并符合规定。

（4）崩解时限 按《中国药典》2010年版一部附录ⅫA的检查方法进行检查，应符合规定。

（5）微生物限度 按《中国药典》2010年版一部附录ⅩⅢC的检查方法进行检查，应符合规定。

第二节 胶囊剂的制备

一、硬胶囊的制备

（一）空胶囊的制备

（1）原材料的要求 制备空胶囊的主要原料是明胶。除了应该符合《中国药典》规定以外，还应具有一定的黏度、胶冻力和pH等。除了明胶以外，制备空胶囊时还应添加适当的辅料，以保证其质量。

(2) 制备方法　空胶囊一般由专门的工厂生产，目前普遍采用的方法是将不锈钢制的栓模浸入明胶溶液形成囊壳的栓模法。可分为溶胶、蘸胶制坯、干燥、拔壳、截割及整理六个工序，亦可由自动化生产线来完成。

(3) 空胶囊的规格和质量要求　空胶囊的规格由大到小分为 000、00、0、1、2、3、4、5 号共 8 种，其容积（ml±10%）分别为 1.42、0.95、0.67、0.48、0.37、0.27、0.20、0.13。一般常用 0～3 号。空胶囊的成品，应作必要的检查，以保证其质量。

(二) 药物的填充

(1) 空胶囊的选择　由于药物填充多用容积控制，而药物的密度、晶态、颗粒大小不同，所占的容积亦不同，故应按药物剂量所占容积来选用最小的空胶囊。

(2) 药物的处理　硬胶囊中填充的药物，除特殊规定外，一般均要求是混合均匀的细粉或颗粒。

以中药为原料的处方中剂量小的或细料药等，可直接粉碎成细粉，过六号筛，混匀后填充；剂量较大者可先将部分药材粉碎成细粉，其余药材经提取浓缩成稠膏后与细粉混匀，干燥，研细，过筛，混匀后填充，也可将全部药材经提取浓缩成稠膏后加适当辅料，制成微小颗粒，经干燥混匀后填充；如处方组成中尚含有结晶性或提取的纯品药物时，亦应先研成细粉再与群药细粉混匀后填充。

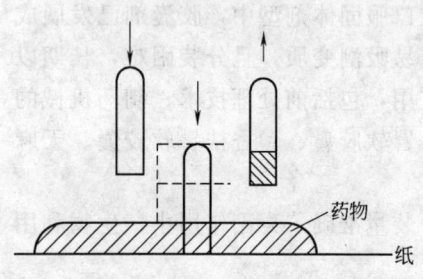

图 14-1　手工填充示意

(3) 药物填充方法　一般小量制备时，可用手工填充法。如图 14-1 所示。先将药粉放于洁净纸或玻璃板上，铺成一层，并用药刀轻轻压紧，其厚度约为下节囊身高度的 1/4～1/3。然后手持囊身，囊口向下插入药粉中，反复数次至填满，称重，如重量符合，即将囊帽套上。填充好的硬胶囊，可用灭菌的纱布或毛巾包起，轻加搓拭，除去黏附的药粉。为提高填充效率，也可采用硬胶囊分装器填充。如图 14-2 所示。

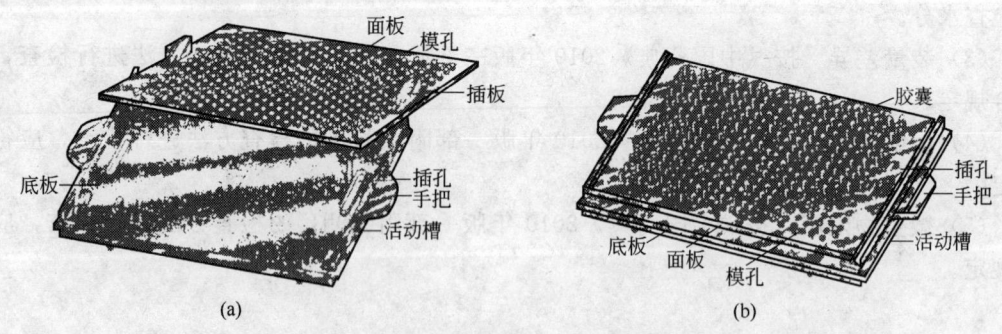

图 14-2　硬胶囊分装器示意
(a) 胶囊分装器的面板与底板；(b) 胶囊分装器示意

硬胶囊分装器的面板上具有比下节囊身直径稍大一些的无数圆孔。使用时可将底板两侧活动槽向里移，盖上面板（使插板插入底板的插孔里）。将下节囊身插入面板的模孔中，其囊口与面板模孔保持平齐。然后将药粉分布于所有囊口上，并手持分装器左右摇摆振荡，待药粉填满囊身后，扫出多余药粉，将两侧的活动槽向外移，使面板落在底板上，底板将囊身顶出，套上囊帽。将装好的硬胶囊倒在筛里，筛去多余药粉，拭净即得。

大量生产时，可采用自动填充机。目前高速胶囊填充机的型号很多，国内外均有生产，其工作原理基本类似，主要流程是：空胶囊供给→排列→校正方向→空胶囊帽体分开→药物填入→残品剔除→胶囊帽体套合→成品排出。如图14-3所示。

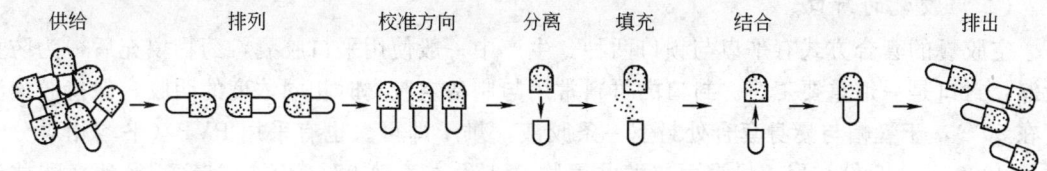

图14-3　全自动胶囊填充和填充操作流程示意

若按药物填充的方式则可分为4种类型，如图14-4所示。

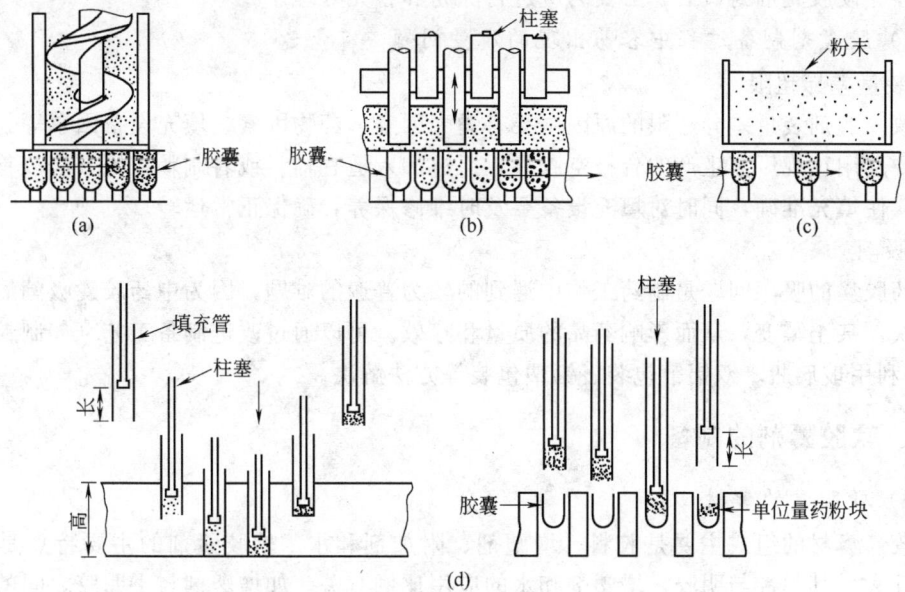

图14-4　硬胶囊药物填充机的类型
(a) 螺钻推进药物进入囊体；(b) 柱塞上下往复将药物压进囊体；(c) 药物粉末或颗粒自由流入囊体；(d) 在填充管内先将药物压成单剂量的小圆柱，再进入囊体

上述4种举例的填充机，主要根据药物的物理性质，在制备时选用。(a)、(b)适用于具有较好流动性的药物；(c)适用于自由流动性好的药粉，药粉中可添加2%以下的润滑剂防止分层；(d)适用于聚集性较强的药粉（如针状结晶类药物）和易吸湿的药物（如中药浸膏），先加适量黏合剂（如微晶纤维素或食用油）压成小圆柱，然后填充于胶囊中。

硬胶囊剂的药物填充时还应当注意以下问题。

① 定量药粉在填充时常发生小量的损失而使最后的含量不足，故在配方时应按实际需要量多准备几粒的分量。全部填充后将多余的药粉弃去。但麻醉、毒性药物不按此法处理。

② 填充小剂量的药粉，尤其麻醉、毒性药物，应先用适当的稀释剂（如乳糖、淀粉）稀释一定的倍数，混匀后填充。

③ 易引湿或混合后发生共熔的药物，可根据情况分别加入适量的稀释剂（如氧化镁、碳酸镁等），混合后填充。

④ 疏松性药物小量填充时，可加适量乙醇或液状石蜡混匀后填充。

⑤ 中药浸膏粉，应保持干燥，添加适当辅料混匀后填充。

⑥ 挥发油应先用吸收剂（如碳酸钙、轻质氧化镁、磷酸氢钙等）吸收后填充。如为中药复方者，可用复方中粉性较强的药材细粉吸收挥发油。

（三）胶囊的封口

空胶囊的套合方式有平口与锁口两种。生产中一般使用平口胶囊，药物填充后，为防止泄漏，封口是一道重要工序。封口的材料常用与制备空胶囊时相同浓度的明胶，保持胶液温度在 50℃，于囊帽与囊身套合处封上一条胶液，烘干即可。也有采用 PVP（平均相对分子质量 40000）2.5 份、聚乙烯聚丙二醇共聚物 0.1 份、乙醇 97.4 份，或苯乙烯-马来酸共聚物 2.5 份、乙醇 97.5 份的混合液作封口材料，封口质量均比明胶好。若采用锁口型空胶囊，药物填充后，囊身囊帽套上即咬合锁口，药粉不易泄漏，空气也不易在缝间流通，有利于药物的保存。硬胶囊剂封口后，必要时应进行除粉和打光处理。

（四）胶囊剂制备过程中容易出现的质量问题

1. 装量差异超限

导致胶囊剂装量差异超限的原因主要有囊壳因素、药物因素、填充设备因素等。在制备过程中要选用正规厂家生产的合格空胶囊，通过加入适宜辅料或者制颗粒等方法改善药物的流动性，使填充准确，同时对填充设备要及时维修保养，确保正常运转。

2. 吸潮

中药胶囊的吸潮问题是制药工作中遇到的较为普遍的难题，因为中药胶囊吸潮后往往变软、结块，甚至霉变，从而影响药品的质量和疗效。可以通过改进制备工艺（如制粒、防潮包衣），利用玻璃瓶、双铝箔包装、铝塑包装等方法解决。

二、软胶囊剂的制备

（一）软胶囊的囊材

软胶囊囊材的组成主要是胶料、增塑剂、附加剂和水。软胶囊剂的主要特点是可塑性强，弹性大。其弹性与明胶、增塑剂和水的应用比例有关。如增塑剂与干明胶之间的质量比为 0.3∶1.0 时，得到硬度过大的软胶囊；若为 1.8∶1.0 时，得到硬度不足的软胶囊。通常较适宜的质量比是，增塑剂与干明胶为（0.4~0.6）∶1.0，而水与干明胶之比（1.0~1.6）∶1.0。在选择软胶囊的硬度时，应考虑到所填充药物的性质，以及药物与软胶囊之间的相互影响，在选择增塑剂时亦应考虑药物的性质。

胶料一般为明胶、阿拉伯胶。明胶的质量除应符合《中国药典》规定的要求外，还应符合胶冻力、黏度及重金属含量的标准。

增塑剂常用甘油、山梨醇，单独或混合使用均可。附加剂包括：防腐剂常用对羟基苯甲酸甲酯 4 份、对羟基苯甲酸丙酯 1 份的混合物，为明胶量的 0.2%~0.3%；色素常用食用规格的水溶性染料；香料常用 0.1% 的乙基香兰醛或 2% 的香精；遮光剂常用二氧化钛，每千克明胶原料常加 2~12g；此外，还可加 1% 的富马酸以增加胶囊的溶解性。

（二）软胶囊大小的选择

软胶囊的形状有球形（亦称胶丸）、椭圆形等多种。在保证填充药物达到治疗量的前提下，软胶囊的容积要求尽可能减小。混悬液作软胶囊内填充物时，所需软胶囊的大小，可用"基质吸附率"来决定。基质吸附率系指 1g 固体药物制成填充胶囊的混悬液时所需液体基质的克数。影响固体药物基质吸附率的因素有：固体颗粒的大小、形状、物理状态、密度、含湿量，以及亲油性或亲水性等。

（三）软胶囊内填充物的要求

软胶囊可以填充各种油类或对明胶无溶解作用的液体药物或混悬液，也可以填充固体药物。油一般作为药物的溶剂或混悬液的介质，如药物是亲水的，可在药物中保留 3%～5% 的水分。药物的含水量超过 5%，或含低分子量水溶性或挥发性有机物如乙醇、丙酮、羧酸、胺类或酯类等，均能使软胶囊软化或溶解，因而此类物质不宜作软胶囊的填充物。O/W 型乳剂填充于软胶囊中可使乳剂失水破坏，醛类可使明胶变性，也不能制成软胶囊。

软胶囊中填充固体药物时，药物粉末通过五号筛，并要混合均匀。软胶囊剂中填充混悬液时，混悬液的分散介质常用植物油或 PEG-400。混悬液中还应含有助悬剂。对于油类基质，通常使用的助悬剂是 10%～30% 的油蜡混合物，其组成为：氢化大豆油 1 份，黄蜡 1 份，短链植物油 4 份；对于非油状基质，则常用 1%～15% PEG-4000 或 PEG-6000。有时还可加入抗氧剂、表面活性剂来提高软胶囊剂的稳定性与生物利用度。

在填充液体药物时，pH 应控制在 4.5～7.5 之间，因强酸性可引起明胶的水解而泄漏，强碱性可引起明胶变性而影响溶解释放。

（四）软胶囊剂的制法

软胶囊剂生产时，填药物与成型是同时进行的。制备方法可分为压制法（模压法）和滴制法两种。

1. 压制法

（1）配制囊材胶液　根据囊材处方，取明胶加蒸馏水浸泡使之膨胀，胶溶后将其他药料加入，搅拌混匀即可。

（2）制胶片　取配好的囊材胶液，涂于平坦的钢板表面上，使厚薄均匀，然后以 90℃ 左右的温度加热，使表面水分蒸发，成为韧性适宜的具有一定弹性的软胶片。

（3）压制软胶囊　小量生产时，用压丸模手工压制。压丸模由两块大小、形状相同的可以复合的钢板组成，两块板上均有一定数目的圆形穿孔，此穿孔部分有的可卸下，穿孔的大小根据软胶囊剂的容积而定。如图 14-5 所示。

制备时，首先将压丸模钢板的两面适当加温，然后取软胶片一张，表面均匀涂布润滑油，将涂油面朝向下板铺平，取计算量的药液（或药粉）放于软胶片上摊匀。另取软胶片一张铺在药液（或药粉）上面，在胶片上面涂一层润滑油，然后将上板对准盖于上面的软胶片上，置于油压机（或水压机）中加压，这样每一模囊的锐利边缘互相接触，将胶片切断，药液（或药粉）被包裹密封在囊模内，接缝处略有突出，启板后将软胶囊及时取出，拣去废品后干燥，再用适宜溶剂（乙醇或乙醇与丙酮的混合液）除去表面油污，再置石灰箱中干燥，分装前在胶丸表面再涂一层液状石蜡，以防粘连，装入洁净容器中加盖封好即得。药物压入胶片而成软胶囊的过程见图 14-6。

大量生产时，常采用自动旋转轧囊机进行生产，在电动机带动下各部均自动运转，连续

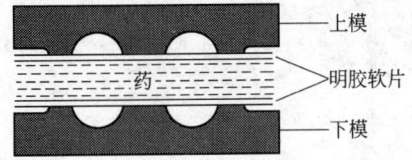

图 14-5　压丸模示意

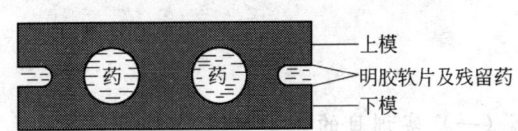

图 14-6　药物压入胶片过程示意

操作。其工作原理见图 14-7。

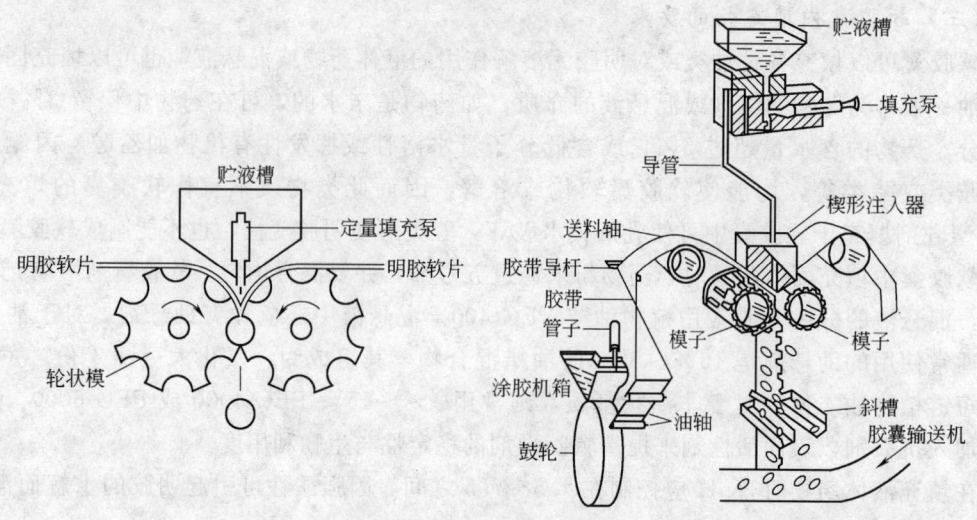

图 14-7 自动旋转轧囊机

药液由贮液槽经导管流入楔形注入器，由相反方向向两侧送料轴传送过来的软胶片，相对地进入两个轮状模的夹缝处，此时，药液借填充泵的推动，定量地落入两胶片之间，由于旋转的轮状模连续转动，将胶片与药液压入两模的凹槽中，使胶片呈两个半球形将药液包裹，形成一个球形囊状物，剩余的胶片被切断分离。填充的药液量由填充泵准确控制。

2. 滴制法

滴制法是指通过滴制机制备软胶囊剂的方法。即利用明胶液与油状药物为两相，由滴制机喷头使两相按不同速度喷出，一定量的明胶液将定量的油状液包裹后，滴入另一种不相混溶的液体冷却剂中，胶液接触冷却液后，由于表面张力作用而使之形成球形，并逐渐凝固成软胶囊剂。如图 14-8 所示。

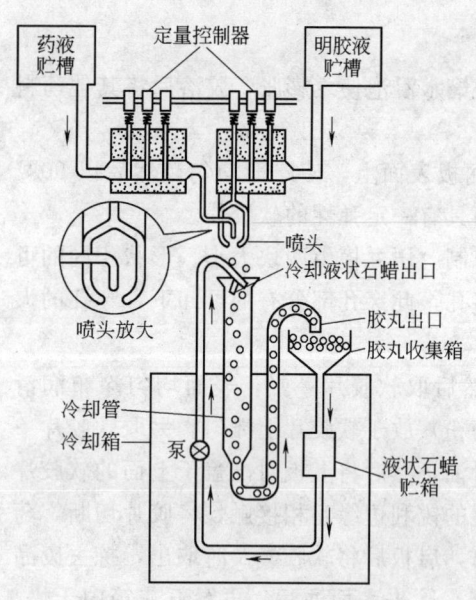

图 14-8 滴制法制备软胶囊剂

在采用滴制法制备软胶囊剂时，应当注意影响其质量的因素，主要包括：①明胶液的处方组成比例；②胶液的黏度；③药液、胶液及冷却液三者的密度；④胶液、药液及冷却液的温度；⑤软胶囊剂的干燥温度。在实际生产过程中，根据不同的品种，必须经过试验，才能确定最佳的工艺条件。

实　　训

（一）实训目的

1. 掌握硬胶囊剂、软胶囊的制备工艺流程。

2. 掌握硬胶囊剂药物的填充方法及操作时的注意事项。
3. 掌握软胶囊机的操作方法及操作时的注意事项。

(二) 实训设备

硬胶囊壳　回流提取装置　滴丸机　挥发油提取器

(三) 实训内容

1. 五仁醇胶囊的制备

【处方】　五仁醇浸膏适量（含总五味子素 10g）　碳酸钙 210g　淀粉 21g

【制法】　将碳酸钙与淀粉混匀，过筛，再与用乙醇适量稀释的浸膏混匀，过七号筛，于 60~70℃烘干，装胶囊，共制成 1000 粒，每粒含总五味子素 10mg 即可。

注：五仁醇浸膏的制备：取五味子粉碎后，用 75% 乙醇回流提取，第一次加入相当药材 4 倍量乙醇回流 3h，第二次加入 3 倍量乙醇回流 1h。合并乙醇提取液，静置 48h，弃去沉淀，上清液减压回收乙醇得稠膏，再用 90% 乙醇倍量、半倍量回流 2 次，收集回流液，减压回收乙醇后即得五仁醇浸膏。测定浸膏中总五味子素含量后投料。

2. 牡荆油胶丸的制备

【处方】　牡荆油 (95%) 1000g　食用植物油 3000g

【制法】

(1) 明胶液的制备　明胶 100g，甘油 30g，水 130g。取明胶加入适量水使其膨胀；另将甘油及余下的水置煮胶锅中加热至 70~80℃，混合均匀，加入膨胀的明胶搅拌，熔化，保温 1~2h，静置，使泡沫上浮，除去上浮的泡沫，以洁净白布滤过，保温待用。

(2) 油液的制备　称取牡荆油与经加热灭菌、澄清的食用植物油混合，充分搅匀即得。

(3) 制丸　将已制好的明胶液，置明胶液贮槽中控制在 60℃左右；将牡荆油液放入药液贮槽内；液状石蜡温度以 10~17℃为宜，室温 10~20℃，滴头温度 40~50℃；开始滴丸时应将胶皮重量与厚薄均匀度调节好，使符合一定的要求后，再正式生产。

(4) 整丸与干燥　滴出的胶丸先均匀地摊于纱网上，在 10℃以下低温吹风 4h 以上，再用擦丸机擦去表面的液状石蜡，然后再低温 (10℃以下) 吹风 20h 以上，取出。用乙醇：丙酮 (5:1) 的混合液或石油醚洗去胶丸表面油层，再吹干洗液，于 40~50℃干燥约 24h。取出干燥的胶丸，灯检，除去废丸后，用 95% 乙醇洗涤，再在 40~50℃下吹干，经质量检查合格后，即可包装。

【注】

(1) 本品每丸重 80mg，内含牡荆油 20mg。

(2) 牡荆油的提取：取新鲜牡荆叶置提取器中，用水蒸气蒸馏法提取挥发油，再用油水分离器分出牡荆油，脱水，滤过，即得。

思 考 题

1. 说明各类胶囊应如何选用空心胶囊或软质囊材。
2. 试述各类胶囊的制备工艺与操作要点。

第十五章 外用膏剂的制备技术

第一节 基本知识

一、外用膏剂的含义与特点

外用膏剂是选用适宜的基质与药物混合制成专供外用的半固体或近似固体的一类制剂。此类制剂广泛用于皮肤科与外科等，有的对皮肤起保护作用，有的对皮肤或黏膜起局部治疗作用，也有的透过皮肤或黏膜起全身作用。

中药外用膏剂按基质及形态分为两大类。

1. **软膏剂**

软膏剂是指药物、药材提取物与适宜基质制成的具有适当稠度的膏状外用剂型。主要用于保护皮肤、润滑皮肤和局部治疗，多用于慢性皮肤病，禁用于急性皮肤疾患。少数软膏中的药物能经皮吸收，产生全身治疗作用。

2. **硬膏剂**

硬膏剂是将药物或药材提取物溶解或混匀于适宜的黏性基质中，摊涂于纸、布或兽皮等裱背材料上，供贴敷于皮肤上的一类近似固体的外用剂型。有局部治疗作用和全身治疗作用。按基质组成可分为以下几种。

(1) **铅硬膏** 以高级脂肪酸铅盐为基质的外用膏剂，如黑膏药、白膏药等。

(2) **橡胶硬膏** 以橡胶为主要基质的外用膏剂，如胶布、伤湿止痛膏等。

(3) **巴布膏剂** 以亲水性高分子聚合物为基质制成的外用膏剂。

(4) **透皮贴剂** 以高分子聚合物及高分子控释材料制成，药物可透过皮肤起局部及全身治疗作用的一类药剂，如东莨菪碱贴剂、硝酸甘油贴剂。

外用膏剂的特点见表 15-1。

表 15-1 不同外用膏剂的特点比较

项目	软膏剂	硬膏剂
相同点	涂布或粘贴于皮肤、黏膜或创面上，能保护创面、润滑皮肤。可起到局部或全身治疗作用。药物在皮肤上的穿透和吸收情况相近似	
不同点	① 常温下为半固体，易于涂布，不融化 ② 用于保护皮肤、润滑皮肤和局部治疗，多用于慢性皮肤病，也可对腔道和黏膜用药	① 常温下为固体、无显著黏性（橡胶硬膏例外）受热后即软化而有黏性 ② 兼有外治与内治的功能，但药效缓慢

二、外用膏剂的质量要求

外用膏剂的质量要求见表 15-2。

表 15-2 不同外用膏剂的质量要求比较

项 目	软 膏 剂	硬 膏 剂
相同点	外观、刺激性、重量(装量)差异限度符合药典	
不同点	① 均匀、细腻、有适当的黏稠度,易涂布于皮肤或黏膜上并无刺激性 ② 无酸败、变色、变硬、融化、油水分离等变质现象 ③ 除另有规定外,含细粉的软膏剂应按 2010 年版药典(附录ⅫB 第一法)测定,并符合药典规定 ④ 用于烧伤或严重创伤的软膏剂应按 2010 年版药典(附录ⅫB)检查法检查,并符合规定	橡胶膏剂:含膏量、耐热性、赋形性、黏附性、重量差异、微生物限度符合药典 黑膏药:外观、刺激性、软化点、重量差异限度符合药典

第二节 软膏剂的制备技术

一、软膏剂的常用基质

软膏剂由药物和基质组成。基质作为软膏剂的赋形剂和药物的载体,对软膏剂的质量及药物的释放、吸收有重要影响。目前常用的基质可分为油脂性基质、乳剂型基质和水溶性基质三类。

(一)油脂性基质

油脂性基质包括油脂类、类脂类及烃类等。共同的特点是润滑、油腻、无刺激性,涂于皮肤能形成封闭性油膜,促进皮肤水合作用,对皮肤的保护及软化作用强,能与大多数药物配伍,不易霉变。但吸水性较差,与分泌液不易混合,对药物的释放穿透作用较差,不宜用于急性且有多量渗出液的皮肤疾病。

1. 油脂类

油脂类是从动物或植物得到的高级脂肪酸甘油酯及其混合物。因含有不饱和双键结构,易氧化酸败,可加抗氧剂和防腐剂改善。

(1)动物油 常用豚脂,熔点 36~42℃,由于含有少量胆固醇,可吸收 15% 水分及适量甘油和乙醇,释放药物也较快。羊脂(45~50℃)、牛脂(47~54℃),亦可作为软膏基质。但动物油脂容易酸败,可加入 1%~2% 苯甲酸或 0.1% 没食子酸丙酯防止酸败。

(2)植物油 常用麻油、花生油、菜子油等。植物油在常温下多为液体,常与熔点较高的蜡类调制成稠度适宜的基质。植物油也可用作乳剂基质的油相。

(3)氢化植物油 完全氢化的植物油呈蜡状固体,不易酸败,熔点较高。不完全氢化的植物油呈半固体状,较植物油稳定,但仍能被氧化而酸败。

2. 类脂类

类脂类是高级脂肪酸与高级醇化合而成的酯类,其物理性质与油脂类似,化学性质较油脂稳定,具有一定的吸水性能,常与油脂类基质合用。

(1)羊毛脂 又称无水羊毛脂。为淡棕黄色黏稠状半固体,熔点 36~42℃,有良好的吸水性,可吸水 150%、甘油 140% 及 70% 的乙醇 40%。羊毛脂与皮脂的组成接近,故有利于药物的渗透。羊毛脂因过于黏稠而不宜单用,常与凡士林合用,以改善凡士林的吸水性和渗透性。

(2)蜂蜡 系取蜂巢中的蜡精制而成,有黄、白之分。白(蜂)蜡由黄蜡精制而成。熔点 62~67℃,有表面活性作用,可作为 W/O 型辅助乳化剂,常用于调节软膏的稠度,不易酸败。

（3）鲸蜡 有表面活性作用，熔点 42~50℃，为较弱的 W/O 乳化剂，不易酸败，能与脂肪、蜡、凡士林等熔合，有较好的润滑性。主要用于调节基质的稠度。

（4）虫白蜡 为介壳虫科昆虫白蜡虫分泌的蜡精制而成，呈白色或类白色块状，质硬而稍脆，熔点 81~85℃，用于调节软膏的熔点，亦可作为 W/O 型乳剂软膏基质的组成成分。

3. 烃类

烃类化学性质稳定，脂溶性强，能与多数植物油、挥发油混合，不易被皮肤吸收，适用于保护性软膏及乳膏中做油相。

（1）凡士林 有黄、白两种，白凡士林由黄凡士林漂白而得。熔点 38~60℃，化学性质稳定，具有适宜的稠度和涂展性，无刺激性。本品油腻性大，吸水能力差，仅能吸收其质量 5% 的水，故不适用于有多量渗出液的患处。凡士林中可加入适量羊毛脂、胆固醇、某些高级醇类以增加其吸水性。

（2）固体石蜡 为各种固体烃的混合物。石蜡熔点 50~65℃，用于调节软膏剂的稠度。石蜡结构均匀，与其他基质熔合后不会析出，故优于蜂蜡。

（3）液状石蜡 为液体烃的混合物，能与多数的脂肪油或挥发油混合。主要用于调节软膏的稠度，或用其研磨药粉使成糊状，有利于药物与基质混匀。

4. 硅酮类

简称硅油。常用二甲聚硅与甲苯聚硅，均为无色或淡黄色、无臭的油状液体，黏度随分子量增大而增加，受温度的影响小。本品润滑作用好，易于涂布，无刺激性，疏水性强，与羊毛脂、硬脂酸、鲸蜡醇、单硬脂酸甘油酯均能混合，故常用于乳膏，用量可达 10%~30%。本品也常与油脂性基质合用制成防护性软膏，用于防止水性物质及酸、碱液等的刺激或腐蚀。本品对眼有刺激性，不宜用作眼膏基质。

（二）乳剂型基质

乳剂型基质是由水相、油相借乳化剂的作用在一定温度下乳化而成的半固体基质。乳剂型基质由于乳化剂的表面活性作用，对油、水均有一定亲和力，药物的释放穿透性较好，能吸收创面渗出液，较油脂性基质易涂布、清洗，对皮肤有保护作用。禁用于糜烂、溃疡、水泡及化脓性创面。遇水不稳定的药物不宜制成乳剂型软膏。常用的油相有硬脂酸、蜂蜡、液体石蜡、石蜡、高级脂肪醇如鲸蜡醇等，水相为蒸馏水、去离子水或药物水溶液。可分为水包油型（O/W）和油包水型（W/O）两类。

1. O/W 型乳剂基质（雪花膏状）

常用一价皂（如硬脂酸钾、硬脂酸三乙醇胺等）、十二烷基硫酸钠、吐温类等为乳化剂。此类基质含水量大，能与水混合，无油腻感，易用水洗除，亦称可洗性或亲水性基质。O/W 型乳剂基质的外相含水量多，在贮存中可能霉坏，常须加防腐剂；同时水分也易蒸发失散而使软膏变硬，则润滑作用变差，常须加保湿剂如甘油、丙二醇等。油相成分以占全量的 15%~30% 为宜。注意此类基质不宜用于分泌物较多的皮肤病，以防炎症恶化。

例 1 以硬脂酸钾肥皂为乳化剂制成的基质

【处方】 硬脂酸 140g　氢氧化钾 7g　甘油 100g　蒸馏水加至 1000g

【制法】 取硬脂酸于水浴上加热熔融后，冷至 80℃ 时，在不断搅拌下，缓缓加入同温的氢氧化钾水溶液及甘油，继续搅拌至冷凝即得。

【应用】 作软膏基质用。

注：本品是以新生的钾皂为乳化剂所制成的水包油型乳剂基质，甘油为保湿剂。若在上述基质中增加

一些单硬脂酸甘油酯,可使乳剂更稳定。

例2 以硬脂酸三乙醇胺肥皂为乳化剂制成的基质

【处方】 硬脂酸 120g 液状石蜡 60g 单硬脂酸甘油酯 35g 白凡士林 10g 羊毛脂 50g 尼泊金乙酯 1g 三乙醇胺 4g 蒸馏水加至 1000g

【制法】 取前5种药物在水浴上加热至熔,继续加热至 80℃,另将三乙醇胺、尼泊金乙酯及适量蒸馏水加热至 80℃,将油相慢慢加入水相中,随加随搅拌,加完后继续搅拌至 40℃,即得。

【应用】 作软膏基质用。

2. W/O型乳剂基质(俗称冷霜)

此类基质常用羊毛脂、胆固醇、司盘类、多价皂做乳化剂。较油脂性基质易于涂布,油腻性较小,且水分从皮肤表面蒸发时有缓和的冷却作用,其润滑作用和稳定性比O/W型乳剂基质好,能吸收少量水,但不能与水混合。

例 亲水凡士林

【处方】 蜂蜡 30g 硬脂醇 30g 胆甾醇 30g 白凡士林适量,共制成 1000g

【制法】 将胆甾醇加入3种基质,在水浴上熔化后,搅拌至冷凝即得。

【应用】 本品加等量水混合后,仍有软膏样稠度,可作为吸水性基质与药物水溶液配伍,成为W/O型乳膏。此软膏可吸收分泌液。遇水不稳定的药物可选用本品为基质。

(三) 水溶性基质

水溶性基质是由天然或合成的高分子水溶性物质加水溶解或混合而成的稠厚凝胶或糊状物。其特点是能与水溶液混合并能吸收组织渗出液,一般释放药物较快、无油腻性、易涂展、对皮肤及黏膜无刺激性,多用于湿润、糜烂创面,有利分泌物的排除,也常用于腔道黏膜软膏(如避孕软膏)的基质。缺点是润滑作用差,有些基质的水分容易蒸发而使稠度改变,须加保湿剂及防腐剂。常用的水溶性基质有以下几种。

(1) 聚乙二醇(简称PEG) 为多元醇的聚合物,通常在名称后附以数字,表明其平均聚合度。其平均相对分子质量在200～700的为液体,随着分子量的增大而由液体逐渐变为蜡状固体;相对分子质量在300～6000的较为常用。常用的有聚乙二醇1500与300的等量融合物及聚乙二醇4000与400的等量融合物,后者适于夏季。此类基质均能溶于水,化学性质稳定、耐高温、不易霉败,在适当浓度下对皮肤黏膜无刺激性。但润滑性差,久用可引起皮肤干燥,与鞣酸、苯酚等药物有配伍禁忌。

(2) 甘油明胶 是用明胶 1%～3%、甘油 10%～30% 及水加热混合制成,本品温热后易涂布,涂后能形成一层保护膜。由于本身有弹性,在使用时较舒适。

(3) 淀粉甘油 一般是用淀粉 10%、甘油 70% 及水 20% 加热而制成。

(4) 纤维素衍生物 常用有甲基纤维素及羧甲基纤维素钠两种。前者溶于冷水,后者冷、热水中均溶,浓度较高时呈凝胶状。羧甲基纤维素钠是阴离子型化合物,遇强酸时与汞、铁、锌等重金属离子可生成不溶物。甲基纤维素能与尼泊金类形成复合物,故选用苯甲醇或三氯叔丁醇作防腐剂。

【处方】 羧甲基纤维素钠 60g 三氯叔丁醇 1g 甘油 150g 蒸馏水加至 1000g

【制法】 取甘油与羧甲基纤维素钠研匀,加适量热蒸馏水,放置使溶解,加入三氯叔丁醇水溶液及蒸馏水至需要量。

(5) 卡波浦尔934 为高分子人造树胶质,是丙烯酸聚合物,为白色粉末。本品的钠盐

2‰~5‰与药物混匀后,加水振摇均匀,即可制成水溶性软膏。

二、软膏剂的制备

软膏剂制备的一般工艺流程见图15-1。

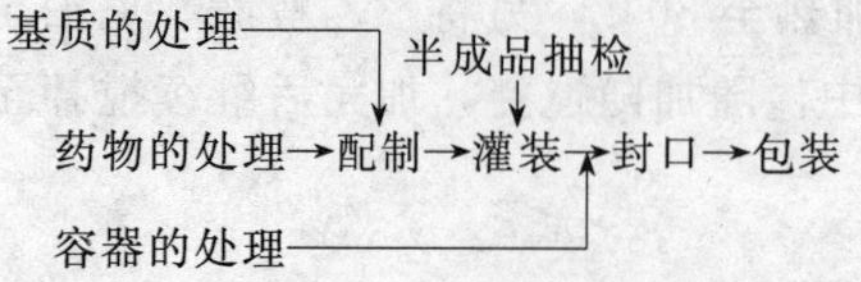

```
基质的处理 ─┐
           ├→ 半成品抽检
药物的处理 → 配制 → 灌装 → 封口 → 包装
容器的处理 ─┘
```

图15-1 软膏剂制备工艺流程

(一)基质的处理

油脂性基质应先加热,熔融后,趁热通过数层纱布或120目铜丝筛过滤。为了除去基质中的水分和细菌,应将基质加热到150℃,保持1h。如用直火加热应注意防火;若用蒸汽加热需用耐高压的夹层锅,蒸汽压力为490kPa（5kg/cm²）时,锅内温度才能达到150℃。

(二)软膏剂的制备方法

(1) 研合法　本法适用于软膏中所用的基质比较软,在常温下通过研磨即能与药物均匀混合者。软膏中的药物通常不溶于基质。此法适用于小量软膏剂的制备,一般在软膏板上用软膏刀调制或用乳钵调制。制法是先取药物与部分基质或适宜液体研磨成细糊状,再递加其余基质研匀。大量生产时用电动研钵,但生产效率较低。

(2) 熔合法　本法适用于软膏处方中含有熔点不同的基质,在常温下不能均匀混合者。制备时一般先将熔点高的物质（如石蜡、蜂蜡）熔化,再加入熔点低的物质（如凡士林、羊毛脂）,最后加入液体部分。如药物能在基质中溶解,可将药物直接加至熔融的基质中;如药物不溶则将药物细粉筛入熔融或软化的基质中。在熔融或冷凝过程中均应不断搅拌,以防药粉下沉,造成分散不匀。一旦冷凝立即停止搅拌,以防混入空气,造成软膏氧化变质。大量生产时可用电动搅拌机或在三滚筒软膏机（见图15-2）中进行。其主要构造由水平方向平行装置的三个滚筒和传动装置组成,操作时滚筒以不同的速度转动,转动较慢的滚筒1上的软膏被速度较快的滚筒2带动,并被另一个速度更快的滚筒3卷过来,经过刮板而进入接受器中,软膏受到挤压和研磨,固体药物被研细且与基质混匀。

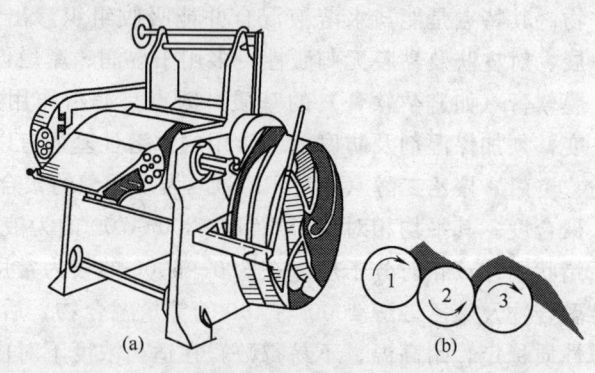

图15-2 三滚筒软膏研磨机及滚筒研转方向示意
(a) 三滚筒软膏研磨机;(b) 滚筒研转方向

(3) 乳化法　将油溶性组分混合加热（水浴或夹层锅）熔融;另将水溶性组分溶于水,加热至与油相温度相近时（80℃左右）逐渐加入油相中,边加边搅,待乳化完全后,搅拌至冷凝。搅拌时尽量防止混入空气,以防乳膏剂中有气泡残留,否则不仅容积增大,而且成为在贮藏中分离、变质的原因。大量生产时待温度降至约30℃再通过乳匀机或胶体磨,使产品更加细腻均匀。乳化法中油、水两相的混合方法为:①分散相加到连续相中,适用于较小体积分散相的乳剂;②两相同时掺和,适用于大批量或连续的操作;③连续相加到分散相中,适用于实际生产中的多数乳剂。开始时将水相加入油相中,由于水相量少而先形成W/O型乳剂,随着水相的不断加入,发生转相而逐渐成为O/W型乳膏剂。

(4) 炸料法　将经过炮制并适当粉碎的药物浸泡在植物油中约4h以上,然后用文火炸至药材外焦内黄，去渣，药油中再加入适宜的基质（如蜂蜡等），调整至稠膏即得。

（三）软膏剂的包装与贮藏

药厂大量生产多用软膏管（锡管或塑料管）包装。锡管包装可密封，使用方便，不易污染，有利于软膏的稳定。若锡管与软膏成分起作用，可在锡管内涂一薄层环氧酚醛树脂。塑料管多用高压聚乙烯、聚氯乙烯等原料制成，轻便，性质稳定，弹性大而不易破裂，但对气体及水分有一些通透性，且不耐热，易老化，不宜用高温灭菌，可用环氧乙烷或甲醛蒸气灭菌。

锡管包装多采用软膏锡管填充机及轧尾机等，药厂多用 BGZS-100 型软膏自动灌封机，将装管、轧尾、装盒等工序联动操作。

软膏剂遮光密闭保存。

三、眼用膏剂的制备

眼膏剂是指由药物制成的直接用于眼部发挥治疗作用的制剂。应均匀、细腻，无刺激性，易于涂布于眼部，便于药物分散和吸收。眼膏剂使用的基质与药物等应过滤并灭菌，不溶性药物应预先制成极细粉。

配制眼膏所用的器具使用前必须以 70% 乙醇擦洗或洗净后干热灭菌，包装用的软膏管用 1%～2% 苯酚浸泡灭菌。眼膏剂的制备方法与软膏剂相同，操作应在避菌条件下进行。

例 拔云软膏

【处方】 炉甘石（煅）60g　冰片 60g　龙胆浸膏 60g　没药（制）3g　麝香 6g　乳香（制）3g　硼砂（煅）15g　芒硝 3g　玄明粉 3g　明矾（煅）10g　凡士林 1370g　羊毛脂 123g

【制法】 以上 10 味药，龙胆浸膏与炉甘石混合干燥粉碎成极细粉；其余 8 味药分别研成极细粉与上述药粉末配研，过筛，混合，加入已干燥灭菌、滤过并冷却至约 50℃ 的凡士林和羊毛脂中，搅匀，即得。

注：龙胆浸膏的制备：取龙胆草加水浸渍 1～2h，煎煮 3 次，每次 45min，合并，滤过，滤液浓缩至稠膏状，即得。

实　　验

（一）实验目的

1. 掌握不同类型基质的软膏剂的制备方法。
2. 掌握软膏剂的制备工艺流程，药物的加入方法及制备过程中的注意事项。

（二）实验用品

电炉　水浴锅　烧杯　回流提取装置

（三）实验内容

1. 烧烫伤膏的制备

【处方】 獾油 192g　地榆 28.8g　大黄 28.8g　冰片 6g　虫白蜡 7.2g　无水羊毛脂 2.4g　蜂蜡 7.2g　茉莉香精 0.18g　白凡士林 12g

【制法】 地榆、大黄粉碎成细粉，过筛；冰片研细，獾油加热至 100℃ 以上，滤过，置容器内。蜂蜡、虫白蜡加热至 100℃，加入白凡士林和无水羊毛脂，熔化后，过滤，制成基质。取基质28.8g加热熔融，加入獾油搅匀，放冷至70℃，加入上述地榆和大黄粉，搅拌均匀，冷却至50℃加入冰片和茉莉香精，搅匀，即得。

2. 徐长卿软膏的制备

【处方】 丹皮酚1g　硬脂酸15g　三乙醇胺2g　甘油4g　羊毛脂2g　液状石蜡25ml　蒸馏水50ml

【制法】 取硬脂酸、羊毛脂、液状石蜡置容器中，水浴上加热熔化，得油相，80℃保温备用。另取三乙醇胺溶于蒸馏水，加热至80℃，得水相。将水相缓缓加入油相中，按同一方向不断搅拌至白色细腻膏状基质。丹皮酚用少量液状石蜡研匀后与基质混匀。

注：丹皮酚是从中药徐长卿中提取的有效成分，其熔点为49.5～50.5℃，难溶于水。丹皮酚的提取方法：取徐长卿，加约8倍量乙醇，分两次热回流提取，每次2～3h，滤取提取液，回收乙醇，将残液进行蒸馏，至馏出液加三氯化铁试液不再显紫色为止。收集蒸馏液，静置过夜，有无色针状结晶析出。滤取结晶，于50℃以下干燥即得丹皮酚粗品（也可用乙醇进一步精制）。

3. 紫草膏的制备

【处方】 紫草50g　当归15g　防风15g　地黄15g　白芷15g　乳香15g　没药15g

【制法】

(1) 药料处理　乳香、没药碎成细粉，过筛。

(2) 炸料　其余5味酌予碎断，加入食用植物油600g，浸泡约4h以上，置锅内炸枯，去渣；将紫草用水润湿，置锅内炸至油呈紫红色，去渣，滤过。

(3) 制膏　另将蜂蜡适量（每10g药油加蜂蜡2～4g）加入上述药油内熔化，待温，加入上述粉末搅匀，即得。

第三节　硬膏剂的制备技术

一、黑膏药的制备

黑膏药是以植物油炸取药料，去渣后在高温下与红丹炼制而成的铅硬膏。一般为黑褐色坚韧固体，其制备的工艺流程如下。

基质准备─┐
　　　　　├→炸料→炼油→下丹→去火毒→摊涂
药物处理─┘（或提取）

（一）黑膏药常用的基质与基质的处理

(1) 植物油　植物油中以麻油最佳，因其质地纯净，沸点低，熬炼时泡沫少，便于操作，成品的软化点、黏合力适当，外观光亮。此外，菜籽油、棉籽油、豆油、花生油等亦可应用，但均有一定缺点。如熬炼时泡沫多，不利操作，须注意火候并搅拌，以防溢锅。

(2) 红丹　又称黄丹、铅丹、东丹、章丹或陶丹，为橘红色非结晶状粉末，质重，其主要成分为四氧化三铅（Pb_3O_4），纯度要求在95%以上，并应为干燥细粉。红丹含有水分时易聚结成颗粒，下丹时易沉于锅底，不易与油充分反应，故在使用前应炒去水分，过80～100目筛，制成细粉备用。

(3) 药料处理　膏药中所用药材应依法炮制，按药材不同的性质处理。一般药材适当粉碎,为提取做好准备;基质中可溶的、不溶的或挥发性的药物如冰片、乳香、没药、樟脑、朱砂、雄黄等,可先研成细粉备用,在摊涂前于70℃左右加入熔化的膏药中混匀,贵重药如麝香等研成细粉,撒布于膏药表面。

(二)黑膏药的制备过程

现在以阿魏化痞膏的制备过程为例加以说明。

例 阿魏化痞膏

【处方】 香附20g 厚朴20g 三棱20g 莪术20g 当归20g 生草乌20g 大蒜20g 使君子20g 白芷20g 穿山甲20g 木鳖子20g 蜣螂20g 胡黄连20g 大黄20g 蓖麻子20g 乳香3g 没药3g 芦荟3g 雄黄15g 血竭3g 肉桂15g 樟脑15g 阿魏20g

【制法】

(1) 药料的处理 乳香、没药、血竭、芦荟、肉桂粉碎成细粉,雄黄水飞或粉碎成极细粉,并与上述细粉配研,过筛,混匀,待用。除上述药物及阿魏、樟脑外,其余香附等15味酌予碎断。

(2) 提取 将碎断的15味药料投入植物油2400g内,同锅加热提取(有的地区将药料在油内浸泡一定时间,夏季较短,冬季较长)。提取时开始火力可稍大,至油沸腾后再将火力适当减小,以防止沸油溢出锅外,加热中应经常搅拌翻动,使药料受热均匀,直至药料炸至表面深褐色内部焦黄色为度,此时温度达200~220℃。炸好后可用铁丝擦或铜丝筛捞去药渣,去渣后的油液称药油。

提取时依据药料性质,常有"先炸"与"后炸"之分。质地坚硬、肉质及新鲜的药材一般应先炸,以使提取完全;质地疏松的药材如花、叶、果及皮类等应后炸,可待其他药物表面炸至枯黄时再加入。

大量生产可在膏药提取与炼油器(图15-3)内进行。将切碎的粗料装入铁丝笼内,送入锅中,将锅盖固定,用离心泵将植物油自进油管送入锅内。然后用直火加热提取,至油温达200℃左右降低火力(不超过240℃),至外部深褐色内部焦黄色为止。待油的温度适当降低后将药渣连笼移出,以便炼油。

药料与植物油高温加热的目的是使药料中有效成分充分提出,但高温亦可能使有效成分破坏。如果选用适宜的溶剂和方法提取有效成分,例如部分药材用乙醇提取后浓缩成浸膏再加入膏药中,可以减少分解损失。

(3) 炼油 将提取的药油继续加热熬炼,使之在高温条件下氧化、聚合、增稠,以适合制膏的要求。炼油温度应控制在320~330℃,达到"滴水成珠"为度,即蘸取药油少许滴于冷水中能聚结成珠,吹之不散或散而复聚,此为老嫩适宜。熬炼过"老"则制成的膏药松脆、黏着力小,可加入一些嫩油调节之;如过"嫩"则制成的膏药质软,贴于皮肤易于移动。传统经验还可从油烟的颜色变化(变为白烟)、油花从锅壁向中央聚结的情况来判断炼油的程度。

炼油时的注意事项如下:当油温达到320℃时,有大量刺激性浓烟发生,应注意通风,并控制温度(用漏勺扬油)以防着火,一旦燃烧,应立即加盖密闭,并及时移开火源,切忌用水灭火。

(4) 下丹成膏 另取红丹750~1050g加入炼油内搅匀,收膏。

小量生产下丹方式主要有两种。一为火上下丹法,即将药油微炼后,边加热边下丹,丹下完后,必须继续加热熬炼成膏,并随时用"滴水成珠法"检视其程度是否适宜。二为离火

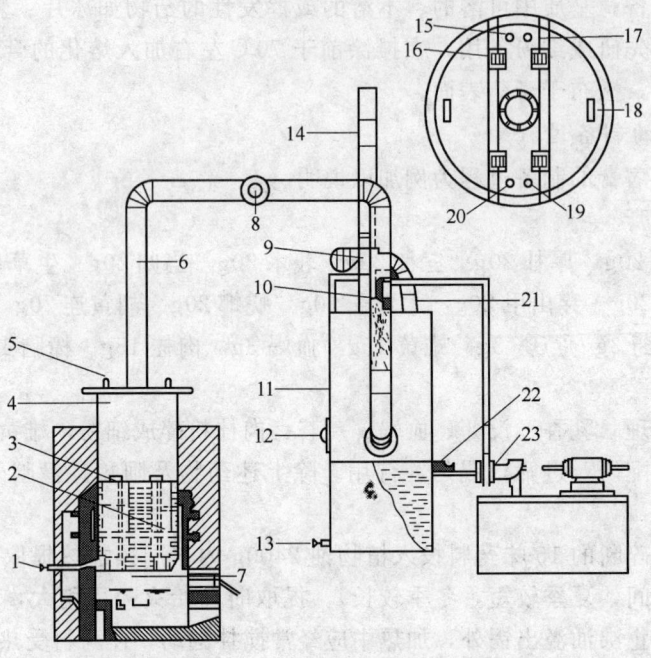

图 15-3 膏药提取与炼油器简图

1—阀门；2—铁丝笼；3—植物油；4—炼油锅；5—锅盖手柄；6—排气管；7—炉膛；8—连管接头；9—鼓风机；10—喷水头；11—水洗机；12—手孔；13—阀门；14—接鼓风机排气；15—进管；16—铰链；17—热电炉温度计管；18—锅盖手柄；19—铜壳长尾温度计；20—取样管；21—接鼓风机进气管；22—阀门；23—离心泵

下丹法，即将炼好的药油连锅离开火源，趁热加入红丹，撒布要均匀，并用木棒向同一方向不断搅拌使其充分化合，以防丹沉聚于锅底。下丹时速度应适宜，太快则反应剧烈药油易溢出，且膏药质地不匀；过慢则油温下降，影响效果。下丹时往往产生大量丙烯醛等刺激性浓烟，应注意排烟与防护。油丹化合后丹的颜色消失，生成物由黄褐色变为黑褐色，取少量滴入冷水中，数秒钟后取出，如发现粘手或撕之不断表示过嫩，可继续加热或适当补加红丹；如撕之较脆表示过老，可加嫩膏或嫩油调节；若膏不粘手，黏度适当，即表示油丹化合良好。大量生产下丹时可用离心泵将炼油由贮槽经阀送入下丹锅内，开动搅拌器并加热，在不低于270℃时，将红丹由加料斗经送料杆徐徐加入锅中，搅拌，使红丹与油充分化合，待锅中生成物变为黑褐色的稠厚液体，老、嫩程度适宜即成。下丹时油与丹的比例各地不同，一般500g油用150~210g丹，冬季可少用些，夏季多用些。

(5) 去火毒　常用的方法有以下两种。①喷水浸泡法。在炼好的膏药上，喷淋清水并搅拌至无水溅膏药响声时，再喷第二次冷水，反复4~5次，最后待无泡沫，仅有少量细小水泡从膏药中冒出时停止搅拌。膏药成坨置清水中浸渍5天，每天换水1次。②水浸法。将炼成的膏药以细流倾入冷水中，反复捏压，制成团块，于冷水中浸7天，每天换水1次。

(6) 摊涂　将已去火毒的膏药文火熔化（不超过70℃），加入阿魏、樟脑及第1步研匀的细粉搅匀，按规定量摊涂于布上，每张净重6g或12g。密闭包装，置纸盒内或袋内阴凉处保存。

二、橡胶膏剂的制备

橡胶膏剂亦称橡皮膏,是用橡胶、树脂、脂肪性或类脂性物质及填充剂混合制成基质,与药物混合后,均匀涂布在裱背材料上制成的一种外用剂型。橡胶膏剂的溶剂法制备工艺流程如下:

提取药料──→制备膏料──→涂布膏料──→回收溶剂──→切割、加衬──→包装

(一)橡胶膏剂的组成

(1)裱背材料　一般用漂白布。

(2)膏面覆盖物　可用硬质纱布、玻璃纸或塑料薄膜。

(3)膏料层　主要由基质(橡胶)、辅料(填充剂、软化剂)和药物组成。

(二)橡胶膏剂的制备

橡胶膏剂的制备分为溶剂法与热压法两种。溶剂法制备通常包括药料提取、制膏料、涂膏、加衬、切割及包装等步骤。

1. 提取药料

根据处方药物的性质采用不同溶剂和方法将其提取制成浸膏或流浸膏等,而不用高温提取。这样可减少药料中有效成分的破坏和损失,同时提取也比较完全。

2. 制备膏料

膏料由基质、辅料与药料混合制成。基质的配方为天然橡胶25%~30%,氧化锌35%~40%,松香25%~30%,羊毛脂、凡士林、液体石蜡等5%~10%。其主要成分是天然橡胶,汽油是溶剂;加入松香可增加黏性,氧化锌为填充剂及着色剂,本身有缓和收敛作用,并能与松香酸生成锌盐,降低松香酸对皮肤的刺激作用;羊毛脂、液状石蜡、凡士林等可使橡胶膨胀软化,以防膏料硬固并保持适宜的可塑性与黏着性。原料中一般不得含有水分,否则制得的成品容易干燥,失去黏性。其制备方法如下。

(1)压胶　将生橡胶切成大小适宜的条块,用滚筒式压胶机压成2~3mm厚的网状胶片,并摊开放冷,备用。

(2)浸胶　取上述橡胶片浸入适量汽油中,浸泡18~24h(冬季浸泡时间宜长,夏季宜短)至完全溶胀成凝胶状为止。浸泡要在密闭的容器内进行,以防汽油挥发引起火灾。

(3)打膏　将上述胶浆移入配料锅内搅拌3~4h后,依次加入凡士林、羊毛脂、液状石蜡、松香、氧化锌,搅拌成均匀基质,再加入药物浸膏与其他药物,继续搅拌至膏料均匀,总搅拌时间约需9h,制成的膏浆移入滤胶机,压过80目铜丝筛网,滤去杂质即可供涂布之用。

3. 涂布膏料、回收溶剂

将膏料置于涂料机滚筒前的白细布上,利用上下滚筒将膏料均匀涂布在缓缓移动的布上。涂胶量可通过调节两滚筒的距离来控制,一般要求每100cm^{2}涂1.2~1.5g膏料。涂过膏料的胶布以2m/min的速度进入封闭的干燥和溶剂回收装置,经过蒸汽加热管加热,使汽油蒸气沿罩管及鼓风机送入冷凝系统而被回收。经干燥的胶布卷于滚筒上。

4. 加衬、切割及包装

先将胶布置切断机上切成一定宽度,再移至卷筒装置上。将两条胶布面相对,中间夹一层硬质纱布或塑料薄膜,使压粘在一起并卷成筒。最后用切断机切割成一定规格的长方片,再用塑料袋或纸袋包装。

橡胶膏剂尚可用热压法制备，方法是将胶片用处方中的油脂性药物等浸泡，待溶胀后再加入其他药物和立德粉（锌钡白）或氧化锌、松香等，炼压均匀，涂膏盖衬。此法不用汽油，但成品欠光滑。

思 考 题

1. 常用的外用膏剂有哪些？它们有何异同点？
2. 外用膏剂有哪些质量要求？
3. 软膏剂的基质分为几类？各有何特性？
4. 软膏剂的制法有几种？制备时应注意哪些事项？
5. 试述黑膏药的制备方法以及操作注意事项。
6. 在制备黑膏药的过程中，膏药的老嫩程度如何判断？过老、过嫩应如何处理？
7. 简述橡胶膏剂的定义、特点、基质组成以及制法。

第十六章 栓剂的制备技术

第一节 基本知识

一、栓剂的含义与特点

（一）栓剂的定义

栓剂是指提取物或饮片细粉与适宜基质制成供腔道给药的固体制剂，又称"塞药"或"坐药"。

（二）栓剂的作用特点

1. 局部作用

栓剂在肛门、阴道起润滑、抗菌、消炎、杀虫、收敛、止痛、止痒等作用。如甘油栓具有缓泻作用；复方蛇床子栓具有杀阴道滴虫、抗菌消炎、收敛止痒等功能，野艾叶栓具有消炎、止血、止痛的功能，常用于内痔与直肠炎症。

2. 全身作用

用于全身治疗的栓剂，由腔道吸收至血液起全身作用，主要有镇痛、镇静、催眠、解热、兴奋、扩张支气管和血管、抗菌等。如小儿解热栓、氨茶碱栓等。与口服剂型相比，用于全身治疗的栓剂（主要是肛门栓）有以下特点。

（1）不因胃肠 pH 值的影响或酶的破坏而失去活性。

（2）对胃黏膜有刺激性的药物制成栓剂经直肠给药，可免受刺激作用。

（3）药物由直肠吸收，可以避免口服时肝脏首过效应，又可减少药物对肝脏的毒性或副作用。

（4）直肠吸收比口服干扰因素少。

（5）对不能或不愿吞服药物的患者或儿童，直肠给药较为方便。

二、栓剂的分类

栓剂目前按栓剂因施用腔道的不同，分为直肠栓、阴道栓和尿道栓。直肠栓为鱼雷形、圆锥形或圆柱形等，以鱼雷形的较好，每枚重 0.8～2g，长 3～4cm；阴道栓为鸭嘴形、球形或卵形，以鸭嘴形较好，每枚重 1.5～5g，直径 1.5～2.5cm；尿道栓一般为棒状。栓剂外形见图 16-1。

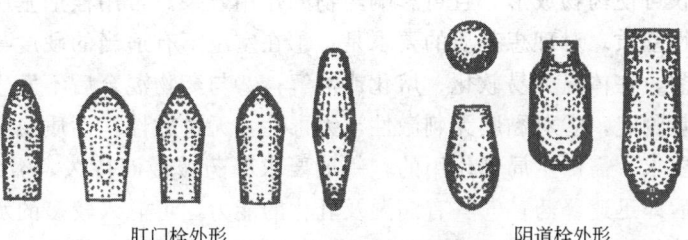

图 16-1　肛门栓、阴道栓外形图

以上栓剂的重量均是以可可豆油或香果脂为基质的制品的一般重量,基质不同则重量亦有差异。近年来阴道栓的应用减少,逐渐为阴道用片或胶囊剂取代。

除用传统制备工艺制成的普通栓剂外,近些年来,为适应临床治疗疾病的需要或不同性质药物释放速度的要求,按特殊制备工艺可制成双层栓、中空栓或其他控释、缓释栓等新型栓剂,如图 16-2 所示。

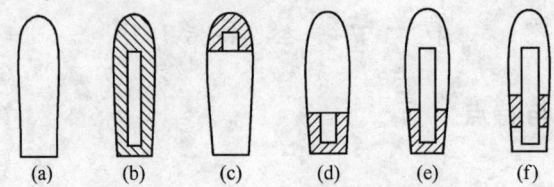

图 16-2 中空栓剂示意
(a) 普通栓剂;(b) 中空栓剂;(c)~(f) 控释型中空栓剂

(1) 双层栓　双层栓一般有两种:一种是内外层含不同药物的栓剂;另一种是上下两层,分别使用水溶性基质或脂溶性基质,将不同药物分隔在不同层内,控制各层的溶化,使药物具有不同的释放速度;或上半部为空白基质,可阻止药物向上扩散,减少药物经直肠上静脉的吸收,提高药物的生物利用度。

(2) 中空栓　中空栓可达到快速释药的目的,中空部分填充各种不同的固体或液体药物,溶出速度比普通栓剂要快。通过对栓壳的调整也可制成控释中空栓剂。各种中空栓的形状,如图 16-2 所示。

(3) 其他控释、缓释栓　①微囊栓:将药物微囊化后制成的栓剂,具有缓释作用;同时含药物细粉和微囊的复合微囊栓,兼具速释和缓释两种功能。②骨架控释栓:利用高分子物质为骨架材料,与药物混合制成的栓剂,具有控释作用。③渗透泵栓:采用渗透泵原理制成的控释型长效栓剂。最外层为一层不溶性微孔膜,药物从微孔中慢慢渗出,而维持药效。④凝胶缓释栓:利用凝胶为载体的栓剂,在体内不溶解、不崩解,能吸收水分而逐渐膨胀,达到缓释的目的。此外,还有泡腾栓,多为阴道用。

目前国内栓剂的种类还不多,中药栓剂尚处于研究开发阶段。按临床作用归纳,中药栓剂约有以下几类。①清热解毒类:如小儿解热栓、小儿消炎退热栓等。②清热燥湿类:如复方蛇床子栓、妇康栓、苦参栓等。③活血通淋类:如前列康栓、八正清淋栓等。④止咳平喘类:如小儿清肺栓、小儿咳喘栓等。⑤回阳救逆类:如四逆汤栓。⑥抗风湿类:如雷公藤双层栓。⑦截疟类:如青蒿素栓等。⑧收敛止血类:如痔疮栓、消痔栓等。

三、栓剂的基质

栓剂基质不仅可使药物成形,且可影响药物的作用效果。常用栓剂基质的种类可分为油脂性基质与水溶性基质。对理想基质的要求是:①在室温下有适当的硬度与韧性,塞入腔道时不易变形或碎裂,在体温下易软化、熔化或溶解;②与药物混合后不发生反应,也不妨碍主药的作用及含量测定;③对黏膜无刺激性,无毒性,无过敏性,性质稳定;④释放药物的速度能符合治疗要求,需产生局部作用的,一般要求释药缓慢而持久,需发挥全身作用的,则要求引入腔道后即迅速释药;⑤具有润湿及乳化的能力,可混入较多的水;⑥适用于热熔法及冷压法制备栓剂;⑦油脂性基质还须酸价在 0.2 以下,皂化价在 200~245 之间,碘价低于 7,熔点与凝固点之差要小。

目前使用的基质尚不能完全满足以上要求的,且加入药物后基质的特性可能改变,但上述要求有利于设计优良处方和选用最好的基质。

(一) 油脂性基质

(1) 可可豆油　亦称可可脂。本品为梧桐科植物可可树的种仁经烘烤、压榨而得的固体脂肪。在常温下为黄白色固体,具巧克力的嗅与味,熔点为29~34℃,加热至25℃时即开始软化,在体温时能迅速熔化,对黏膜无刺激性,是较好的栓剂基质。可可豆油的化学组成因产地而异,形成的甘油酯混合物的熔点及释药速度等均不一致。可可豆脂为同质多晶物,有α、β、γ三种晶型。α和γ两种晶型不稳定,熔点分别为22℃和18℃。β型稳定,熔点为34℃左右。三种晶型可因温度的不同而转变,最后转变为β型。当可可豆油过热熔化时,β型被破坏,在迅速冷却时凝成大量α晶型与γ晶型和β初晶的混合物,使熔点下降,此为高温引起异构化而使熔点降低,因此必须注意加热条件,通常应缓缓升温,待熔化量达2/3时停止加热,利用余热使其全部熔化。也可以在室温下放置两周,使不稳定晶型转变成稳定型。有些药物如樟脑、薄荷脑、苯酚和水合氯醛等可使可可豆脂的熔点降低。可可豆油与药物的水溶液不能混合,但可加适量的乳化剂使成为乳剂而混合。可可豆油在目前是较理想的基质,但我国生产很少,多以其他脂肪性基质取代。

(2) 半合成脂肪酸甘油酯类　是目前较理想的油脂性栓剂基质。这类基质具有不同熔点,可按不同药物的要求来选择;熔距较短,抗热性能好;乳化能力较强,可以制备乳剂型基质;碘值与过氧化值很低,在贮存中较稳定。因此近三十年来这类半合成基质基本上取代了天然油脂,在栓剂生产中,使用量已达80%~90%。

(3) 氢化植物油类　为部分氢化或全部氢化的植物油,如氢化棉籽油(熔点40~41℃)、氢化花生油(熔点30~45℃)、氢化椰子油(熔点34~37℃)、部分氢化棉籽油(熔点35~39℃)等。常用它们的混合物作栓剂基质,必要时可加蜡或其他物质以调节熔点。

(二) 水溶性基质

(1) 甘油明胶　是用明胶、甘油与水制成。将甘油60~65g与蒸馏水10g混合,再加明胶20~30g混匀,在蒸汽浴上加热至明胶溶解。本品有弹性,不易折断,在体温时不熔融,但塞入腔道后可缓缓溶于分泌液中,延长药物的疗效。其溶出速度可随明胶、甘油、水三者的比例而改变,甘油与水的含量越高越易溶解。且甘油能防止栓剂干燥。明胶系蛋白质的水解物,凡不宜与蛋白质配伍的药物如鞣质、重金属盐等均不能使用。本品易滋长霉菌等微生物,故需加入防腐剂。

(2) 聚乙二醇类　本品为乙二醇的高分子聚合物,具有不同的聚合度、分子量及物理性状。其平均相对分子质量为200~600者为透明无色液体,1000者呈软蜡状,4000以上者为固体。通常将两种或两种以上不同分子量的聚乙二醇加热熔融,可制得理想稠度及特性的栓剂基质。本类基质在体温时不熔融,但在体液中能渐渐溶解,释放药物而发挥作用。其优点是在夏天亦不软化,不需冷藏。缺点是吸湿性较强,栓剂受潮容易变形;痔疮患者使用后,从肠黏膜渗透吸收水分,对直肠黏膜组织有刺激作用。

(3) 聚氧乙烯(40)硬脂酸酯　是环氧乙烷与硬脂酸的加成聚合物。国产商品代号S-40,国外商品名Myrj52。为白色或淡黄色蜡状固体,无臭,在水、乙醇及乙醚中溶解,熔点为46~51℃,酸值小于2,皂化值25~35,pH6~7,无明显毒性和刺激性。

（三）栓剂的附加剂

除基质外，附加剂对栓剂成型和药物释放也具有重要影响。所以，应在确定栓剂基质的种类和用量的同时，选择适宜的附加剂，以外观色泽、光洁度、硬度和稳定性等为指标，筛选出适宜的基质配方。

常用附加剂如下。

（1）吸收促进剂　①非离子型表面活性剂：如用聚山梨酯-80等非离子表面活性剂，能促进药物细粉与基质的混合，改善药物的吸收。②氮酮类：氮酮为一种高效无毒的透皮吸收促进剂，近年已开始用于栓剂。③其他：如胆酸类等，也具有促进吸收的作用。

（2）润滑剂　为防止药物与栓模的粘连，需使用润滑剂。润滑剂随基质而选用。油性基质常用软肥皂、甘油各一份与90%乙醇五份制成的溶液为润滑剂。水溶性或亲水性基质常使用油类润滑剂，如液状石蜡、植物油等。

四、置换价（或称置换值）

药物的重量与同体积基质的重量之比值称为置换价。即：

$$置换价 = \frac{药物的密度}{基质的密度}$$

它在栓剂生产中对计算投料量的准确性有重要意义。用同一模型制得的栓剂虽然容积相同，但重量可随药物与基质密度的不同而有差别。以可可豆脂为例，如果主药的密度与可可豆脂相同，则药物可置换等重的可可豆脂；如果主药的密度为可可豆脂的2倍，则主药仅占等重可可脂体积的一半。根据置换价可以对药物置换基质的重量进行计算。常用药物的可可豆油置换价见表16-1。

表16-1　常用药物的可可豆油置换价

药物名称	置换价/g	药物名称	置换价/g	药物名称	置换价/g
硼酸	1.5	巴比妥	1.2	醋酸铅	2.5
没食子酸	2.0	次碳酸铋	4.5	薄荷脑	0.7
鞣质	1.6	没食子酸铋	2.7	酚	0.9
盐酸可卡因	1.3	樟脑	2.0	苯巴比妥	1.2
鱼石脂	1.1	蓖麻油	1.0	磺胺	1.7
碘仿	4.0	水合氯醛	1.3	磺胺噻唑	1.6
氨茶碱	1.1	盐酸吗啡	1.6		
氨基比林	1.3	阿片粉	1.4		

五、栓剂的质量检查

（1）外观　栓剂的外观应完整光滑；塞入腔道后应无刺激性，应能融化、软化或溶化，并与分泌液混合，逐渐释放出药物，产生局部或全身作用；并应有适宜的硬度，以免在包装或贮存时变形。

（2）重量差异　照《中国药典》2010年版第一部附录ⅠW的规定进行检查，并符合规定。

（3）融变时限　照《中国药典》2010年版第一部附录ⅫB的规定进行检查，并符合规定。

（4）微生物限度　照《中国药典》2010年版第一部附录ⅫC的规定进行检查，并符合规定。

第二节 栓剂的制备、包装与贮藏

一、栓剂的制备

栓剂的一般制备方法有搓捏法、冷压法及热熔法三种。目前生产上以热熔法应用最为广泛，脂肪性基质及水溶性基质的栓剂都可用此法制备。其热熔法制备的工艺流程如下：

```
            基质→熔融
                ↓   或过滤
     药物→混合─────────→灌模→冷却→刮削→取出→成品栓剂
```

1. 基质的熔融

将基质置于装有搅拌器的熔融桶中，在水浴锅或蒸汽夹层锅内加热熔化，保温在 40℃±2℃。

注意：加热温度不宜过高，一般在 50℃左右（根据基质的熔点而定）。

2. 药物与基质的混合

药物与基质的混合应根据基质的特性、药物的性质以及数量而定，一般按下法进行。

（1）不溶性药物　如中药细粉，除特殊要求外，一般应粉碎成细粉，全部通过六号筛，再与基质混匀。

（2）油溶性药物　如樟脑等，可直接混入已熔化的油脂性基质中使之溶解。但加入的药物量过大可能降低基质的熔点或使栓剂过软，须加适量石蜡或蜂蜡调节。

（3）水溶性药物　如中药材水提浓缩液，可直接与溶化的水溶性基质混合；或加少量水制成浓缩液后再用适量羊毛脂吸收，与油脂性基质混合均匀；或将中药材水提取物制成干浸膏粉，直接与已熔化的油脂性基质混匀。

（4）不耐热的或挥发性的成分　应将基质放冷到 60℃以下再与基质混合。

3. 注模

少量制备应先将模型洗净、擦干，必要时用精制棉或纱布蘸润滑剂少许涂布于模型内部，倒置，使多余的润滑剂流出。将计算量的药物与基质混合物倒入模型，至稍溢出模口为度，如栓剂上有多余的润滑剂可用滤纸吸去。

此法制备时应注意：①可可豆油熔融达 2/3 时应停止加热搅拌，这样即可全部熔融又可避免过热；②熔融的混合物在注入栓模时应迅速，并一次注完，避免发生液流或液层凝固。栓剂模型如图 16-3 所示。肛门栓除卧式外还有立式模型应用于生产，由圆孔板和底板构成，每个圆孔对准底板的凹孔，圆孔与凹孔合在一起即是整个栓剂的大小。

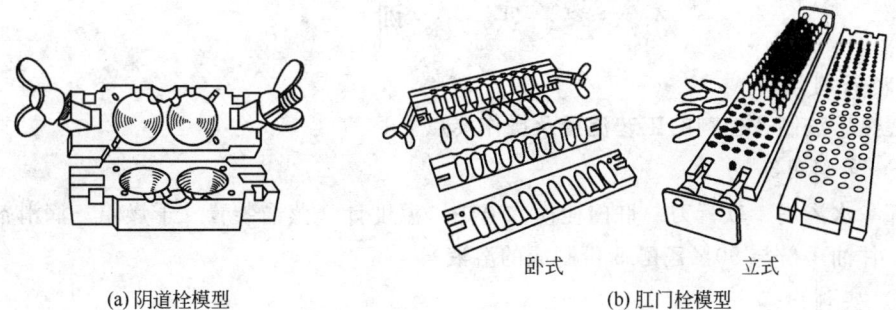

(a) 阴道栓模型　　　　　　(b) 肛门栓模型

图 16-3　栓剂模型

大量生产可采用自动化制栓机。制栓过程中由机器完成填充、排出、清洁模具等操作。典型的自动旋转式制栓机如图16-4所示。操作时，先将栓剂软材注入加料斗，斗中保持恒温和持续搅拌，模型通过涂刷或喷雾使之沾上润滑剂，灌注的软材应满盈。软材凝固后削去多余部分，注入和刮削装置均由电热控制其温度。冷却系统可按栓剂软材的不同来调节，往往通过调节冷却转台的转速来完成。当凝固的栓剂转至抛出位置时栓模即打开，栓剂被一钢制推杆推出，栓模闭合后转移至喷雾装置处进行润滑，再开始新的周转。温度和生产速度可按最适宜的连续自动化的生产要求来调整，一般为3500~6000粒/h。

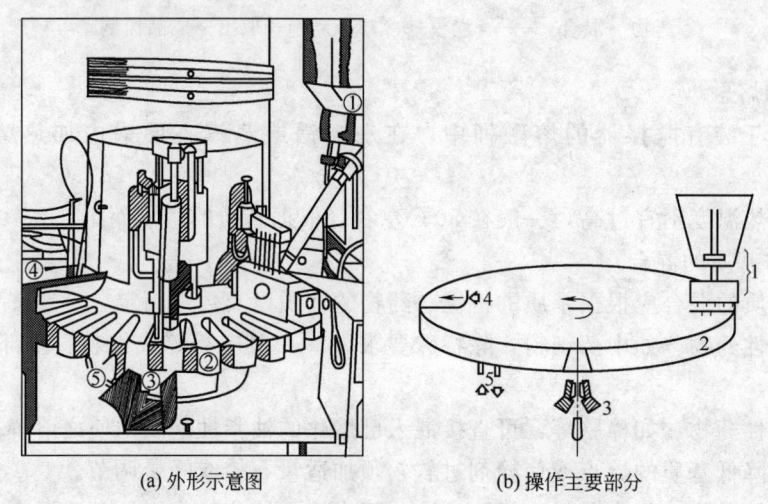

(a) 外形示意图　　　　(b) 操作主要部分

图16-4　自动旋转式制栓机

1—饲料装置及加料斗；2—旋转式冷却台；3—栓剂抛出台；
4—刮削设备；5—冷冻剂入口及出口

4. 冷却、刮削、取出整理　待基质完全冷却后，削去溢出部分，开模取出，即得栓剂。

二、栓剂的包装贮藏

栓剂制成后置于小纸盒内，内衬有蜡纸并有间隔，以免互相接触粘连。亦可将制成的栓剂分别用蜡纸或锡箔包裹后放于纸盒内。现多用塑料壳（类似于硬胶囊壳，分上下两节）包装。大量生产用栓剂包装机，将栓剂密封在玻璃纸或塑料泡眼中。栓剂除另有规定外，应在30℃以下密闭贮存。

实　　训

（一）实训目的

掌握热熔法制备栓剂的工艺流程及操作要点。

（二）实训用品

烧杯　水浴锅　软膏刀　肛门栓模　电炉　温度计　蒸馏装置　干燥箱　润滑剂（软肥皂1份、甘油1份与90%乙醇5份制成的溶液）

（三）实训内容

双黄连栓（小儿消炎栓）的制备

【处方】 金银花 25g 黄芩 25 连翘 50g 半合成脂肪酸酯 7.8g

【制法】

(1) 基质的熔融 将半合成脂肪酸酯置于烧杯中,在水浴锅上加热熔化,保温在 40℃±2℃。

(2) 药物的处理 以上 3 味药,黄芩加水煎煮 3 次,第一次 2h,第二、三次各 1h,合并煎液,滤过,滤液浓缩至适量,浓缩液在 80℃时加 2mol/L 盐酸溶液,调节 pH 至 1.0～2.0,保温 1h 后,静置 24h,滤过,沉淀物加 6～8 倍量水,用 40％氢氧化钠调节 pH 至 7.0～7.5,加等量乙醇,搅拌使溶解,滤过。滤液用 2mol/L 盐酸溶液调 pH 至 2.0,60℃保温 30min,静置 12h,滤过,沉淀用水洗至 pH5.0,继用 70％乙醇洗至 pH7.0。沉淀物加水适量,用 40％氢氧化钠溶液调至 pH7.0～7.5,搅拌使溶解。金银花、连翘加水煎煮 2 次,每次 1.5h,合并煎液,滤过,滤液浓缩至相对密度为 1.20～1.25(70～80℃)的清膏,冷至 40℃时搅拌下缓慢加入乙醇,使含醇量达 75％,静置 12h,滤取上清液,回收乙醇至无醇味。加上述黄芩提取物水溶液,搅匀,并调 pH 至 7.0～7.5,减压浓缩成稠膏,低温干燥,粉碎。

(3) 药物基质的混合 将上述干膏粉加入熔化的基质中,混匀。

(4) 注模 将药物与基质混合物倒入已涂过润滑剂的肛门栓模型,至稍溢出模口为止。

(5) 冷却、刮削、取出整理 待基质完全冷却后,削去溢出部分,开模取出,即得栓剂。制成 10 粒,每粒重 1.5g。

思 考 题

1. 何谓栓剂?栓剂有何作用特点?
2. 栓剂基质应具备哪些条件?常用基质有哪些?
3. 栓剂的制备方法有几种?简述用热熔法制备栓剂的过程。
4. 栓剂制备时常用的润滑剂有几类?如何选择使用?
5. 何谓置换价?有何意义?
6. 如何评定栓剂的质量?

第十七章 其他剂型制备技术

第一节 气雾剂

一、概述

(一) 气雾剂的含义

气雾剂是指将提取物、饮片细粉与适宜的抛射剂封装在具有特制阀门装置的耐压容器中,使用时借助抛射剂的压力将内容物喷出呈雾状、泡沫状或其他形状的制剂。其中以泡沫形态喷出的可称泡沫剂。不含抛射剂,借助手动泵的压力或其他方法将内容物以雾状等形态喷出的制剂称喷雾剂。气雾剂和喷雾剂按内容物组成分为溶液型、乳状液型或混悬型。可用于呼吸道吸入、皮肤、黏膜或腔道给药等。气雾剂直接到达病灶发挥疗效。临床可根据需要选择不同的给药途径,有的通过呼吸道吸入起全身作用;有的喷射到皮肤表面或腔道中,形成薄膜,起局部保护作用;还有的能形成泡沫,专供特殊用途。

(二) 气雾剂的特点

(1) 气雾剂的优点 ①用药量小,剂量准确,使用方便,副作用较小;②具有速效和定位作用(药物呈细小雾滴能直达作用部位,局部浓度高,药物分布均匀,奏效迅速);③无局部用药刺激性(如烧伤和敏感皮肤病患者局部涂药疼痛);④制剂的稳定性高(药物装在密闭不透明的容器中,不易被微生物污染,且能避免与空气、水分、光线接触,保持药物的清洁和无菌状态,提高药物的稳定性)。

(2) 气雾剂的缺点 ①操作麻烦,成本高(因气雾剂制备时需要耐压容器和阀门系统,需要冷却装置和灌装设备);②若包装不严密,抛射剂渗漏而导致药物无法喷出;③成品有一定的内压,遇热或受碰撞易发生爆炸;④吸入用气雾剂受肺部干扰因素较多,吸收不完全,多次使用在受伤皮肤上可引起不适。

(三) 气雾剂的分类

(1) 按医疗用途分类 气雾剂可分为①呼吸道吸入气雾剂(既能迅速发挥局部治疗作用,又能迅速发挥全身治疗作用);②皮肤和黏膜用气雾剂(主要是保护皮肤、创面,亦可消毒、局麻、止血、治疗阴道炎等);③空间消毒气雾剂(主要用于空间杀虫、灭菌及室内空气消毒、除臭等)。

(2) 按分散系统分类 气雾剂可分为①溶液型气雾剂。药物与液态抛射剂相溶,容器内只有上层气相(抛射剂蒸气)与下层液相(溶解有药物的液化抛射剂)。②混悬型气雾剂。又称粉末气雾剂,药物与液态抛射剂不溶解,容器内有气相(抛射剂蒸气)、液相(液态抛射剂)、固相(药物粉末)三相组成。③乳剂型气雾剂。又称泡沫气雾剂,容器内有气相(抛射剂蒸气)、液相(药物水溶液)、液相(液态抛射剂)三相组成。

(3) 按相组成分类 气雾剂可分为①二相气雾剂如溶液型气雾剂;②三相气雾剂如混悬型气雾剂、乳剂型气雾剂等。

二、气雾剂的制备

在气雾剂制备过程中,最关键的是如何使药物体系稳定以及使其成功地雾化成细小的液滴。因此,气雾剂组成和设备是很关键的。

（一）气雾剂组成

气雾剂由药物与附加剂、抛射剂、耐压容器和阀门系统四部分组成。气雾滴的大小取决于抛射剂的类型、用量、阀门、揿钮的类型以及黏度等。

（1）药物与附加剂　药物：中药气雾剂中的药物可以是中药材经提取分离获得的总提取物、有效部位或有效成分，或将中药材制成微粉。附加剂：常用有①潜溶剂如乙醇、丙二醇等；②乳化剂如硬脂酸三乙醇胺皂；③助悬剂如司盘类、月桂醇等；④抗氧剂如维生素C、亚硫酸钠等；⑤防腐剂如尼泊金乙酯等。所加附加剂对呼吸道、皮肤或黏膜应无刺激性。

（2）抛射剂　抛射剂为低沸点液态气体，常温下蒸汽压大于大气压（当阀门打开时，抛射剂急剧气化产生压力，克服了液体分子间引力，将药物分散成雾状微粒喷射出来）；抛射剂是喷射药物的动力；有时兼作药物的溶剂和稀释剂。常用抛射剂有①丙丁烷；②压缩气体如氮气、二氧化碳和氧化亚氮等，但应用范围有限。药用气雾剂通常使用各种混合抛射剂，改变各组分比例能达到所要求的蒸气压力。

此外，应注意当加入挥发性较低的溶剂（如乙醇、丙二醇、乙酸乙酯、丙酮）时，会降低抛射剂的蒸气压，使喷出的粒子变大，此时应调节抛射剂的用量。

抛射剂的选择与用量还根据要求喷出雾化粒子大小来决定。用量大，喷出雾滴小，用量小，则喷出雾滴大。

（3）耐压容器　耐压容器用于盛装药物和附加剂、抛射剂，因此，必须性质稳定、耐压、价廉、轻便。常用耐压容器有金属容器（马口铁，用于以乙醇为基质药品；金属铝薄板容器内壁涂以环氧树脂或乙烯基树脂等有机物质，以增强其耐腐蚀性能）、玻璃容器（外壁上搪上塑料涂层）和塑料容器。

（4）阀门系统　阀门系统是调节药物和抛射剂从容器中流出量及速度的重要组成部分，包括阀门、推动钮和喷嘴等部件，其精密程度直接影响气雾剂给药剂量的准确性。常用有普通阀门（由封帽、橡胶封圈、阀门杆、弹簧、推动钮组成）和定量阀门（除具有一般阀门各部件外，还有一个塑料或金属制的定量室或定量小杯，它的容积决定了每次用药剂量见图17-1、图17-2）。

（二）气雾剂的制备过程

气雾剂制备的整个操作过程应注意避免微生物的污染。其一般工艺流程为：

耐压容器与阀门系统的处理和装配→药材的提取、配制和分装→填充抛射剂→质量检查→包装→成品

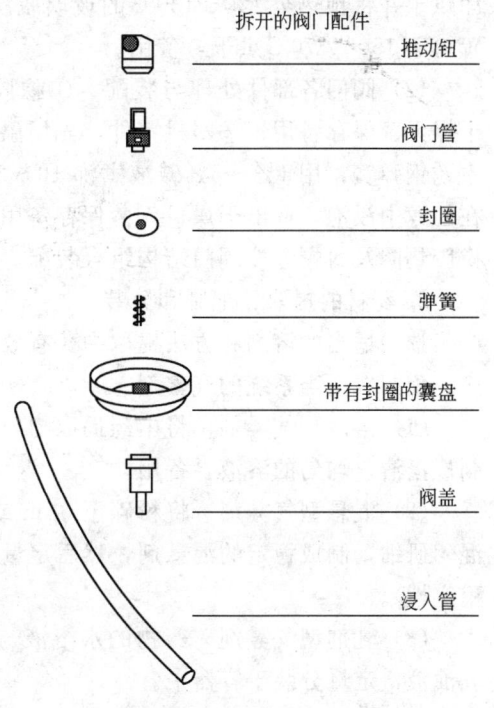

图17-1　气雾剂阀门的配件

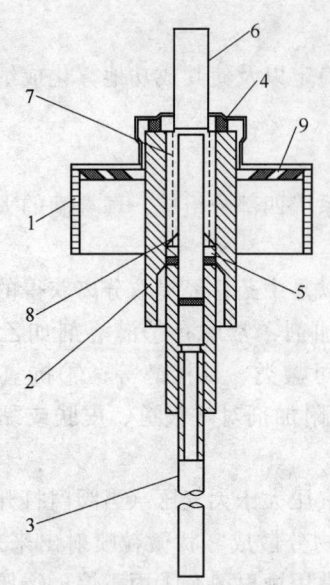
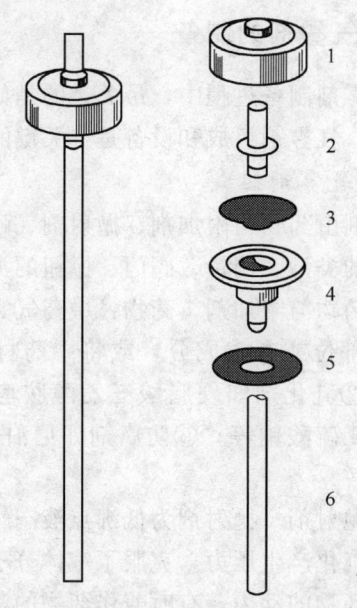

图 17-2 药用气雾剂的定量阀门
1—金属帽盖;2—塑料阀室;3—毛细浸入管;4—孔封圈;5—内封圈;6—两节式不锈钢阀门杆;7—不锈钢弹簧;8—不锈钢衬垫;9—封圈

图 17-3 气雾剂瓶的阀门装配
1—金属帽盖;2—阀门杆;3—橡皮垫圈;4—阀门主体;5—固定垫圈;6—浸入管

1. 耐压容器和阀门系统的处理与装配

(1) 耐压容器的处理　目前国内多选用外壁搪塑料的玻璃瓶,容积约 30ml,装药前洗净烘干并将预热至 120~130℃ 的玻璃瓶浸入搪塑液中,使瓶颈以下黏附一层塑料浆液,倒置,于 150~170℃ 烘干,备用。

(2) 阀门各部件处理与装配　①橡胶部件(垫圈),以水洗净后用 75% 乙醇浸泡 24h,干燥无菌保存备用;②塑料零件,先用温水洗净,然后浸泡在乙醇中,取出干燥,备用;③不锈钢弹簧,用 1%~3% 碱液煮沸 10~30min 后,用热水洗至无油腻,蒸馏水冲洗,烘干在乙醇中浸泡,取出干燥,无菌保存备用。将定量杯与橡胶垫圈套合,阀门杆装上弹簧,与橡胶垫圈及封帽等按阀门结构组合装配。见图 17-3。

2. 药材的提取、配制和分装

选用适当的溶剂和方法提取中药有效成分或有效部位。根据其理化性质、用药部位与用途,配制成适当系统的气雾剂。

(1) 溶液型气雾剂　将中药提取物与附加剂溶解于溶剂中,必要时可加入适量潜溶剂,制成澄清、均匀的溶液,备用。

(2) 混悬型气雾剂　将粉碎至 $5\mu m$ 或 $10\mu m$ 以下的药物微粒和附加剂在胶体磨中充分混匀研细,制成稳定的混悬剂,然后定量分装于容器中(注意:控制含水量以免影响制品的稳定性)。

(3) 乳剂型气雾剂　药物的水溶液与液化抛射剂(油相)加乳化剂制成油/水(O/W)乳浊液,定量分装于容器中。

3. 抛射剂的填充

(1) 压灌法 先将配好的药液在室温下灌入容器内,装上阀门系统并扎紧,然后将容器内的空气抽去,再用压灌机压入定量的抛射剂。其优点为:①设备简单;②不需低温操作;③抛射剂损耗较少。缺点是①抛射剂需经阀门进入容器,生产速度较慢;②受阀门形式的影响,抛射剂进入容器后,同体积的空气无法排出使成品压力较高,在使用过程中压力的变化幅度较大。

(2) 冷灌法 先制备药液,将冷却的药液灌入容器后随即加入已冷却的抛射剂;也可将药液和抛射剂同时灌入,立即将阀门装上并轧紧。全部操作过程均在低温下进行。该法的优点是:①抛射剂直接灌入容器;②速度快;③对阀门无影响。缺点是:①需制冷设备及低温操作,抛射剂损耗多;②含水产品不宜采用此法充填抛射剂。

4. 举例

例1 芸香草气雾剂

【处方】

芸香草油	15ml	香精	适量
乙醇	55ml	二氯二氟甲烷(F_{12})	加至150ml
糖精	适量	共制	10瓶

【制法】 将芸香草油溶解于乙醇中,再加糖精、香精混溶,然后把冷却的药液分装于容器中,并在低温条件下加入抛射剂F_{12},装阀门轧紧瓶口,质量检查,包装即得溶液气雾剂。

例2 妇得康泡沫气雾剂

【处方】

苦参总生物碱	60g	甘油	50g
月桂醇硫酸钠	1.5g	蒸馏水	加至225g
十八醇	2.0g	二氯二氟甲烷(F_{12})	55~75g
羊毛醇	1.5g	共制	10瓶

【制法】 取苦参总生物碱溶解于蒸馏水中,再用5mol/L盐酸调pH6.0(即为水相),另将月桂醇硫酸钠、十八醇、羊毛醇、甘油置水浴中熔化(即为油相)后,加入苦参总生物碱水溶液中,搅拌均匀并加水至全量,灌装于已搪塑并清洗烘干的30ml的玻璃瓶内,装阀门轧紧盖口,用压灌法压入二氯二氟甲烷,质量检查,包装即得乳剂型气雾剂。

【规格】 每瓶净重30g,内含总生物碱(以苦参碱计)6g。

【注意】 本品不得直接启开铝盖;用前需振摇,应在喷头上装上接合器方可使用;月经期停用;用药期间禁止性生活。

三、气雾剂的质量要求

《中国药典》2010年版一部附录ⅠZ规定,溶液型气雾剂和喷雾剂的药液应澄清,乳状液型气雾剂和喷雾剂液滴在液体介质中应分散均匀,混悬型气雾剂和喷雾剂应将药物细粉和附加剂充分混匀,研细,制成稳定的混悬液,吸入用气雾剂和喷雾剂的药粉粒度应控制在$10\mu m$以下,其中大多数应为$5\mu m$以下,一般不使用药材细粉。气雾剂的容器应能耐受气雾剂所需压力,阀门各部件的尺寸精度和溶胀性必须符合要求,并不得与药物或附加剂发生理化反应。除另有规定外,气雾剂和喷雾剂应能喷出均匀的雾滴粒。定量阀门气雾剂每掀一次应喷出准确的剂量,非定量阀门气雾剂喷射时应能持续喷出均匀的剂量,喷雾剂每次掀压时应能均匀地喷出一定的剂量,非定量阀门气雾剂应做喷射速率和喷出总量检查。定量阀门气雾剂应进行每瓶总揿次、每揿喷量或每揿主药含量检查。气雾剂应贮藏在凉暗处，并避免曝晒、受热、撞击。

第二节 膜 剂

一、膜剂的含义和特点

膜剂是将药物溶解或均匀分散于适宜的成膜材料中，经加工制成的薄膜状固体剂型。膜剂的厚度一般为0.1~1mm（或不超过1mm），可供内服如口服、口含、舌下，外用如皮肤、黏膜，腔道用如阴道、子宫腔，植入以及眼用等。根据膜剂的结构类型分类，有单层膜、多层膜（复合）与夹心膜等。膜剂的形状、大小度等视用药部位的特点和含药量而定。

膜剂的特点①制备工艺简单，易于生产自动化和无菌操作；②生产中无粉尘飞扬，有利于劳动保护；③药物含量准确，稳定性好；④体积小，重量轻，便于携带、运输和贮存；⑤可制成不同释药速度的制剂（制成多层复合膜剂，以满足长效、速效、特效的需要）；⑥膜剂不适于剂量较大的制剂，使用范围受限，重量差异不易控制。

二、成膜材料及辅料

（一）成膜材料的要求（理想成膜材料应具备条件）

（1）无菌、无刺激性，不影响疮口愈合，吸收后不影响机体正常生理功能，在体内能被代谢、排泄，长期使用无致畸、致癌、致突变等不良反应。

（2）无不良气味，性质稳定，不影响主药的释放及作用。

（3）应有良好的成膜性和脱膜性，制成的膜具有足够的柔韧性。

（4）满足治疗要求，能迅速溶解于水，或虽难溶于水，但能在用药部位被缓慢降解后吸收、代谢和排泄。

（5）来源丰富，价廉易得。

（二）成膜材料及辅料

常用的成膜材料有两大类：天然材料如明胶、白及胶、淀粉、虫胶、阿拉伯胶、玉米朊、纤维素等；合成材料如聚乙烯醇（PVA）、乙烯-醋酸乙烯共聚物（EVA）等。最常用是聚乙烯醇（PVA），由醋酸乙烯酯聚合后，经氢氧化钾醇溶液降解（降解的程度称醇解度）制得的高分子物质，其性质主要由聚合度和醇解度来决定。聚合度越大，水溶性越差，醇解度为88%者水溶性较好，在温水中能很快地溶解。聚乙烯醇05-88和聚乙烯醇17-88适用广泛。其中05和17表示聚合度，05的平均聚合度为500~600，相对分子质量22000~26400；17的聚合度为1700~1800，相对分子质量为74800~79200；88表示醇解度为88%±2%。聚乙烯醇在使用前必需先经纯化处理，方法是将聚乙烯醇浸入85%乙醇中过夜（放置24h），滤过并压干，再处理一次后烘干，备用。

膜剂制备中除成膜材料外，还需要加入其他辅料有①增塑剂，常用有甘油、乙二醇、山梨醇等；②着色剂，常用食用色素；③矫味剂，有蔗糖、甜菊苷等；④遮光剂，常用二氧化钛（TiO_2）；⑤填充剂，有碳酸钙、淀粉等；⑥表面活性剂，常用聚山梨酯80（吐温-80）、十二烷基硫酸钠、豆磷脂等。

三、膜剂的制备与举例

(一) 膜剂的一般组成

组成物质	组成比例	组成物质	组成比例
主药	0~70%(g/g)	填充剂(碳酸钙、SiO_2 等)	0~20%
成膜材料(PVA等)	30%~100%	着色剂、遮光剂(色素、TiO_2)	0~2%
增塑剂(甘油、山梨醇等)	0~20%	矫味剂(蔗糖等)	适量
表面活性剂(吐温-80等)	1%~2%	脱膜剂(液体石蜡)	适量

(二) 制备方法

1. 匀浆法

匀浆法又称涂膜法。我国制备膜剂主要采用此法，其制备工艺流程为：

溶浆→制浆液→脱气泡→涂膜→干燥、灭菌→剪切、包装

(1) 溶浆 取成膜材料于水或其他适宜溶剂中溶解，必要时用水浴加热溶解，滤过。

(2) 制浆液 水溶性药物可直接与着色剂、增塑剂、表面活性剂等附加剂一同加入上述浆液中，搅拌溶解；不溶于水的主药预先制成微晶或粉碎成细粉，再加甘油、吐温等采用搅拌或研磨等方法均匀分散于浆液。

(3) 脱气泡 浆液置超声波发生器中，或静置一定时间，脱去气泡。

(4) 涂膜 小量制备时，将浆液倒在涂有脱膜剂的洁净平板玻璃上，用玻璃（或不锈钢）棒涂成宽厚均匀的薄层；大量生产可用涂膜机（见图17-4），

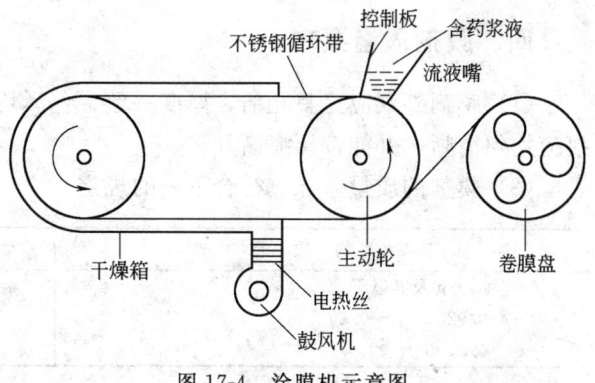

图 17-4 涂膜机示意图

把脱气浆液放入料斗，经流液嘴流出，涂在涂过脱膜剂的不锈钢平板循环带上，使宽厚均匀的涂层。

(5) 干燥、灭菌 涂层经热风（80~100℃）烘干成膜，药膜经主动轮从循环带上脱落，被卷在卷膜盘上；小量制备的膜剂，用热风吹干或真空干燥。必要时紫外线灭菌处理。

(6) 剪切、包装 干燥后药膜根据主药含量，计算单位剂量膜的面积，剪切成单剂量的小格，包装即得。大生产时，由卷膜盘将药物带入并烫封于聚乙烯薄膜或涂塑铝箔、金属箔等包装材料中，按剂量热压或冷压划痕成单剂量的分格，然后再包装即得。

该法常用于以聚乙烯醇为成膜材料的膜剂。

2. 热塑法

热塑法是将药物与成膜材料如乙烯-醋酸乙烯共聚物（EVA）颗粒相混合，用橡皮滚筒滚炼，热压成膜；或将热熔的成膜材料如聚乙烯醇等，在热熔状态下加入药物细粉，使溶入或均匀混合，在冷却过程中成膜。本法的特点是可以不用或少用溶剂，机械生产效率高。

除上述制法外，膜剂还可用吸附法、复合制膜法等方法制备。

例 西瓜霜膜的制备

【处方】

西瓜霜	0.5g	吐温-80	3滴
聚乙烯醇	5.0g	蒸馏水	30ml
甘油	1.0ml		

【制法】

(1) 称取聚乙烯醇适量，加入85%乙醇浸泡过夜（24h以上），滤过，沥干，再处理一次，倾出乙醇，聚乙烯醇于60℃烘干，备用。

(2) 取上述处理过的聚乙烯醇5.0g，加蒸馏水30.0ml于水浴上加热使其溶解成胶液，备用。

(3) 称西瓜霜0.5g于乳钵中研细，加入甘油1.0ml、吐温-80 3滴，继续研细，分次加入聚乙烯醇胶液，研匀，即得含药浆液，供涂用。

(4) 取玻璃板4块，洗净烘干，并以蘸有液体石蜡的绸布涂擦一遍，将上述含药浆液（约7.5ml）倒在玻璃板上，用玻璃棒摊匀，水平晾至半干，于烘箱中60℃烘干，或用电吹风吹干。

(5) 细心将药膜揭下，剪切，封装塑料袋中即成。

四、膜剂质量要求

(1) 膜剂外观应完整光洁，厚度一致，色泽均匀，无明显气泡。多剂量的膜剂，分格压痕应均匀清晰，并能按压痕撕开。

(2) 膜剂的质量差异应符合下表的规定

平 均 质 量	质量差异限度/%
0.02g及其以下	±15
0.02g以上～0.2g	±10
0.2g以上	±7.5

检查法 取膜片20片，精密称定总重量，求得平均重量后，再分别精密称定各片的重量，每片重量相比较，超出重量差异限度的膜片不得多于2片，并不得有一片超出限度的1倍。

(3) 膜剂所用的包装材料应无毒性，易于防止污染，方便使用，并不能与药物或成膜材料发生理化作用。

(4) 除另有规定外，膜剂宜密封保存，防止受潮、发霉、变质，并应符合微生物限度检查要求。

思 考 题

1. 试述气雾剂的含义和质量要求。
2. 试述气雾剂组成与制备过程。
3. 供制备膜剂用的聚乙烯醇应选用何种规格？使用前应如何处理？
4. 膜剂处方中加入甘油、吐温-80有何作用？

第四篇　新型给药制剂制备技术

第十八章　中药缓释、控释制剂制备技术

第一节　基本知识

一、中药缓释、控释制剂的含义和特点

（一）含义

（1）中药缓释制剂是指以中药为原料，通过适当的方法使药物在体内非恒速（一级或伪一级）地从制剂中缓慢地释放，达到延长药物作用的一类制剂。其与相应的普通制剂相比，每天用药次数由3～4次减少至1～2次。古代的蜡丸实质上就是一种长效制剂。

（2）中药控释制剂是指经过处理的中药，以受控形式恒速（零级或近似零级）从制剂中释放到作用部位而发挥疗效的一类制剂。能使血药浓度长时间恒定维持在有效浓度范围，其与相应的普通制剂相比，每天用药次数由3～4次减少至1～2次。

因中药缓释、控释制剂有许多相似之处，以下将缓释与控释制剂一起叙述。

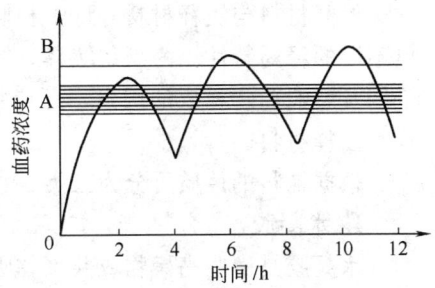

图18-1　每4h服药后血药浓度示意
A—最适宜的治疗浓度区；
B—可能发生中毒浓度区域

（二）特点

中药缓释、控释制剂与普通制剂相比，主要特点：①减少服药次数和用药总剂量；②保持平稳的血药浓度，避免峰谷现象，见图18-1～图18-3；③增加药物疗效和治疗的稳定性；④避免某些药物对胃肠道的刺激，降低毒副作用；⑤价格昂贵，剂量不可随即调节，易产生体内药物蓄积。

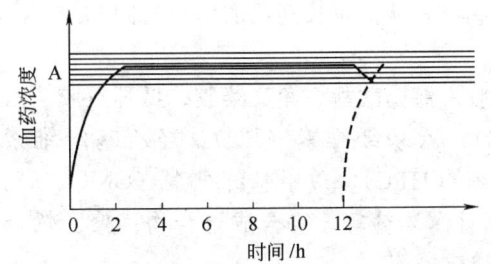

图18-2　缓释制剂的血药浓度示意
A—最适宜的治疗浓度

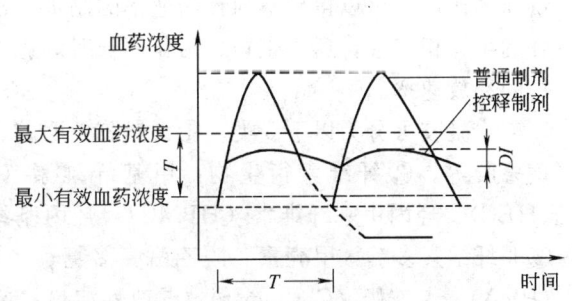

图18-3　普通制剂与控释制剂稳态血药浓度示意

二、中药缓释、控释制剂的分类

目前缓释、控释制剂的分类方法如下。

(一) 按用药途径分类

(1) 经胃肠道给药 ①缓释、控释片剂（包衣片、骨架片、多层片）；②缓释、控释丸剂（包衣丸、微丸）；③缓释、控释胶囊剂（肠溶胶囊、药树脂胶囊、涂膜胶囊、微囊、微球）；④缓释、控释散剂等。

(2) 不经胃肠道给药 ①缓释、控释注射剂；②缓释、控释栓剂；③缓释、控释膜剂；④缓释、控释植入剂等。

(二) 按释药原理分类

(1) 骨架型缓释、控释制剂 如亲水凝胶骨架片、生物溶蚀性（蜡质）骨架片、不溶性骨架片等。

(2) 膜控型缓释、控释制剂 如大孔（孔径：$0.05\sim1.0\mu m$）膜控释小片和小丸、微孔（$0.01\sim0.05\mu m$）膜包衣片、肠溶膜控释片等。

(3) 渗透泵控释制剂 如渗透泵片等。

三、中药缓释、控释制剂的常用辅料

控释材料与缓释材料有许多相同之处，通过改变药物结合或混合的方式或工艺，可表现出不同的释药特性。为满足缓释、控释制剂的释药特性，应充分考虑缓释、控释制剂的适用范围及影响药物释放的因素，还应根据不同的给药途径和不同的形式要求，合理地选择缓释、控释材料。

根据辅料的性质可分为三类：水凝胶、生物降解聚合物、离子交换树脂。

1. 水凝胶

水凝胶是一些高聚物或共聚物吸收大量水分形成的溶胀交联状的半固体，其交联方式有共价键、离子键、范德华力和氢键。这些聚合物可以是水溶性的，也可以是水不溶性的。水溶性凝胶在有限溶胀条件下保持凝胶状态，过量水存在时，发生溶解。而水不溶性凝胶只能吸收有限的水分，溶胀而不溶解。

水凝胶对低分子溶质具有较好的透过性，有优良的生物相容性及较好的重现性，具有缓释、控释性能，很容易合成，近年来已广泛用于各类缓释、控释给药系统。水凝胶主要通过发生水化作用形成起屏障效应的凝胶，控制药物的释放速度，调节不同性能的材料与药物用量间的比例，可以得到不同释药速率的制剂。水凝胶还可以用于生物黏附制剂中，因其有较好的生物相容性，通过生物黏附作用长时间黏附于黏膜，从而延长药物的作用时间和控制药物的释放速率。

水凝胶可分为以下5类。①天然胶：明胶、果胶、海藻酸盐、角叉菜胶、瓜耳豆胶、西黄蓍胶等。②纤维素衍生物：甲基纤维素（MC）、乙基纤维素（EC）、羟乙基纤维素（HEC）、羟丙甲基纤维素（HPMC）、羟丙基纤维素（HPC）、羧甲基纤维素（CMC）等。③非纤维素多糖：甲壳素、脱乙酰壳多糖、半乳糖甘露聚糖等。④合成聚合物：聚乙烯醇（PVA）、卡波姆（Carbomer）。⑤改性淀粉：预凝胶淀粉等。

2. 生物降解聚合物

生物降解聚合物含有对水和酶敏感的化学键，可以自动降解；在机体生理环境下能化学降解或酶解为可被机体吸收或代谢的小分子；与机体有良好的相容性，降解产物或代谢产物安全无毒。生物降解聚合物在药剂学领域主要用于缓释、控释给药系统，目前生物降解聚合物正广泛用于血管内给药的控释微囊、微球以及长期给药的埋置剂型，如聚乳酸、聚氨基酸类、聚羧乙酸、聚丙烯酸类等。

3. 离子交换树脂

离子交换树脂是含有与离子结合的活性基团，且能与溶液中其他离子物质进行交换或吸附的高分子聚合物，由三部分构成：①三维立体结构的网状骨架；②与网状骨架载体以共价键结合不能移动的功能基团；③与功能基团以离子键结合而电荷与其相反的活性离子（如H^+、OH^-）。离子交换树脂一般不溶于的酸、碱溶液及有机溶剂，可以再生，反复使用，离子交换树脂按活性基团可分为阳离子交换树脂、阴离子交换树脂、两性树脂等。树脂分子结构中的解离酸性或碱性基团可以通过离子键与荷正电或荷负电的药物形成聚合物盐，达到延长药物作用时间，稳定释药速度，离子交换树脂的控释作用逐渐应用于口服缓释、控释释放系统中。

常用的离子交换树脂有微孔型离子交换树脂、大孔型离子交换树脂、均孔型离子交换树脂和大孔网状吸附树脂。

(1) 微孔型树脂 微孔型树脂在水中溶胀状态下，孔径一般为 2～4nm，是在凝胶载体骨架上引入活性基团而成的，其交联度、孔隙率和表面积较低，只能在水中溶胀后使用，交换速度随交联度的增加而显著地减慢，吸附能力降低，容易污染老化。

(2) 大孔型树脂 大孔型树脂是在聚合物原料中加入不参加反应的填充剂或致孔剂，聚合物成形后再将其除去，在树脂内形成"永久孔"，孔径可达 100nm 甚至 1000nm 以上。大孔型树脂交联度高、溶胀度小，有较好的稳定性及机械强度；可在非水溶胀状态下使用；面积大，吸附能力强，交换容量大。

(3) 均孔型树脂 均孔型树脂主要是阴离子交换树脂，交联度均匀、孔径大小一致、质量和体积交换容量都较大，密度及膨胀度适中，有较强的抗机械强度及抗污染的能力，再生性较好。

(4) 大孔网状吸附树脂 大孔网状吸附树脂是一种非离子型、具有大孔结构的球形聚合物，其表面积大、易解吸、机械强度高、流体阻力小、可重复使用。按极性大小可分为非极性大孔网状吸附树脂，如苯乙烯二乙烯共聚物；中等极性大孔网状吸附树脂，如聚丙烯酸酯型聚合物；极性大孔网状吸附树脂，如丙烯酰胺共聚物；强极性大孔网状吸附树脂，氧化氮类聚合物等。

第二节 中药缓释、控释制剂的制备

中药缓释、控释给药系统是不同的制剂通过一定的制药技术和设备将药物提取物与缓释、控释辅料加工成具有缓释、控释作用的各类制剂。由于中药缓释、控释给药制剂的发展相对较晚，其制药技术及设备大多借鉴化学药品的技术理论体系和制药设备。目前常用的缓释、控释制备技术有固体分散技术，包衣技术，乳化技术，缓释微丸成型技术，中药缓释、控释微囊和微球成型技术，缓释、控释骨架成型技术，脉冲式释药技术及自调式释药技术。

一、固体分散技术

固体分散技术是将药物高度分散于载体中，形成一种以固体形式存在的分散系统的方法，得到的药物-载体固体分散物称为固体分散体。以水不溶性聚合物、肠溶性材料、脂质材料为载体制备的固体分散体，不但具有提高生物利用度的作用，而且具有延缓药物释放和延长药效的作用。水溶性药物及难溶性药物均可用固体分散技术制得缓释、控释制剂，选择适宜的载体及用量配比，可获得理想的缓释、控释释药制剂。缓释、控释固体分散体常用的载体有乙基纤维素、蜡脂等。常用的制备方法有熔融法、溶解法、熔融-溶解法。

二、包衣技术

缓释、控释制剂可采用多种方法制备，而包衣技术是最古老、最常用、最有效的方法之一。随着高分子材料科学的发展，新的具有各种性能的聚合物材料不断被引用到药剂学领域，新的包衣设备与技术推动了新剂型的研究与发展。包衣技术逐渐从一种工艺技术发展到定量化控制的过程，从而确保缓释、控释制剂的释药特性及批次间的稳定性。缓释包衣材料多为高分子聚合物，大多难溶于水或不溶于水，水分子可以通过，有较好的成膜性和机械性能，如醋酸纤维素、乙基纤维素、聚丙烯酸树脂、交联海藻酸盐、肠溶材料等。目前，水性包衣技术正在口服缓释、控释制剂中推广应用，该技术以水为分散介质，消除了有机溶剂所带来的毒性、安全性等问题。缓释、控释包衣与薄膜包衣实质上是相同的，可用包衣锅滚转包衣、空气悬浮流化床包衣、压制法包衣等。

三、乳化技术

乳化技术包括各种乳剂的制备工艺。通常是两种互不相溶或极微溶解的液体，其中一相以微小液滴分散在另一相中形成相对稳定的乳状液，即乳剂。长期以来，由于乳状液不够稳定，限制了乳化技术在药剂学中的应用。随着现代科学技术的发展，特别是新的乳化剂的问世及高压乳匀机等设备的应用，使乳化技术得到了不断的发展，产品的稳定性逐渐提高，乳化技术在中药剂型中发挥着越来越重要的作用。利用乳化技术制成的普通乳或复乳，可用于缓释、控释给药系统和靶向给药系统。

由于不同乳剂的粒径不同，稳定性各异，制备时所采用的技术也有差别，影响成乳的因素也不相同。根据乳剂的类型，设计合理的处方组成，选用合适的乳化设备，掌握适宜的操作条件，如温度、速率、压力、时间等，制备粒径适宜的稳定的乳剂。

四、缓释微丸成型技术

微丸是一种剂量分散型、直径一般为 0.5~2.5mm 的球形或类球形的口服制剂，将药物与阻滞剂等混合制丸或先制成丸心再包缓释、控释膜而制得缓释、控释微丸，可装入空胶囊中或压成片剂使用。如"新康泰克"缓释胶囊即是微丸制剂。

缓释、控释微丸按释药机制的不同可分为①膜控型微丸；②骨架型微丸；③采用骨架和膜控相结合制成的微丸三种类型。膜控型微丸是先制成丸心，再在丸心外包裹控释衣。丸心除含药物外，还含有稀释剂、黏合剂等辅料，包衣材料大多为难溶性或不溶性高分子聚合物。骨架型微丸是药物与阻滞剂混合制成的小丸。采用骨架和膜控相结合制成的微丸是在骨架微丸的基础上进一步包衣制成的，从而获得更好的缓释、控释效果。

微丸成型技术可分为①滚动成丸法；②挤出-滚圆成丸法；③离心-流化造丸法；④液体介质中制丸四大类。

五、缓释、控释骨架成型技术

缓释、控释骨架制剂是将药物和一种或多种惰性固体骨架材料制成的片状、颗粒状或小丸状等其他形式的缓释、控释制剂。一般可通过压制或融合技术制备。按给药途径可分为口服骨架型制剂、腔道用骨架制剂、口腔用骨架制剂、眼用骨架制剂、透皮用骨架制剂和植入型骨架制剂。按剂型可分为片剂、胶囊剂、膜剂、混悬剂、小丸剂等。按骨架材料的性质可分为亲水凝胶（水溶性）骨架制剂、不溶性骨架制剂、生物溶蚀性骨架制剂和离子交换骨架制剂。

骨架型制剂是根据药物的溶出、扩散、离子交换等原理，对药物原料加工处理及对骨架材料的选用、组合，经过剂型的工艺过程而成型的。不同的骨架型制剂制备工艺不同，但多数可用常规的设备及工艺制备，下面按制剂分类主要介绍骨架缓释、控释片与胃内漂浮片。

1. 骨架缓释、控释片

骨架型缓释、控释片是药物与多种骨架材料及其他辅料通过制片工艺而成型的片状固体制剂。药物通过骨架的孔道而释放，其释放主要受药物的溶解度、骨架的孔隙率、孔径和孔的弯曲程度的影响，释药过程符合Higuchi方程。骨架片的制备可采用常规的设备及工艺，机械化程度高，质量稳定。根据药物的性质、药动学参数，选择和调节骨架材料和制备工艺，从而满足临床应用的要求。

如雷公藤缓释片，是将雷公藤乙酸乙酯提取物与阻滞剂和固体分散剂制备成30%的量在胃中吸收、70%的量在肠道内缓慢释放，减少雷公藤对胃的刺激性，消化道副反应显著降低。

又如萘普生骨架缓释片是取4%的HPMC、萘普生96%和0.1%的润滑剂混合压制而成，日服1片可维持体内有效治疗血药浓度达24h，与普通萘普生片具有生物等效性。

2. 胃内漂浮片

胃内漂浮片是根据流体动力学平衡原理，将药物与低密度亲水性高分子材料混合压制而成，能较长时间滞留于胃中，延长药物释放时间，改善药物的吸收，提高生物利用度。胃内漂浮片需具有以下特性：①在体温状态下，片剂接触胃液后，表面能水化形成凝胶屏障，并膨胀保持原有片剂形状；②片剂的组成利于片剂在胃内滞留，保持漂浮状态，即片剂的密度小于1（胃液相对密度为1.004~1.01）；③药物的性质、用量、辅料的选择都能符合胃内漂浮片要求的释药特性，能缓慢溶解、扩散，能维持胃内较长释药时间，一般要求达5~6h。

适于制成胃内漂浮片的药物有：①在胃中发挥作用的抗胃酸药；②主要从胃中吸收的药物，如弱有机酸类药物；③在胃中溶解度大于在肠中溶解度的药物；④临床上特定要求的药物，如裹有无水枸橼酸和碳酸氢钠泡腾剂的胃内漂浮片，用于胃酸分泌少的胃癌患者。

地西泮胃内漂浮控释片由地西泮、乳糖、甘露醇等辅料粉碎，过100目筛，混合，粉末直接压片而成。体内外试验表明，体外释药时间显著延长，体内吸收的血药浓度与时间曲线下的面积（AUC）为普通片的2倍。

胃幽净漂浮片对幽门螺杆菌有直接杀灭作用。主要由黄连等药组成，能在胃内较长时间滞留，持续释放药物，长时间作用于胃壁，产生较为理想的药效。

六、脉冲式释药技术

脉冲式释药技术是根据时辰生理学的规律及人体生理节奏的变化，通过改变体外的因素,如热、电、超声波、磁性和化学的变化,使对刺激敏感的聚合物因外界的信号改变其结构和性质,从而改变药物的释放速率,设计符合临床需要的给药系统。按照外界刺激因素的不同可将脉冲释药技术分为温度控制型、电控制型、超声波控制型、磁性控制型。

1. 温度控制释药系统

温度控制释药系统是利用某些热敏性凝胶随外界温度的变化发生可逆的膨胀和收缩,当人体有病原体或热原存在时,体温会发生改变,热敏水凝胶膜不同程度地膨胀,引起透过性的改变,达到控制药物释放的目的。这类聚合物用于控制药物释放的关键在于其膨胀的程度、转变点温度和转变速率。膨胀程度直接影响凝胶体积的改变和药物的扩散,从而直接影响药物的释放速率。转变温度是使凝胶体积改变的温度,分急剧型和逐渐型两种,其中急剧型热敏性凝胶体积随温度变化快,逐渐型凝胶体积随温度变化较慢,采用各种热敏性质不同的聚合物配合使用,可调节膨胀和退胀的平衡温度和速度,从而更好地控制药物的释放。该系统可以在微囊、微球或其他释药系统外包衣达到脉冲释药的目的,也可以直接将药物和水凝胶聚合物混合加工成不同的剂型,或将热敏性水凝胶在药液中膨胀吸收药物,制成需要的形状和大小。

2. 电控制释药系统

电控制释药系统是利用电场的改变来改变聚合膜的微结构而改变膜的通透性,电场也可以通过电扩散控制聚电解质膜内的 pH 值或中性盐浓度,改变膜的解离状态,从而调节膜的水合程度,改变膜的通透性,达到控制药物释放的目的。此系统主要用于电控透皮给药和植入型给药系统。

3. 超声波控制释药系统

超声波控制释药系统主要是通过超声波的空穴作用引起气蚀和声频流作用,调节聚合物降解速度或引起体系对水的渗透性增加,增强聚合物的水解,从而控制药物的释放。对于非生物降解型系统,可能是由于超声波引起体系的温度升高,导致药物的释放增加。

如对糖尿病大鼠皮下植入含胰岛素的乙烯-乙烯醇储库型系统,用 1MHz、1W/cm、距离 3cm 的超声波超声 30min,超声后血糖水平显著下降,而植入空白系统的大鼠在同样条件下超声,血糖水平不变。

4. 磁性控制释药系统

磁性控制释药系统由分散于聚合物骨架的药物和磁粒组成,释放速率由外界磁场振荡控制。在外部磁场作用下,磁性粒子在高分子材料骨架中发生位移,使大分子链裂,增加孔隙率和孔径,从而使骨架中的药物脉冲式释放。

七、自调式释药技术

自调式释药不同于脉冲式释药系统,不需要任何外界干涉,是根据体内信息反馈机制,如酶底物反应、pH 值敏感型、竞争性结合等来控制药物的释放。根据反馈机制的不同,主要分为酶-底物反应自调式释药、pH 值敏感型自调式释药和竞争性结合自调式释药。

1. 酶-底物反应自调式释药

该释药系统是根据酶和底物反应使 pH 值变化,增加水解不稳定性,使含药的对 pH 值敏感聚合物的溶蚀速率随 pH 值变化,要求聚合物对周围介质有很小的变化即能改变其溶蚀速率,且具有较好的重现性。如葡萄糖氧化酶调节系统,该系统由葡萄糖与葡萄糖氧化酶反应产生葡萄糖酸,使 pH 值下降,由葡萄糖和葡萄糖氧化酶反应调节的胰岛素溶蚀性聚合物系统能随外界 pH 值的变化控制胰岛素的释放，较周期性地注射胰岛素要好。

2. pH 值敏感型自调式释药

以具有弱酸基团或弱碱基团的 pH 值敏感性水凝胶材料制备的骨架或储库系统的释药速度可受 pH 值的调节和控制。该系统的释放机制是含弱酸基团或弱碱基团的聚合物，其凝胶的电荷密度取决于外界溶液的 pH 值及离子强度，外界溶液 pH 值的改变可导致凝胶发生溶胀或退胀，从而调节药物的释放。如骨架型咖啡因-甲基丙烯酸甲酯-甲基丙烯酸二甲基氨基乙酯共聚物，药物释放接近零级，释放速率具有 pH 值依赖性。

3. 竞争性结合自调式释药

竞争性结合自调式释药系统是基于生物调节与控制释放相结合。如竞争性胰岛素控释系统，是根据半刀豆球蛋白（ConA）与葡萄糖和葡萄糖基胰岛素（G-胰岛素）存在竞争性和互补性结合行为而设计的。将 ConA 与 G-胰岛素结合物微囊化，膜外葡萄糖一旦进入膜内，则与 G-胰岛素竞争 ConA 上的糖结合部位，并将 G-胰岛素从结合物上置换出来，不断置换出的 G-胰岛素则扩散进入体内，使血糖浓度降低。

八、中药缓释、控释微囊和微球成型技术

微囊是利用天然高分子材料或合成的高分子材料将固体或液体药物包裹成粒径为 5～250μm 的储库型微小胶囊，简称微囊。微球是药物溶解或分散在高分子材料基质中，形成基质型微小球状实体的固体骨架物。微囊和微球有时未加以严格区分，统称为微粒。制备微囊和微球的过程为微型包囊技术，简称微囊化。添加缓释、控释辅料使微囊长效化，可制得缓释、控释微囊。中药微型包囊技术开始于 20 世纪 70 年代，北京中医药大学率先将牡荆油制成微囊后，压制成微囊片，临床试用效果较好。中药缓释、控释微囊的研制是近年来开始的，其理论与技术体系的应用与完善还处于不断探索阶段。中药缓释微囊的制备方法分为化学法（界面缩聚法、辐射化学法），物理化学法（凝聚法、溶剂-非溶剂法、复乳包囊法），物理机械法（喷雾干燥法、喷雾冻凝法、空气悬浮法、锅包法等）。

思 考 题

1. 缓释、控释制剂的含义是什么？
2. 缓释、控释制剂与普通制剂相比有何特点？
3. 常用的缓释、控释制剂制备技术有哪些？
4. 简述固体分散技术含义与常用制备方法。

第十九章　中药靶向制剂制备技术

第一节　基本知识

一、中药靶向制剂的含义与特点

1. 含义

靶向制剂也称靶向给药系统（TDDS），中药靶向制剂是指利用载体将中药材或其提取物，有选择性地浓集定位于靶组织、靶器官和靶细胞的给药系统。

近年来，随着医药科学快速发展，剂型也经历了四个发展时代：第一代为普通制剂，如片剂、胶囊剂、颗粒剂等；第二代为肠溶制剂，如肠溶衣片、肠溶胶囊；第三代为缓释、控释制剂，如雷公藤缓释片等；第四代为靶向制剂，如肝靶向羟基喜树碱缓释毫微粒。靶向制剂最初指狭义的抗癌制剂如 5-氟尿嘧啶制成脂质体，现已发展为一切具有靶向性的制剂。中药靶向给药系统的研究起步较晚，而且中药本身成分又很复杂，因此中药靶向制剂还处于研究的探索阶段。

2. 特点

中药靶向制剂的分类与普通制剂相比，特点如下：①体内分布的选择性（即靶向性），药物大多数集中于作用部位，具有"药物导弹"的美称；②延长药物作用时间，提高疗效；③减少用药剂量，毒性小。

二、中药靶向制剂的分类

靶向制剂的分类方法很多，其中较常用的有如下几种。

1. 按给药途径可分为：口服靶向制剂，经皮给药靶向制剂，注射给药靶向制剂，植入靶向制剂。

2. 按结构组成可分为：单室脂质体，多室脂质体，大多孔脂质体。

3. 按制剂类型可分为：脂质体，微球，复合型乳剂，磁性制剂等。

（1）脂质体　脂质体系指将药物包封在脂质双分子膜内所形成的微型球状体。具有洋葱形的封闭球状结构，其物质组成与细胞类似，也可称为"人造细胞"。

（2）微球　微球系指将药物溶解或分散高分子材料中形成的微小球状实体。粒径通常在 1~250μm 之间，一般制成混悬剂供注射和口服给药。

（3）毫微囊　又称毫微粒、毫微胶丸，是指用天然高分子材料（如明胶、白蛋白和纤维素）包裹药物制成的微粒，粒径一般为 10~1000nm，是一种固态胶体微粒。

（4）复合乳剂　复合乳剂系指具有两种乳剂类型（O/W、W/O）的复合多相液体药剂。它是以 O/W 或 W/O 单乳剂（一级乳剂）为分散相，再进一步分散在油或水的连续相中而形成的乳剂（二级乳剂）。

（5）磁性制剂　磁性制剂系指将药物与铁磁性物质共同包于或分散于载体中，给予机体后利用体外磁场的效应引导药物在体内定向移动和定位聚集的靶向给药制剂。常用于局部造影、抗癌药物的载体。

另外，还可以分为主动靶向制剂、被动靶向制剂、物理化学靶向制剂等。

第二节 脂质体的制备技术

一、脂质体的组成与特性

1. 组成

(1) 结构组成 按大小和双分子层的数目可分为多层囊（粒径 1~5μm）、大单层囊（粒径 20~1000nm）、小单层囊（粒径<200nm）。

(2) 物质组成 脂质体以由磷脂和胆固醇等类脂质构成的双分子层为膜材包裹而成的微粒。磷脂包括卵磷脂、脑磷脂、大豆磷脂及其他合成磷脂。卵磷脂亦称磷脂酰胆碱，在磷脂中最具有代表性。来源于蛋黄、大豆中的为天然卵磷脂，是制备脂质体的主要原料；而二棕榈酰磷脂酰胆碱等为合成卵磷脂。胆固醇主要有稳定脂质体膜的作用。实验证明，胆固醇在脂质体中的含量愈高，脂质体膜的稳定性愈好。

2. 特性

(1) 适用范围广 脂质体中的磷脂是两性离子表面活性剂，具有两亲性（亲水性、亲油性）。作为药物的载体，脂质体可以包封脂溶性药物、水溶性药物和两性药物。

(2) 靶向性 脂质体具有类细胞结构，进入机体内能被网状内皮细胞吞噬，并激活机体自身免疫系统，改变所载药物的体内分布，主要蓄积在脾、肝脏、骨髓、肺等靶区，提高药物在靶部位的浓度。如抗癌药物由脂质体引导，能选择性地杀死或抑制癌细胞，而对正常细胞则无损害作用。

(3) 药物毒性降低 以脂质体为载体的药物，主要浓集在网状结构较丰富的脾、肝、骨髓等部位，而在心脏和肾脏中蓄积量极小，故对心、肾及正常细胞有毒的药物包封成脂质体可减少损害。

(4) 长效作用 药物被包封成脂质体可以延缓或控制其释放，消除较慢，延长药物作用。

二、脂质体的制备

脂质体因结构不同，通常有单室脂质体、多室脂质体和大多孔脂质体。其制备方法很多，常用的主要有以下几种。

(1) 超声波分散法 该方法制得的多为单室脂质体。把水溶性药物置于磷酸盐缓冲液中溶解，磷脂、胆固醇及脂溶性药物溶于有机溶剂（如乙醚、氯仿等）中，再将有机溶液加入缓冲液中，边加边搅拌，然后在搅拌下蒸发去除有机溶剂，残留液经超声波处理后分离出脂质体。如维生素 E 脂质体，即由此法制得。

(2) 注入法 该法制得的多为大多孔脂质体，粒径较大，不适宜静脉注射。将磷脂、胆固醇等类脂质及脂溶性物质溶于乙醚等有机溶剂中，经注射器缓慢注入加热至 50℃（并用磁力棒搅拌）的磷酸盐缓冲液（或溶解有水溶性药物）中，不断搅拌至有机溶剂除尽为止，即得脂质体。再将脂质体混悬液通过高压乳匀机两次，可得到大多数单室脂质体，少数为多室脂质体，粒径多在 2μm 以下的成品。如头孢菌类脂质体可用此法制得。

(3) 薄膜分散法 将磷脂、胆固醇等类脂质及脂溶性药物溶于氯仿等有机溶剂中，把氯仿液置于玻璃瓶中旋转蒸发，除去氯仿，使其在玻璃瓶内壁上形成一层薄膜。另将水溶性药物溶于磷酸盐缓冲液中，把缓冲液倒入玻璃瓶后不断搅拌即可。如人参皂苷脂质体可用此法制得。

（4）冷冻干燥法 此法尤适于遇热不稳定药物。将磷脂、胆固醇高度分散在磷酸盐缓冲液中，加入冻结保护剂（如甘露醇、葡萄糖、海藻酸等），冷冻干燥。然后将干燥物分散到含药的磷酸盐缓冲液（或其他水性介质）中，形成脂质体。如蓖麻毒素脂质体即由此法制得。

（5）熔融法 将磷脂、表面活性剂加少量水相溶解，胆固醇加热熔融后与之混合，然后滴入65℃左右的水相保温制得。如黄芪多糖脂质体用此法制得。

此外，尚有冻融法、复乳法、前体脂质体法、pH梯度法、喷雾干燥法等，在实际应用中结合运用，效果尤佳。

思 考 题

1. 简述靶向制剂的含义和特点。
2. 靶向制剂按制剂类型可分哪几类？
3. 脂质体有哪些组成物质？其制备方法主要有哪些？

参 考 文 献

1. 熊宗贵. 生物技术制药. 北京：高等教育出版社，1999
2. 元英金等. 中药现代生产关键技术. 北京：化学工业出版社，2000
3. 刘落宪. 中药制药工程原理与设备. 北京：中国中医药出版社，2003
4. 徐莲英. 中药制药工艺技术解析. 北京：人民卫生出版社，2003
5. 韩丽. 实用中药制剂新技术. 北京：化学工业出版社，2002
6. 董方言. 现代实用中药新剂型新技术. 北京：人民卫生出版社，2001
7. 谢秀琼. 现代中药制剂新技术. 北京：化学工业出版社，2004
8. 张兆旺. 中药药剂学. 北京：中国中医药出版社，2003
9. 周建平. 药剂学. 北京：化学工业出版社，2004
10. 庄越等. 实用药物制剂技术. 北京：人民卫生出版社，1999
11. 陆彬. 药物新剂型与新技术. 北京：人民卫生出版社，1998
12. 闫丽霞. 中药制剂技术. 北京：化学工业出版社，2004
13. 国家药典委员会编. 中华人民共和国药典（2005年版第一部）. 北京：化学工业出版社，2005

全国医药中等职业技术学校教材可供书目

	书 名	书 号	主 编	主 审	定 价
1	中医学基础	7876	石 磊	刘笑非	16.00
2	中药与方剂	7893	张晓瑞	范 颖	23.00
3	药用植物基础	7910	秦泽平	初 敏	25.00
4	中药化学基础	7997	张 梅	杜芳麓	18.00
5	中药炮制技术	7861	李松涛	孙秀梅	26.00
6	中药鉴定技术	7986	吕 薇	潘力佳	28.00
7	中药调剂技术	7894	阎 萍	李广庆	16.00
8	中药制剂技术	8001	张 杰	陈 祥	21.00
9	中药制剂分析技术	8040	陶定阑	朱品业	23.00
10	无机化学基础	7332	陈 艳	黄 如	22.00
11	有机化学基础	7999	梁绮思	党丽娟	24.00
12	药物化学基础	8043	叶云华	张春桃	23.00
13	生物化学	7333	王建新	苏怀德	20.00
14	仪器分析	7334	齐宗韶	胡家炽	26.00
15	药用化学基础（一）（第二版）	04538	常光萍	侯秀峰	22.00
16	药用化学基础（二）	7993	陈 蓉	宋丹青	24.00
17	药物分析技术	7336	霍燕兰	何铭新	30.00
18	药品生物测定技术	7338	汪穗福	张新妹	29.00
19	化学制药工艺	7978	金学平	张 珩	18.00
20	现代生物制药技术	7337	劳文艳	李 津	28.00
21	药品储存与养护技术	7860	夏鸿林	徐荣周	22.00
22	职业生涯规划（第二版）	04539	陆祖庆	陆国民	20.00
23	药事法规与管理（第二版）	04879	左淑芬	苏怀德	28.00
24	医药会计实务（第二版）	06017	董桂真	胡仁昱	15.00
25	药学信息检索技术	8066	周淑琴	苏怀德	20.00
26	药学基础	8865	潘 雪	苏怀德	21.00
27	药用医学基础（第二版）	05530	赵统臣	苏怀德	39.00
28	公关礼仪	9019	陈世伟	李松涛	23.00
29	药用微生物基础	8917	林 勇	黄武军	22.00
30	医药市场营销	9134	杨文章	杨 悦	20.00
31	生物学基础	9016	赵 军	苏怀德	25.00
32	药物制剂技术	8908	刘娇娥	罗杰英	36.00
33	药品购销实务	8387	张 蕾	吴阎云	23.00
34	医药职业道德	00054	谢淑俊	苏怀德	15.00
35	药品 GMP 实务	03810	范松华	文 彬	24.00
36	固体制剂技术	03760	熊野娟	孙忠达	27.00
37	液体制剂技术	03746	孙彤伟	张玉莲	25.00
38	半固体及其他制剂技术	03781	温博栋	王建平	20.00
39	医药商品采购	05231	陆国民	徐 东	25.00
40	药店零售技术	05161	苏兰宜	陈云鹏	26.00
41	医药商品销售	05602	王冬丽	陈军力	29.00
42	药品检验技术	05879	顾 平	董 政	29.00
43	药品服务英语	06297	侯居左	苏怀德	20.00
44	全国医药中等职业技术教育专业技能标准	6282	全国医药职业技术教育研究会		8.00

欲订购上述教材，请联系我社发行部：010-64519684，010-64518888
如果您需要了解详细的信息，欢迎登录我社网站：www.cip.com.cn